作業療法の話をしよう

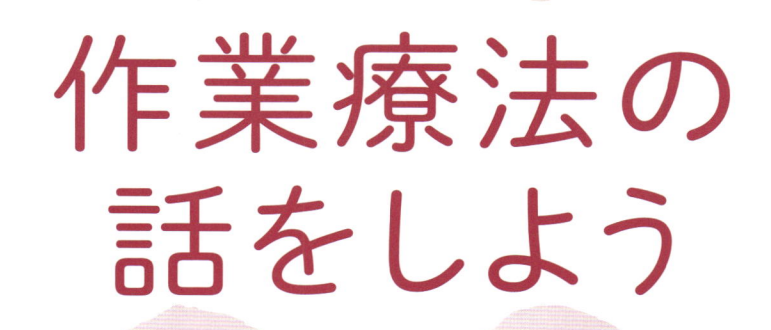

作業の力に気づくための
歴史・理論・実践

県立広島大学保健福祉学部保健福祉学科作業療法学コース・教授
吉川ひろみ●編集

医学書院

作業療法の話をしよう

——作業の力に気づくための歴史・理論・実践

発　行　2019 年 9 月 1 日　　第 1 版第 1 刷 ©
　　　　2022 年 4 月15日　　第 1 版第 2 刷

編　集　吉川ひろみ

発行者　株式会社　医学書院
　　　　代表取締役　金原　　俊
　　　　〒113-8719　東京都文京区本郷 1-28-23
　　　　電話　03-3817-5600（社内案内）

印刷・製本　三報社印刷

ISBN978-4-260-03832-4

執筆者一覧 (執筆順)

吉川 ひろみ	県立広島大学保健福祉学部保健福祉学科作業療法学コース・教授
村田 和香	群馬パース大学リハビリテーション学部・教授
坂上 真理	札幌医科大学保健医療学部作業療法学科・准教授
村井 千賀	石川県立こころの病院
齋藤 さわ子	茨城県立医療大学保健医療学部作業療法学科・教授
塩津 裕康	中部大学生命健康科学部作業療法学科・講師
山西 葉子	東京都立大学大学院人間健康科学研究科作業療法科学域・助教
辻 薫	大阪人間科学大学保健医療学部作業療法学科・教授
古山 千佳子	県立広島大学保健福祉学部保健福祉学科作業療法学コース・教授
髙崎 友香	茨城県立医療大学保健医療学部作業療法学科・助教
衣笠 真理恵	鳥取県立中央病院リハビリテーション室
二宮 真裕美	興生総合病院リハビリテーション課作業療法
髙島 理沙	北海道大学大学院保健科学研究院リハビリテーション科学分野・講師
村井 真由美	介護老人保健施設愛と結の街通所リハビリテーション・所長
福満 まり子	株式会社フロー・ライフ デイサービス じりつ・取締役
中越 雄也	四国中央医療福祉総合学院作業療法学科
今元 佑輔	瀬野川病院作業療法課・係長
南 庄一郎	大阪府立病院機構大阪精神医療センターリハビリテーション科
福田 久徳	株式会社きゅうすけ・代表取締役
石橋 裕	東京都立大学大学院人間健康科学研究科作業療法科学域・准教授
宮崎 宏興	NPO 法人いねいぶる・理事長
西田 征治	県立広島大学保健福祉学部保健福祉学科作業療法学コース・教授
三木 恵美	関西医科大学リハビリテーション学部作業療法学科・准教授
野尻 明子	特別養護老人ホームくわのみ荘・非常勤
高木 雅之	県立広島大学保健福祉学部保健福祉学科作業療法学コース・准教授
港 美雪	茨城県立医療大学・非常勤講師
望月 マリ子	安芸地区医師会居宅介護支援事業所
辻 郁	大阪保健医療大学保健医療学部リハビリテーション学科作業療法学専攻・教授
寺山 久美子	大阪河﨑リハビリテーション大学・教授/副学長
宮前 珠子	広島大学・名誉教授, 聖隷クリストファー大学・名誉教授・学習支援アドバイザー
澤 俊二	岐阜保健大学リハビリテーション学部作業療法学科・教授

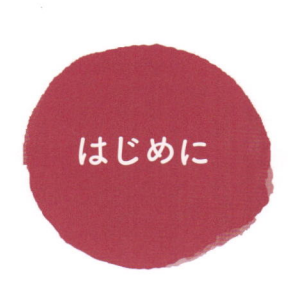

はじめに

　人は，話すことによって自分の知識を確かめ，新しいことに気づきます。日常のありふれた話の中に，みんなに知らせたい知恵や感動が潜んでいます。作業療法は，人がよりよく生きるための哲学と具体的な実験が融合する分野です。私が作業療法士になる前から，そして今まで，「作業療法はわかりにくい」「説明してもわかってもらえない」といわれてきました。それでも，作業療法士たちは，作業療法の話をすることが大好きです。作業療法によって劇的に変化したクライエントの話，クライエントが行った作業が思いがけない結果に結び付いた話，周囲の無理解や誤解により本当の作業療法ができない話，作業療法を阻む壁が不思議な理由で崩れた話，作業療法の話は尽きることがありません。

　2年前，アメリカの作業療法の100年の歴史を綴った本が出版されました（Andersen LT, Reed KL：The History of Occupational Therapy；The First Century. Slack, 2017）。そこには，作業療法誕生にかかわるさまざまな人の物語があふれていました。ドラマを観るように，この本を読みました。これが本書執筆の動機になりました。

　第1章は，作業療法の歴史です。ヒポクラテスの時代から，特別なものではなく普段の日常の中にあるものを治療に用いるという発想があったことを知り，嬉しくなりました。健康づくり，地域づくりのために，日常行う作業を活かすという現代の取り組みにつながります。作業療法の歴史は，戦争や人口構造の変化から大きな影響を受けています。さらに，経済状況，科学技術の発展，社会の価値観と切り離すことはできません。大きな歴史の大海を，作業療法という小舟が果敢に進んでいく様子を想像しながら読んでください。

　第2章は，作業療法の理論です。何を見て，何をするのか，どこまでするのか，何が成功で何が失敗か，こうしたことを考えることができるのは，理論があるからです。医師の処方のもとで働く技術者という見かたで作業療法士を理解す

ることは困難です。それは，作業療法士がみるべきクライエントの作業を，医師が処方することはできないからです。医師だけでなく，どんな作業をどのようにしたら治療になるのかは，誰も処方することができません。作業を治療にするためには，治療になる作業をどのように探すか，その作業をどこでどのように行うのか，また作業が治療になったかどうかを何で判断するのかを決めるために，作業療法理論が役立ちます。幸い，1980年代以降，世界中で作業療法理論が生まれ洗練されつづけています。作業療法理論により作業療法が説明しやすくなったことで，作業療法士が自信をもって実践できるようになってきています。

　第3章は，作業療法士の知識と技能です。理論により作業療法が説明しやすくなり，作業療法の効果を実感する人も増えてきたことで，優秀な作業療法士とはどのような人かが明確になってきました。作業療法過程が，マニュアルどおりに進むものではないこともみんなが認めるようになりました。多様で流動的な作業療法過程では，力強くしなやかな対応が求められます。クライエントの表情，態度，行動を丁寧にとらえ，周囲の状況を見極め，成功の可能性を予測しながら，知識と経験とエビデンスを総動員して取り組む作業療法士の姿が浮かび上がります。作業療法士になるまでも，作業療法士になってからも，作業療法士として成長を続ける必要があります。厳しい道のりではありますが，作業療法士として出会う物語から得られる感動は，人生を豊かにしてくれます。

　第4章は，作業療法の物語です。私がこれまでに執筆者たちから聞いた作業療法の話を書いてもらいました。ここに登場するクライエントの人生に，作業療法はよい変化をもたらしています。さらにクライエントの家族やクライエントが暮らす社会にも，よい変化が生じています。ところが，何人かの執筆者は，自分のしたことは作業療法の範疇ではないと思っていました。作業療法室以外で，作業療法士がいない場所で，変化が起こっていたからです。しかし，作業療法理論を

知り，作業療法士の特性を理解すると，これこそが作業療法だといえます。物語を読みながら，こんな作業療法があってよかった，こんな作業療法士に出会えてよかったという気持ちになります。

　第5章は，これからの作業療法士の行動についての提案です。現代の作業療法士が共通して経験している困難を意識化し，乗り越えていきましょう。

　第6章は，世代の異なる4人の作業療法士による座談会です。読者のみなさんも，機会を見つけて集まって，作業療法の話をしてみてください。きっと興味深い発見があるでしょう。

　付録として，年表，作業療法における代表的な人々，世界作業療法士連盟の声明書の概要を載せました。年表から，時間の大きな流れの中で作業療法の足跡をたどることができます。作業療法を語るうえで不可欠な代表的な人々については，インターネットでお名前を検索すると，写真や業績を見ることができます。この資料を作りながら，この人たちに会っているような気持ちになりました。本書の原稿を校正中に，世界作業療法士連盟の新しい声明書が4件追加されているのを発見したことから，その概要も掲載することにしました。

　作業療法学生，新人作業療法士には，本書を通して作業療法のイメージを確立し，より多くの人々と社会に作業療法を届ける意志をもってほしいと思います。経験のある作業療法士には，今までの作業療法を振り返り，現状を分析し，将来のさらなる発展のための行動を始めてほしいと望んでいます。作業療法士以外の読者には，作業療法の魅力に気づき，作業に焦点を当てたサービスを求めてほしいと期待しています。

2019年7月

吉川ひろみ

Contents|目次

第5章 悩める作業療法士が開く扉　吉川 ひろみ｜**175**

第6章 座談会「作業療法の話をしよう」

〔本文・表紙デザイン：遠藤陽一（デザインワークショップジン）〕

第 1 章

作業療法の
はじまりから今日まで

むかし──活動を使った治療

　大昔から世界中の人が，病気や怪我のあとは安静にしているほうがよいと知っていました。症状が重ければ，活動することはできません。しかし，回復してきたら，様子をみながら活動するほうがよいということも知っていました。

　紀元前のギリシャで活躍し，医学の父といわれるヒポクラテス（Hippocrates）の治療にも活動を治療とする記述はありました[1]。ヒポクラテスは，「病気を癒すものは自然（$\phi\acute{v}\sigma\iota\varsigma$，ピュシス）である」，つまり，人間に本来備わっている活動するという性質が治療になるという考えをもっていました。対立語は人為（$v\acute{o}\mu o\varsigma$，ノモス，慣習，掟，法）で，薬の処方や手術を意味します。

　ヒポクラテスは病気を治すだけではなく，健康になる方法も考えていました。「医術全般にわたってもっとも高く評価されるべきことは，病んでいる部分をどのようにして健康にするか，ということである。もし健康にすることのできる方法がたくさんあれば，いちばん無難なものを選ぶのがよい。実際，それこそが，俗受けのするいんちきを熱心に求めることのない者にとっては，いっそう立派な人物たるにふさわしいことであり，また医術の心にかなっているからである」と述べているそうです。目新しい不自然なものではなく，普通の生活のなかの作業が治療になるという作業療法の考えと通じます。

　ヒポクラテスは，薬，食事，外科治療，温熱など，現代医療につながるさまざまな治療法を列挙していて，そのなかに仕事や散歩がありました[2]。2世紀に登場したギリシャの医学者ガレノスは，健康の維持に役立つ作業として，舞踏，乗馬，水泳，狩猟，農作業などを挙げ，精神病にはレクリエーションと作業を処方しました[3]。

　高熱やひどい痛みがあれば何もできませんが，だるさや悩みは，熱心に取り組むことのできる作業をしているうちに消えることがあります。心身機能障害があって何もできないと思われていた人が，自分にぴったりの作業に出会って，社会で活躍することがあります。歴史のなかで，世界中のあちこちで，こうした事実が確認されつづけてきました。

ルーツ─道徳療法，アーツアンドクラフツ運動，社会背景

作業療法のルーツは，精神科医療で広まった道徳療法（moral treatment）とアーツアンドクラフツ運動（arts and crafts movement），18・19世紀の社会背景にあります[4,5]。特にアーツアンドクラフツ運動の時代には，産業革命，資本主義経済により新しい富裕層が生まれ，移民などにより貧富の格差が顕在化しはじめました。社会に適応できない大勢の人が精神科病院に送り込まれたことで，人手不足と財政困難に陥り，道徳療法を行うことはできなくなってしまいました。劣悪な精神疾患治療施設や貧富の格差を問題視する人々による社会運動も広がりました。

◆ 道徳療法

18世紀のフランスで，フィリップ・ピネル（Philippe Pinel）は，精神科での治療法に疑問をもちました。ピネルは医学以外の科学では対象をしっかり観察するのに，精神科医療でそれが行われていなかったからです。患者は症状を注意深く観察されることなく，精神病だというレッテルを貼られたあと，閉じ込められたり，血を抜かれたりしていました。当時は治療と信じられていた方法ですが，ピネルはこうした治療の効果を観察できませんでした。その一方で，患者に対して，思いやりのある態度で接している看護者が付き添っている患者たちの状態がよくなっていることを観察しました。ピネルは，患者を尊厳ある存在として認め，道徳的に対応していくことで，患者の状態がよくなっていくのを知ったのです。

道徳療法は，清潔な寝具で休み，栄養のある食事をし，身支度を整え，仕事や趣味を行ったりして日々を過ごすという，人としての生きかたを推奨しました。18〜20世紀初頭にかけて，作業療法を含む道徳療法をルーツとする治療法は日本を含めて世界各地に広まりました。

精神科医の呉秀三とその弟子たちが，日本に作業療法を持ち込みました[6]。精神科医の秋元波留夫は，1975年に，国内外の初期の作業療法に関する論文を掲載した本を出版し，のちに作業療法士の冨岡詔子との共著で再版されています[7]。

◆ アーツアンドクラフツ運動

作業療法のもう1つのルーツは，19世紀のイギリスで始まったアーツアンドクラフツ運動です[4,6]。ウィリアム・モリス（William Morris）が有名です。産業革命のあと，人々は工場で大量生産された日用品を使って生活するようになりましたが，それまでは自分の生活で使う物は自分で手づくりしていました。それは世界に1つしかない貴重品だったのです。これに気づいた人々が，手づくりのよさ

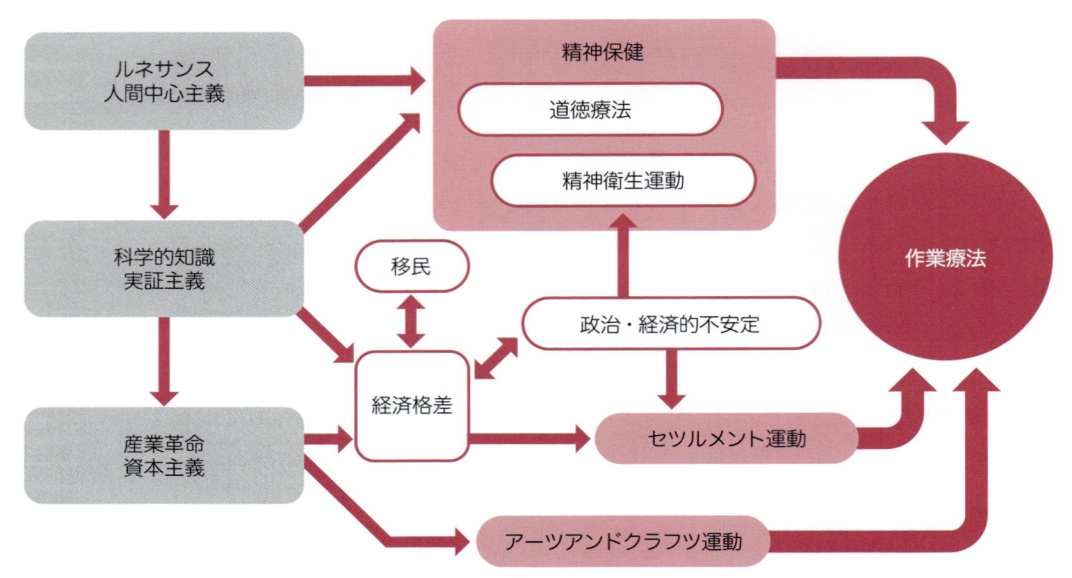

図1　作業療法誕生前の社会背景

を認めるアーツアンドクラフツ運動を起こしました。工場で機械が速く安く作った製品を使うよりも，人が思いを込めて作った作品を使う日常を豊かだと感じる人々が増えていきました。

　道徳療法とアーツアンドクラフツ運動の精神は，作業療法を誕生させましたが，順調に発展したわけではありません[4]。経済不況がこの発展を妨害しました。19〜20世紀初頭にかけて，世界は大きく変わりました。日本でも明治維新が起こった時代です。欧米では移民が増えたことで，経済格差が生まれました。新しい土地で不適応となった人々などで精神科病院では患者数が急増し，人もお金も不足し，道徳療法を実践する余裕がなくなってしまったのです。

　戦争により，世界も分断されていきました。どの国が味方か敵かによって，学者たちの留学先も左右されました。富める国と貧しい国，富める人々と貧しい人々，経済が社会を分断しました。

◆ 社会背景

　経済格差による社会の分断は，富める人々の慈悲の精神を刺激しました。セツルメント運動（settlements movement）や精神衛生運動（mental hygiene movement）といった社会運動は，社会福祉の基礎になったと同時に，作業療法を支えました。

　精神衛生運動は，回復した患者が精神科病院の惨状を書いた本『わが魂にあうまで（A Mind That Found Itself）』の出版により始まりました[8]。この本は，著者

表1　occupational therapy（作業療法）普及以前に使われていた言葉

●work cure（仕事治療）	●activity therapy（活動療法）
●curative work（治療的仕事）	●ergotherapy（仕事療法）
●curative occupation（治療的作業）	●reconstruction therapy（再建療法）
●invalid occupations（病弱な人の作業）	●curative activity（治療的活動）
●diversional occupation（気晴らし的作業）	●work therapy（仕事療法）
●cheer-up work（元気づけの仕事）	●industrial therapy（産業療法）
●therapeutic diversion（治療的気晴らし）	●functional therapy（機能療法）
●reconstructive activities（再建活動）	●therapeutic occupation（治療的作業）
●re-education（再教育）	●occupational remediation（作業的治療）
●finger therapy（指療法）	●remedial occupation（治療的作業）

がうつ病治療のために入院したときの精神科病院の状況を書き，アドルフ・マイヤー（Adolf Meyer）が執筆を支援し，1908年に出版されました[8,9]。この運動により，予防を含めて精神病を考えるようになったのです。

　貧富の格差を問題視する富裕層の人々によるセツルメント運動も広がりました。料理，音楽などさまざまな活動を誰もが行うことができる施設として，ハルハウスが設立されました。移民も精神障害者も貧困者も，ここで勉強したり，芸術に触れたりできたのです（図1）。こうした社会背景のなかで，人々や社会をよりよい状態にするために，作業が使われるようになりました[4]（表1）。

需要—誕生と戦争中の再建病院での活躍

◆ アメリカ作業療法協会の誕生

　病院や療養所にいる患者や，社会不適応の状態にある人々が，何かを作ったり，何かのために働いたりすることで回復していきました。そこで，こうしたプログラムを「作業療法」とよび，より発展させようという団体が1917年に誕生しました。この団体の最初の名前は「全国作業療法促進協会（National Society of Promotion for Occupational Therapy；NSPOT）」でしたが，1923年にアメリカ作業療法協会（American Occupational Therapy Association；AOTA）と改名されました[4]。

　精神科医のウィリアム・R・ダントン（William Rush Dunton Jr.）と，建築家のジョージ・E・バートン（George Edward Barton）は，作業療法協会設立メンバー

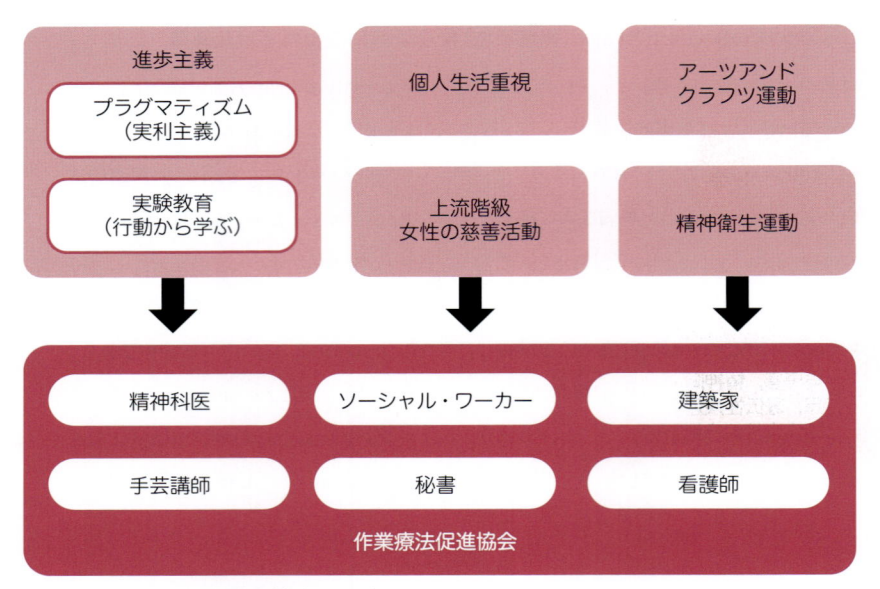

図2　アメリカ作業療法協会の誕生

を考えました。アドルフ・マイヤーの紹介で精神科病院の作業療法科長をしていたソーシャル・ワーカーのエレノア・クラーク・スレーグル（Eleanor Clarke Slagle），看護学生に作業を教えていた看護師のスーザン・トレーシー（Susan E. Tracy），高校の手芸講師の経歴をもち神経疾患や結核患者に手工芸を教えていたスーザン・ジョンソン（Susan Cox Johnson）が選ばれました。さらに，障害者の職業訓練に実績のあったカナダ人の建築家トーマス・キドナー（Thomas Bessell Kidner）が加わったことで，作業療法は学際的，国際的なものになりました（図2）。

◆ 再建助手

　科学技術の発展による産業革命は，多くの人や国に利益をもたらしましたが，国際的な対立も生み出しました。1914年には，世界の多くの国を巻き込む第一次世界大戦が起こりました。日本も日英同盟を理由に参戦していました。

　アメリカに作業療法協会が誕生した1か月後の1917年4月に，アメリカは参戦しました[4]。すでに多くの戦争を経験していたヨーロッパでは，負傷兵に対する治療やリハビリテーションが進んでいました。ヨーロッパを視察したアメリカの医師たちは，理学療法や作業療法の業務を行う再建助手（reconstruction aids）を戦地の病院へ派遣しようと考えました[4]。のちに理学療法士となる再建助手と，作業療法を行う再建助手がいました。敵でも味方でも，目の前で人が死ぬのを見た兵士のなかには，そのショックによる精神症状を示す患者がおり，そのため作業療法が求められました。軍の医療部門では，再建助手を募集して研修を受

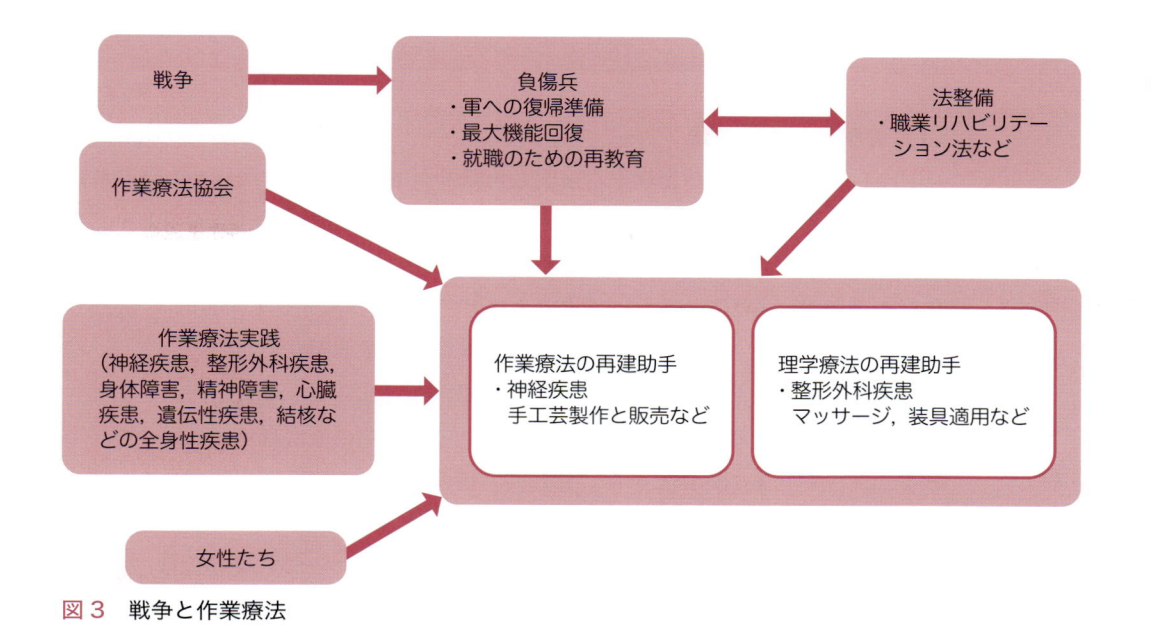

図3　戦争と作業療法

けさせたあとに，戦地へ派遣することにしました。AOTA は，こうした軍の方針に協力しました。

　精神科病院だけでなく，結核の療養所や，障害者のための機関で手工芸や活動を教えていた女性たちも，それ以外の女性たちも再建助手に応募し，海外の病院にも派遣されました。最初，再建助手は戦地の病院ではなく，一般病院で働きました。緊急の治療が必要な場所で，手工芸をすることの価値を認められなかったからです。しかし，作業療法の再建助手が，派遣された病院で成果をあげたので，戦地の病院へも派遣されるようになりました。かごを編んだり，工作をしたりすることで，兵士たちが回復したからです[4,5]。

　アメリカ政府は，負傷兵たちの生活を保障するために，職業リハビリテーション法などの法律を作りました[4,5]。最大限の機能を回復するためにサービスを受け，軍に戻れない場合には職業指導を受けることは，政府が守るべき国民の権利だからです。こうした法律は，作業療法士に活躍の機会を提供することにもなりました（図3）。

　再建助手の活躍にもかかわらず，軍での地位は与えられませんでした。本当に必要な医学的治療として作業療法を認める医師は多くはなかったのです。AOTAは，作業の治療的価値を認めさせ，作業療法士の地位を向上させるための活動を始めました[4]。

◆ 日本における作業療法

（1）治療としての作業

　1901年にヨーロッパ留学から帰国した精神科医の呉秀三は，日本の精神科病院で治療として作業を行いました[6,10]。1916年に呉は移導療法（当時のドイツでの名称を翻訳したもの）を，「叡知的療法の1つで，病人の観念思想が病のために常軌を逸しているのを，ほかに移導することで，正常に戻すことを目的とする」と説明しています。さらに，移導療法には作業療法と遺散療法（レクリエーション）があるとしました。「精神的作業は病気の原因になることもあるが，病気を治癒させることもあると私たちは昔から経験している。作業は直接身体に作用して，不快な感覚を抑えることはできないけれど，精神的苦痛を和らげ，苦痛を少しずつ記憶から消し，その結果として身体によい影響を与えることは確実だ」と述べています。園芸，手工芸，労働などの生産的身体作業，スポーツ，鉱物採取，乗馬，遠足，自転車などの非生産的身体作業，絵画，粘土，読書，作文などの精神的作業を行う作業療法は，全国の精神科病院に広まりました。呉の門下生である精神科医たちが，日本各地の精神科病院で作業療法を実践しました[6,10]。

（2）療育，療養としての作業

　整形外科医の高木憲次は，1922年にドイツの障害児施設を訪問し，医療と教育が行われていることに感銘を受けました[11]。そして帰国後に，「肢体不自由児」という言葉を考え，1939年には肢体不自由者療護園を設立し，1942年には整肢療護園を開園しました。心身機能障害のある子どもたちは，保護され世話をされるだけの受身的な存在ではなく，子どもとして教育を受け，大人として社会生活を送るためのトレーニングを受ける必要があると考えたのです。

　結核療養所では，ヨーロッパの実践を参考にして作業が行われていました。結核の特効薬が発見される前は，安静と栄養，そして作業が行われていたのです[6]。

拡大—リハビリテーションとともに普及

◆ リハビリテーション

　1930年代は世界的な経済不況に陥っていました。1939年には第二次世界大戦が始まり，1941年には日本も参戦しました。AOTAには，軍での地位が得られないこと，作業療法が正しく理解されないこと，他職種との区別が明確でないこと，人手不足という悩みがありました[4]。軍の指導者たちは，作業療法士を「患

者を元気づけるボランティアのような存在」としかみていませんでした。軍の看護部隊に，理学療法士と栄養士の名前は記載されても，作業療法士の名前は記載されませんでした[4]。なんとしても作業療法の効果を示す必要がありました。

　当時，結核は薬により回復し，ポリオワクチンの開発によりポリオ患者が減っていました。その代わりに頭部外傷や脳卒中や脊髄損傷が増えていました[4,6,11]。こうした患者たちに必要なのは，疾病治療よりも，日常生活活動（activities of daily living；ADL）の改善でした。そこで，医師と理学療法士はADL評価表を作成し，ADLがリハビリテーションの中心となっていきました。身体の耐久性，関節可動域や筋力，自助具についてかかわることが作業療法士の業務になりました。

　精神科においては，シグモント・フロイト（Sigmund Freud）による精神力動理論が隆盛になりました[4]。フロイトは，日常生活の作業よりも人の精神に焦点を当てました。精神に焦点を当てる視点は作業療法士にも広まり，精神障害の作業療法とよばれる分野となりました。アメリカの作業療法士ゲイル・フィドラー（Gail Fidler）は，非言語的なコミュニケーションや思考に働きかけるために，芸術や手工芸を使いました。

　身体の運動コントロールを回復させる方法として，作業療法士と理学療法士両方の資格をもつマーガレット・ルード（Margaret Rood）がルード法を，理学療法士のベルタ・ボバース（Berta Bobath）は夫の医師カレル・ボバース（Karel Bobath）とともに，ボバース法を開発しました。こうした治療法は，人が行う作業よりも姿勢や運動に焦点を当てます。身体機能に焦点を当てる視点は作業療法士にも広まり，身体障害の作業療法を発展させました。ボバース法を応用した作業療法は日本にも紹介されました[12]。

　世界の多くの国を巻き込んだ第二次世界大戦が終結したあと，傷病兵のリハビリテーションが世界各国に広がりました。アメリカに占領された日本にも，作業療法を含む多面的なリハビリテーションの技術と思想が持ち込まれたのです。1949年にはアメリカ人医師による「リハビリテーション（英語ではphysical rehabilitation）」と題した講義が行われ，関連職種の1つとして作業療法も含まれていました[11]。1963年は，日本のリハビリテーション医学にとって重要な年となりました。5月に日本最初の理学療法士と作業療法士を養成する学校（国立療養所東京病院附属リハビリテーション学院）が開校され，7月に日本最初の大学病院におけるリハビリテーション診療部門（東京大学医学部附属病院中央診療部運動療法室）が開設され，9月に日本リハビリテーション医学会が結成されたのです。日本リハビリテーション医学会は，日本整形外科学会のリハビリテーション委員会と，内科系リハビリテーション懇談会という2つの組織が中心となって設立されました。整形外科には，戦争による負傷兵の治療と肢体不自由児の療育という経験があり，内科には，寿命が延びて高齢者が増えたことで慢性疾

患が増え，抗生物質などの治療技術の進歩により死は免れても心身機能障害をもちながら生活する人が増えたという背景がありました。

◆ 作業療法士協会

（1）世界作業療法士連盟

　1917年にアメリカに作業療法協会が生まれたあと，世界各国に作業療法士協会が設立され，現在も新しい協会が設立されつづけています。1952年には，アメリカ，イギリス（当時はイングランドとスコットランド），カナダ，南アフリカ，スウェーデン，ニュージーランド，オーストラリア，イスラエル，インド，デンマークという10か国が参加して会議が開かれ，世界作業療法士連盟（World Federation of Occupational Therapist；WFOT）が設立されました[4]。最初の会議の司会は，アメリカの作業療法士ヘレン・ウィラード（Helen Willard）が務めました。初代会長はスコットランドのマーガレット・フルトン（Margaret Fulton），事務局長はアメリカのクレア・スパックマン（Clare Spackman）でした[4]。スパックマンは，ウィラードと一緒に『作業療法（Willard & Spackman's Occupational Therapy）』という本を出版し，その後も改版され，13版が最新版です[13]。日本語訳は第6版が最後になってしまいましたが，現在でも世界中の作業療法学生たちが，教科書として使用しています。

　WFOTは，1959年に世界保健機関（World Health Organization；WHO）の正式な関連組織となり，1962年には国際連盟から正式に非政府組織（NGO）として認められました。WFOTは，作業療法士になるための教育基準（Minimum Standards for the Education of Occupational Therapists）を定め，その基準に適合した学校を認定するシステムを作りました。この教育基準も改定されつづけており，最新版は2016年に発表されました。作業療法を説明するための文書も次々と出版されています[14]。

　WFOTは，4年に1回世界大会を開催しています。2014年にはアジア初の開催地となる横浜で開催されました[15]。WFOTの正会員は，国や地域ごとの作業療法士協会です。個人会員という制度もあり，個人会員になると，ニューズレターが届いたり，インターネットからより詳細な情報をダウンロードできます。

（2）日本作業療法士協会

　作業療法士5名が準備にあたり，1965年に日本作業療法士協会（Japanese Association of Occupational Therapists；JAOT）が誕生しました。JAOTの初代会長となった鈴木明子は，作業療法の歴史がわかる2冊の本を出版しています[16,17]。JAOTは，1972年にWFOTに正式に加盟し，2015年に50周年を迎え記念誌を出版しました[18]。

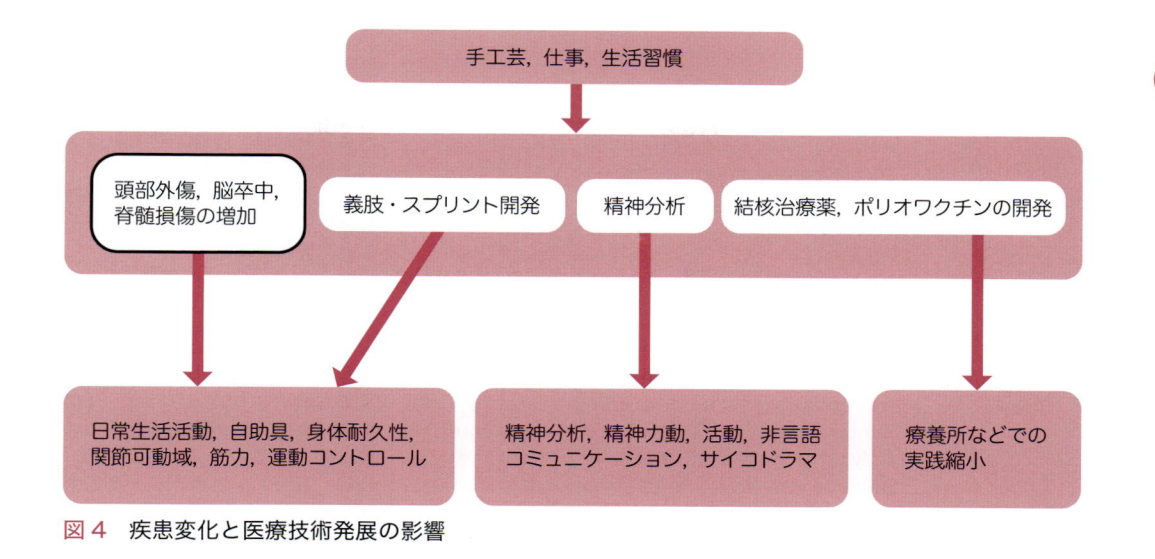

図4 疾患変化と医療技術発展の影響

（図中）
手工芸, 仕事, 生活習慣

頭部外傷, 脳卒中, 脊髄損傷の増加

義肢・スプリント開発

精神分析

結核治療薬, ポリオワクチンの開発

日常生活活動, 自助具, 身体耐久性, 関節可動域, 筋力, 運動コントロール

精神分析, 精神力動, 活動, 非言語コミュニケーション, サイコドラマ

療養所などでの実践縮小

見直し—作業療法の本質

　20 世紀初頭に誕生したころの作業療法は，手工芸や仕事を行い，生活習慣を整えることで，病気の回復や健康の促進をはかろうとしていました。それが 1930 年代以降の医学の発展や技術の進歩に呼応して，医学的治療に沿った実践を行うようになりました（図 4）。そして，1960 年代にターニングポイントが訪れます[4]。1967 年は AOTA にとって 50 周年にあたる年でした。アメリカでは作業療法の見直しに入った時期に，日本には見直し以前の作業療法が導入されたのです。

◆ 作業療法の定義

　1960 年の AOTA の定義には，作業療法は「患者の主治医により処方され，作業療法士により実施される」と記載されています（表 2）[4]。しかし，1963 年に出版された作業療法の教科書でスパックマンは，心理社会的適応を促す「通常の活動（normal activity）」を使うことが作業療法の独自性だと述べ，医師の指示という要件を外しました。その後も AOTA は，医師の関与を減らす方向を選びました。これは，治療理論を超えて作業療法を発展させようとする第一歩でした。

　その後，1970 年代以降は，それまで作業療法士が行ってきたことを網羅しようとしているのか，定義が長くなります。WFOT の 1993 年の定義には，1980 年に WHO が発表した国際障害分類（International Classification of Impairments, Disabilities, and Handicaps；ICIDH）の用語が含まれています。

表2 作業療法の定義の変遷

	原文	訳
1922年 Pattison, the 5th annual conference (パッチソン，第5回アメリカ作業療法学会での発表)	Occupational therapy may be defined as any activity, mental or physical, definitely prescribed and guided for the distinct purpose of contributing to and hasten in recovery from disease or injury.	作業療法は何らかの活動と定義できるかもしれない．精神的あるいは身体的活動で，病気や怪我からの回復に役立ち回復を早めるという目的のために，処方され導かれたものであることは当然である．
1950年 Education Committee of AOTA (アメリカ作業療法協会の教育委員会)	Occupational therapy is a professional service which uses purposeful activities to aid the patient in recovery from and/or adjustment to disease or injury. It is prescribed by the patient's physician and administered by the occupational therapist with consideration not only of the specific disability but also of the patients' physical, mental, emotional, social and economic needs.	作業療法は専門的サービスで，疾病や傷害から患者が回復したり適応したりする助けとなる目的活動を使う．患者の主治医により処方され，作業療法士により実施される．そのときに，その障害のみを考慮するのではなく，患者の身体的，精神的，情緒的，社会的，経済的ニーズも考慮する．
1960年 AOTA (アメリカ作業療法協会)	Occupational therapy is a program of selected activity conducted as treatment under medical direction for physical and psychological problems. The activity undertaken by the patient, the atmosphere in which he performs, and his relationships with the professional staff are the dynamic factors in occupational therapy.	作業療法は，身体的・心理的問題のために医学的指示の下で治療として行われる選ばれた活動のプログラムである．患者によって行われる活動，行われる雰囲気，専門職スタッフとの人間関係は，作業療法における常に変化しつづける要因である．
1963年 Spackman (スパックマン)	The unique contribution of occupational therapy is that it uses a program of normal activity to aid in the psychosocial adjustment of the patient, as specific treatment or as a simulated work situation. Thus it relates to the patient's everyday life and provides the link between hospitalization and return to the community.	作業療法の独自の貢献は，患者の心理社会的適応を助けるための通常の活動のプログラムを使うことである．これは特別な治療あるいは模擬的な仕事場面として行われる．ゆえにこれは患者の日常生活に関係があり，入院と在宅復帰の間をつなぐものとなる．
1965年 理学療法士及び作業療法士法	この法律で「作業療法」とは，身体又は精神に障害のある者に対し，主としてその応用的動作能力又は社会的適応能力の回復を図るため，手芸，工作その他の作業を行わせることをいう．	
1969年 AOTA (アメリカ作業療法協会)	Occupational therapy is the art and science of directing man's response to selected activity to promote and maintain health, to prevent disability, to evaluate behavior and to treat or train patients with physical or psychosocial dysfunction.	作業療法は，健康を維持・増進したり，障害を予防したり，行動を評価したり，身体的あるいは心理社会的障害をもつ患者の治療やトレーニングをしたりするために，選ばれた活動に対する人間の反応を方向づける技術と科学である．
1971年 American Medical Association (アメリカ医師会)	Occupational therapy is concerned with the use of purposeful activity in the promotion and maintenance of health, the prevention of disability, the evaluation of behavior, and as treatment of persons with physical or psychosocial dysfunction. This is accomplished by using a wide spectrum of treatment procedures based on activities of a creative, social, self-care, educational, and vocational nature.	作業療法は健康の増進と維持，障害の予防，行動の評価，身体的心理社会的障害をもつ人の治療において目的活動を使うことにかかわる．創造的，社会的，セルフケア，教育的，職業的性質をもつ活動を基盤とした治療法で，広範囲のものを使うことによって行われる．

表2 （つづき）

	原文	訳
1977年 AOTA （アメリカ作業療法協会）	Occupational therapy is the application of occupation, any activity in which one engages, for evaluation, diagnosis and treatment of problems interfering with functional performance in persons impaired by physical illness or injury, emotional disorders, congenital or developmental disability, or the aging process in order to achieve optimum functioning and for prevention and health maintenance. Specific occupational therapy services include but are not limited to, activities of daily living, the design, fabrication and application of splints ; sensorimotor activities ; the use of specifically designed crafts, guidance in the selection and use of adaptive equipment ; exercises to enhance functional performance ; prevocational evaluation and training ; and consultation concerning the adaptation of physical environments for the handicapped. These services are provided to individuals or groups through medical, health, educational and social systems.	作業療法は作業の適用で，身体的疾病や傷害，情緒的障害，先天的・発達障害，加齢により機能障害がある人の生活機能遂行を妨げている問題の評価，診断，治療のために人が行う活動を，最善の生活機能に達するため，予防や健康維持に使う．作業療法サービスには，日常生活活動，スプリントの設計・作製・適用，感覚運動活動，特別に計画された手工芸の使用，自助具の選択と使用法の指導，生活機能の遂行拡大のための練習，職業前評価とトレーニング，障害者の物理的環境への適応に関するコンサルテーションが含まれるが，これらに限定されるものではない．こうしたサービスは，医療，保健，教育，社会システムにおいて，個人や集団に対して提供される．
1985年 日本作業療法士協会	作業療法とは，身体又は精神に障害のある者，またはそれが予測される者に対し，その主体的な生活の獲得を図るため，諸機能の回復，維持及び開発を促す作業活動を用いて，治療，指導及び援助を行うことをいう．	
1986年 AOTA （アメリカ作業療法協会）	Occupational therapy : Therapeutic use of self-care, work, and play activities to increase independent function, enhance development, and prevent disability. May include adaptation of task or environment to achieve maximum independence and to enhance quality of life.	作業療法：自立生活機能の向上，発達の強化，障害予防のためのセルフケア，仕事，遊び活動の治療的使用．最大限の自立に達したり生活の質を高めたりするために，課題や環境を適応することを含むかもしれない．
1993年 WFOT （世界作業療法士連盟）	A health discipline which is concerned with people who are physically and/or mentally impaired, disabled and/or handicapped, either temporarily or permanently. The professionally qualified occupational therapist involves the patients in activities designed to promote the restoration and maximum use of function with the aim of helping such people to meet the demands of their working, social, personal and domestic environment, and to participate in life in its fullest sense.	身体または精神に機能障害をもち，能力障害，社会的不利を経験している人々にかかわる健康の一領域である．専門職として資格をもつ作業療法士は，患者の回復や生活機能を最大限に使っていくために活動をデザインすることについて患者にかかわる．このような人々を援助する目的は彼らの仕事・社会的・個人的・家庭的環境が求めるものを充足し，なおかつ充実感をもって生活に参加するためである．

（つづく）

表 2　作業療法の定義の変遷(つづき)

	原文	訳
1993 年 Resolution (アメリカ作業療法協会への答申)	Occupational therapy is the use of purposeful activity or interventions to promote health and achieve functional outcomes. Achieving functional outcomes means to develop, improve, or restore the highest possible level of independence of any individual who is limited by a physical injury or illness, a dysfunctional condition, a cognitive impairment, a psychosocial dysfunction, a mental illness, a developmental or learning disability or an adverse environmental condition. Assessment means the use of skilled observation or evaluation by the administration and interpretation of standardized or non-standardized tests and measurements to identify areas for occupational therapy services.	作業療法は，健康増進と生活機能的成果達成のための目的活動の使用や介入である．生活機能的成果の達成とは，身体的傷害や疾病，機能障害の状態，認知障害，心理社会的障害，精神疾患，発達あるいは学習障害，不利な環境状態により制限されている人の発達や最高レベルの自立までの向上や回復を意味する．評価とは，作業療法サービスがどの分野にかかわるかを決めるために，習熟した観察を行ったり，標準化されたあるいは標準化されていない検査法や測定を実施したりすることによって評価することを意味する．
2004 年 AOTA (アメリカ作業療法協会)	The practice of occupational therapy means the therapeutic use of everyday life activities (occupations) with individuals or groups for the purpose of participation in roles and situations in home, school, workplace, community, and other settings. Occupational therapy services are provided for the purpose of promoting health and wellness and to those who have or are at risk for developing an illness, injury, disease, disorder, condition, impairment, disability, activity limitation, or participation restriction. Occupational therapy addresses the physical, cognitive, psychosocial, sensory, and other aspects of performance in a variety of contexts to support engagement in everyday life activities that affect health, well-being, and quality of life.	作業療法実践は，家，学校，職場，地域などの場面で，役割や状況に参加する目的のために，個人や集団とともに，日常生活の活動(作業)の治療的使用を意味する．作業療法サービスは健康やウェルネスを促進することを目的に，疾病，傷害，疾患，不調，機能障害，能力障害，活動制限，参加制約がある人，あるいはその危険がある人に対して提供される．作業療法は，健康や幸福や生活の質に影響を与える日常生活の活動に結び付くことをサポートする多様な状況において，身体的，認知的，心理社会的，感覚的などの遂行の側面にかかわる．
2007 年 CAOT (カナダ作業療法士協会)	Occupational therapy is the art and science of enabling engagement in everyday living, through occupation ; of enabling people to perform the occupations that foster health and well-being ; and of enabling a just and inclusive society so that all people may participate to their potential in the daily occupations of life.	作業療法とは，作業を通して日常生活を行うことを可能にする技術と科学である．健康と幸福を促進する作業を人が行うことを可能にし，公正ですべてを包み込むような社会を実現すれば，すべての人が日常の作業において，自らの潜在力を使って参加することができる．
2010 年 医療スタッフの協働・連携によるチーム医療の推進について 医政発 0430 第 2 号及び第 1 号	作業療法に含まれる業務 ・移動，食事，排泄，入浴などの日常生活活動に関する ADL 訓練 ・家事，外出などの IADL 訓練 ・作業耐久性の向上，作業手順の修得，就労環境への適応などの職業関連活動の訓練 ・福祉用具の使用などに関する訓練 ・退院後の住環境への適応訓練 ・発達障害や高次脳機能障害などに対するリハビリテーション	

表2　（つづき）

	原文	訳
2012年 WFOT （世界作業療法士連盟）	Occupational therapy is a client-centred health profession concerned with promoting health and well-being through occupation. The primary goal of occupational therapy is to enable people to participate in the activities of everyday life. Occupational therapists achieve this outcome by working with people and communities to enhance their ability to engage in the occupations they want to, need to, or are expected to do, or by modifying the occupation or the environment to better support their occupational engagement.	作業療法はクライエント中心の保健専門職で，作業を通して健康と幸福を促進する．作業療法の基本目標は，人々が日常生活の活動に参加できるようになることである．作業療法士は人々や地域と一緒に取り組むことにより，人々がしたい，する必要がある，することを期待されている作業に結び付く能力を高める，あるいは作業との結び付きをよりよくサポートするよう作業や環境を調整することで，この成果に達する．
2018年 日本作業療法士協会	作業療法は，人々の健康と幸福を促進するために，医療，保健，福祉，教育，職業などの領域で行われる，作業に焦点を当てた治療，指導，援助である．作業とは，対象となる人々にとって目的や価値をもつ生活行為を指す． （注釈） ・作業療法は「人は作業を通して健康や幸福になる」という基本理念と学術的根拠に基づいて行われる． ・作業療法の対象となる人々とは，身体，精神，発達，高齢期の障害や，環境への不適応により，日々の作業に困難が生じている，またはそれが予測される人や集団を指す． ・作業には，日常生活活動，家事，仕事，趣味，遊び，対人交流，休養など，人が営む生活行為と，それを行うのに必要な心身の活動が含まれる． ・作業には，人々ができるようになりたいこと，できる必要があること，できることが期待されていることなど，個別的な目的や価値が含まれる． ・作業に焦点を当てた実践には，心身機能の回復，維持，あるいは低下を予防する手段としての作業の利用と，その作業自体を練習し，できるようにしていくという目的としての作業の利用，およびこれらを達成するための環境への働きかけが含まれる．	

　2000年以降の定義には，「作業を使った」「作業を通して」という言葉が登場します．いよいよ，「作業」によって作業療法を説明する時代に入ったのです．作業療法の定義の変遷を表2に抜粋して示しました．

◆ 作業療法の核

　作業療法は誕生当初から，「わかる人にはわかるが，わからない人にはわからない」という性質をもっていました．リハビリテーション医として有名なフランク・クルーゼン（Frank Krusen）は，作業療法は理学療法の単なる応用だと考えていました[5]．今でも作業療法はわかりにくいという人は大勢います．みんなが「これぞ作業療法だ」という説明を求めはじめました．

　JAOTは1984年から，作業療法学会で「作業療法の核を問う」というシンポジウムを開催し[19]，1985年には，JAOTによる作業療法の定義を発表しました．この定義のなかの「作業活動」という言葉は，その後20年間にわたって使用されつづけます．アメリカでも1970年代から数十年間「purposeful activity（目的活

動)」を使うことが好まれました。作業と言わず，作業活動や目的活動と言いたい時代があったのです。

1997 年に，カナダ作業療法士協会は『Enabling Occupation（作業の可能化）』と題した作業療法のガイドラインを出版し，作業が作業療法の中核であると明言しました [20]。その後，世界中で「occupation（作業）」という言葉で作業療法を説明する機運が盛り上がりました。2018 年に JAOT も定義を改定し，作業という言葉を使うようになりました [21]。

作業療法の核は作業であると確認したことで，作業療法全体を説明する理論が誕生し，発展しやすくなりました。

◆ 理論の出現

（1）作業行動

1960 年代からアメリカの作業療法士マリー・ライリー（Mary Reilly）は，主に職業という意味で使われていた「occupation」に，子どもの遊びから退職者の趣味までを含むことにして，作業行動（occupational behavior）として考えることを提唱しました [22]。作業行動は，1 人ひとりがどんな遊びを好み，何が得意で，何をして人生を送ってきたかに焦点を当てて物事を考えることを奨励しました。「その気になって考えてやってみれば，もっと健康になれる（Man, through the use of his hands as they are energized by mind and will, can influence the state of his own health）」という言葉は，その後もスローガンとして使われることになりました [23]。作業行動を学んだ作業療法士たちは，作業歴，興味チェックリストなどの評価法や，人間作業モデルを考案しました。1961 年のスレーグル講演でライリーは，「作業療法は 20 世紀医学の偉大な業績となりうる」と述べましたが [23]，1980 年代には作業療法界が従来の狭い医学の領域にとどまっていることに失望しました [24]。

（2）感覚統合

アメリカの作業療法士ジーン・エアーズ（Jean Ayres）は，1960 年代に動物実験で確認された神経の変化が，子どもにも起こるのではないかという仮説を立てて，臨床研究を行いました [22]。エアーズは，動物実験から臨床応用までを成し遂げ，研修会を開催し，感覚統合療法のためのさまざまな治療用具の開発と商品化を行いました [22,25]。その結果，小児領域で働く作業療法士数が大幅に増大したのです。社会で学習障害児が着目されはじめた時代だったことも，感覚統合療法の普及につながりました。

表 3　主な作業療法理論

理論	開発者（開発年）	概要
作業行動理論	Reilly(1966 年)	子どもの遊び、成人の職業、退職後の作業を作業行動とし、どのように習熟していくかを示した。
感覚統合理論	Ayres(1960 年代後半)	環境からの刺激が感覚として入力され、行動が出力されることに着目し、多様な覚刺激を与える道具を開発した。学習障害児の治療として普及した。
精神分析的作業療法理論	Fidler(1963 年)	フロイトの精神分析に基づいて、精神科の作業療法を理論化した。
人間作業モデル	Kielhofner(1980 年～)	人間の作業が意志と習慣により構成されると考えた。興味ある作業を習慣として遂行することで良質の循環が得られる。
作業フォームと遂行	Nelson(1988 年)	作業フォームは人にとって意味をもち、人は目的に向かって作業を遂行する。目的が適応を促す。
カナダモデル	カナダ作業療法士協会(1990 年ごろ～)	人は作業を通して環境とかかわる存在だと示した。作業遂行モデル、カナダ作業遂行モデル、作業遂行と結びつきのカナダモデルなどと変化した。
人間の遂行の生態学	Dunn(1994 年)	人を取り巻く状況が人にも、人の作業行動にも影響を与える。
人 - 環境 - 作業モデル	Law(1996 年)	人と環境と作業の相互交流によって作業遂行が生じる。人と環境と作業の適合が、よい作業遂行となる。
川モデル	Iwama(2006 年)	岩(機能障害)が水の流れを妨げても川岸(環境)を広げれば水が流れるなど、川にたとえて説明した。

基盤づくり―理論とエビデンス

◆作業療法全体を説明する理論

1980 年代に入り、作業療法の原理を語り、作業療法実践を説明する理論が誕生しはじめました[26]。理論(theory)と似た言葉に、モデル(model)、枠組み(framework, frame of reference)などがあります。相互互換的に使われている場合もあれば、きちんと区別して使っている著者もいます。また理論とよぶまでには至っていないときには、命題(proposition)、前提(assumption)などといいます。理論には具体的な場面での行動に直結するものから、抽象的な概念まで幅があります。もっとも幅広く抽象度の高い場合には、哲学(philosophy)、パラダイム(paradigm)などと言葉を使います。ここでは、考えをまとめて説明するものとして、理論という言葉を使います。作業療法を説明する主な理論を、表 3 に示しました。

1980～2000 年までを、作業療法の概念的ルネサンスとよぶことがあります[5]。社会には、人権思想が普及し、自立生活運動が広まり、個人の自由が認められる時代が訪れました。作業療法の本質を作業療法士自身が明らかにしようということが始まりました。作業療法は何にかかわり、何を行い、どのような成果

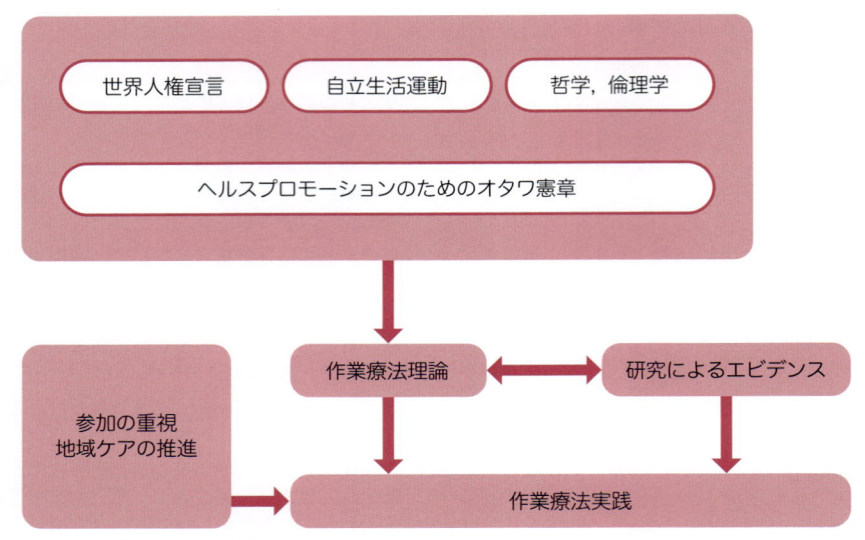

図5 作業療法の理論とエビデンス

を出すかを説明する理論が生まれ，研究により作業療法の効果を証明するエビデンスが明らかになり，さらに理論が洗練されていく時代に入ったのです（図5）。

◆ 作業療法のエビデンス

1990年代からエビデンスに基づいた医療（evidence-based medicine；EBM）が注目されはじめました。EBMとは，実際に効果があったと臨床研究によって証明された治療法を行うことを奨励するものです。治療者がよかれと思って行う，患者の意向で行う，学校で教えられたから行う，偉い先生が本に書いている方法だから行うという治療法を，EBMは否定します。実際に行って成果が得られたという事実を重視するEBMは，エビデンスに基づいた作業療法を奨励することにもつながりました[27]。1997年に行われた「健やか高齢者研究（Well Elderly Study）」は，ランダム化比較試験で予防的作業療法の成果を示すエビデンスとして有名になりました[28,29]。

作業療法の成果は，作業で示すべきだという考えが生まれ，作業療法のエビデンスを示す評価法が開発されました[30]。アメリカの作業療法士アン・フィッシャー（Anne G. Fisher）は，評価も介入も成果も作業で示すことを提案しました[31]。治療法Aを行い，成果Bが得られれば，Aの効果が証明されたことになります。作業療法では，Aは作業です，Bは健康です，そして実際にエビデンスを示すには，作業を特定し，健康の指標を何にするかを決める必要があります。

作業の定義を表4に示します。作業の定義により，その文化における，そのクライエントの作業の成果を示すことができるのです。WHOが1946年に発表し

表4 作業の定義

	原文	訳
1989年 Yerxa, et al （ヤークスら）	Specific "chunks" of activity within the ongoing stream of human behavior, named in the lexicon of the culture.	作業とは，人の行動の継続のなかにみられる特定の活動の一群であり，文化の語彙のなかで名づけられる．
1991年 Clark, et al （クラークら）	Chunks of culturally and personally meaningful activity in which humans engage that can be named in the lexicon of the culture	作業とは，文化的個人的に意味をもつ活動の一群で，文化の語彙のなかで名づけられ，人間が行うことである．
1996年 Zemke & Clark （ゼムケとクラーク）	The term "occupation" refers to the goal-directed activities that characterize daily human life as well as the characteristics and patterns of purposeful activity that occur over lifetimes as these affect health and well-being.	「作業」という用語は，生涯にわたって生じる目的のある活動の特徴やパターン，人の日常生活を特徴づける目的指向的活動で，これは健康と幸福に影響を与える．
1997年 CAOT （カナダ作業療法士協会）	Occupations are groups of activities and tasks of everyday life, named, organized, and given value and meaning by individuals and a culture ; occupation is everything people do to occupy themselves, including looking after themselves (self-care), enjoy life (leisure), and contributing to the social and economic fabric of their communities (productivity) ; the domain of concern and the therapeutic medium of occupational therapy.	作業とは，日々の生活で行われ，名付けられている一群の活動や課題で，個人と文化によりその価値と意味が付与されたものをいう．作業とは，自分の身の回りのことを自分で行うセルフケア，生活を楽しむむレジャー，社会的，経済的活動に貢献する生産活動など，人が行うすべての営みのことである．
2006年 WFOT （世界作業療法士連盟）	Occupations refer to the everyday activities that people do as individuals, in families and with communities to occupy time and bring meaning and purpose to life. Occupations include things people need to, want to and are expected to do.	作業は人々が個人として，家族のなかで，コミュニティとともに行う日々の活動であり，時間を占有し人生に意味と目的をもたらす．作業には人々がする必要があること，したいこと，することが期待されていることが含まれる．

た健康の定義は，「単に疾患がない，虚弱でないということではなく，身体的，精神的，社会的に完全に良好な状態」です[32]。WHOが1986年に発表したオタワ憲章では，「生活・仕事・余暇のパターンを変更することは，健康に重要な衝撃を与える。仕事や余暇は人々にとって健康の源である。社会が仕事を組織する方法が，健康な社会を創造する」と述べられています[33]。作業ができることは，健康の指標の1つとなりうるのです。

これから—ビジョンと発展

WFOT は作業療法とは何かを説明する声明書を発表し，AOTA は統一用語を作ったり枠組みを明示したりして，作業療法の社会的認知度を高めています[14,34]。その成果といえるかもしれませんが，将来残る職業の1つとして，作業療法は上位に位置づけられています[35]。手先を使う細かい仕事，創造性，相手の信念にかかわる対人交流といった，コンピュータが苦手とすることが作業療法に含まれているからです。作業療法は成長し変化しつづけ，日本でも世界でも作業療法士の数は増えつづけています。日本の作業療法士数は，アメリカに次いで第2位，作業療法学生数は世界第1位です[36]。

◆ 求められる資質

WFOT の倫理綱領には，作業療法士の資質として以下の4点が挙げられています[37]（表5）。それは，インテグリティ，信頼性，オープンな心，忠誠心です。インテグリティ（integrity）とは，高潔と訳されることもありますが，同じ語幹をもつ統合（integration）をイメージするとわかりやすいと思います。バラバラではなく，まとまりをもっていること，つまり一本筋が通った芯のある人格のことです。信頼性（reliability）は，嘘，偽り，ごまかしがないので信用できるという性質です。オープンな心（open-mindedness）は，偏見や思い込みに支配されず，誰に対しても広い心でかかわりをもつ親しみやすい態度です。忠誠心（loyalty）は，約束を守る，責任を全うするといった，周囲の人々や社会からの正当な期待に応えようとする真面目さです。澤は，「作業療法士として，楽観主義とカタツムリのように歩む実践が重要だ」と述べています[38]。オープンな心は楽観主義につながり，信頼性とインテグリティと忠誠心が辛抱強い実践を可能にすると考えます。

◆ 作業の視点

（1）作業科学

作業療法は，作業を抜きに語ることはできません。世界中の作業療法士の関心が作業に集まるなか，1990年代に入り，作業とは何かを問う新しい学問として作業科学が生まれました[39]。作業の視点で物事を知り，探求しようという作業科学は，作業療法だけでなく，ほかの分野に影響を与える学問としての発展が期待されています。

WFOT は，2010年の作業療法の声明のなかで，「作業療法士は医学，社会行動学，心理学，心理社会学，作業科学における幅広い教育を受けている」と述べ，作業科学を作業療法のための学問の1つとして位置づけました（表6）。

表5　世界作業療法士連盟（WFOT）の倫理綱領（2016年）

● **作業療法の倫理的中核**

　作業療法はクライエント中心であり，作業を通した健康と幸福の促進に関心をもつ．作業療法の中核となる目的は，意味があり文化的関連のある作業を，人々が選択して参加できるようになることであり，これは作業療法士に倫理的自覚を強く要請するものである．

　作業療法士は，倫理的行動の一般的標準に加えて，作業療法専門の哲学的基盤から生じる倫理の独自の形態を示す．したがって，作業療法士の仕事は，個人や集団が作業に参加するための潜在能力や機会を中心とする正義（公正，justice）の独自の形態を実行する．

　この専門職の世界的組織である世界作業療法士連盟（WFOT）は，倫理的実践のための全体的ガイドとしてこの綱領を発行する．しかし，各会員組織が自国での背景に対する独自の詳細な倫理綱領をもっていることは理解している．

　私たちの実践の中心に倫理をもちつづけることは，私たちがサービス提供する人たちの福祉にとって，広い範囲での作業療法の評判にとって，不可欠である．WFOTの倫理綱領は，作業療法士が自分たちの役割を遂行することをサポートする．専門職の課題，作業療法の受け手，他専門職や従業員，地域や地球レベルでの社会に対する責任に基づいている．

● **専門職の課題**

　作業療法専門職の課題は，個人，集団，コミュニティや社会レベルに向かうものである．作業療法士は，その個人と協力して，関連する団体との相談のなかで，介入を行おうとする．この介入は，意味があり文化的に関連のある日常生活活動を遂行する環境に関連して行われる．

　作業療法士は，専門職役割のすべての側面において，パーソナルインテグリティ，信頼性，オープンな心，忠誠を示す．

　作業療法士は，生涯学習を通して専門職能力開発に参加し，最良の入手可能なエビデンスに基づく，専門職の仕事における知識と技能を使っていく．

　作業療法士は，作業療法教育を受ける学生の指導をしたり，ほかの作業療法士の相談に乗ったりする．

　作業療法士は，一般の作業療法専門職の向上と発展に努力する．また，公共社会，専門職団体，政府に対して，地方，地域，国家，国際的レベルで，作業療法を倫理的に促進していく．

　研究に参加する作業療法士は，倫理的必要事項を尊重し，これを充足する．作業療法サービスの一部として研究が行われるとき，研究上の必要性よりも，クライエントやサービスの受け手の福祉と権利を常に優先する．

● **作業療法の受け手に対する責任**

　WFOTは国連の世界人権宣言を完全に支持する．作業療法士はすべての人が唯一無二であり，社会の中で個人の作業遂行や参加において，文化，社会，心理学的，生物学的，経済的，政治的，スピリチュアルな要素がダイナミックに絡み合っている状態だということを認める．

　作業療法士は敬意をもって，独自の状況にかかわり，サービスを受けるすべての人にアプローチする．作業療法士は，人種，肌の色，心身機能障害，能力障害，国籍，年齢，ジェンダー，性的指向性，宗教，政治的信念，社会のなかでの地位による差別をしない．

　作業療法を受ける人の参加についての価値観，好み，能力は，サービス提供の際に勘案する．

　個人情報の保護を保証し，いかなる個人情報も本人の同意なくほかに渡すことはない．作業療法士は，近親者や大事な他者が重要であると認め，作業療法サービスを受ける人の同意があるとき，その人がサービスにかかわることを認める．

● **他専門職や従業員に対する責任**

　作業療法士は，専門職間連携の必要性を認識し，地方，地域，地球といった視点で他専門職の独自の貢献を尊重する．職種間連携への貢献は，作業遂行に基づいており，それは作業遂行が健康や幸福に影響を及ぼすときである．

　作業療法士が雇用主に忠誠を示すのは，雇用主により作られたガイドラインが作業療法の倫理と一貫性があるときである．作業療法士は，雇用主の財産の使用においてよい判断を示す．

● **地域社会や地球社会に対する責任**

　作業療法士は，地方，地域，地球といった視点で健康を促進する．

　作業療法士は，作業療法に関連する理解可能な情報を提供する．

　作業療法士は，サービスが提供される専門的な状況のなかで，法や規則に従う．

　作業療法士は，経済的，社会的，環境的に維持可能な開発に対して社会の意志に従い，社会に変化が生じたときにサービスを適応する．

表6 世界作業療法士連盟（WFOT）による作業療法の声明（statement on occupational therapy）の変化

原文	訳
2004年	
Occupational therapy is a profession concerned with promoting health and well-being through occupation. The primary goal of occupational therapy is to enable people to participate in the activities of everyday life. Occupational therapists achieve this outcome by enabling people to do things that will enhance their ability to participate or by modifying the environment to better support participation. Occupational therapists have a broad education that equips them with skills and knowledge to work collaboratively with individuals or groups of people who have an impairment of body structure or function due to a health condition, and who experience barriers to participation. Occupational therapists believe that participation can be supported or restricted by physical, social attitudinal and legislative environments. Therefore occupational therapy practice may be directed to changing aspects of the environment to enhance participation. Occupational therapy is practiced in a wide range of settings, including hospitals, health centers, homes, workplaces, schools, reform institutions and housing for seniors. Clients are actively involved in the therapeutic process, and outcomes of occupational therapy are diverse, client-driven and measured in terms of participation or satisfaction derived from participation.	作業療法は，作業をとおして健康と幸福を促進することに関心をもつ専門職である．作業療法の基本目標は日常の活動に参加することができるようにすることである．作業療法士は，参加する能力を強化したり，参加をよりうまくサポートするような環境を整備したりするようなことを，人々が行えるようにすることによって成果を出す． 作業療法士は，健康状態によって心身機能や構造の障害をもっていて参加の際に障壁を経験している個人や集団と協働して取り組むための技能や知識を備えるよう広く教育されている．作業療法士は，参加は物理的問題や社会の態度や制度といった環境によって促進されることもあるし制約されることもあると思っている．それゆえ，作業療法実践は参加を広げていくための環境の側面を変えることに向けられるかもしれない． 作業療法は広くさまざまな状況で実践される．そこには，病院，保健センター，家庭，職場，学校，更生施設，高齢者居住施設が含まれる．クライエントは治療過程に積極的にかかわる．そして，作業療法の成果は，多様であり，クライエントが決め，参加や参加から得られる満足において測定される．

（2）作業中心の実践

　クライエントにとって意味のある作業を重視した作業療法を，作業を基盤とした実践（occupation-based practice；OBP），作業に焦点を当てた実践（occupation-focused practice；OFP）と称するようになり，これらを総称して作業中心の実践とよぶことが提案されています[40]。OBPではクライエントが実際に作業を行い，OFPではクライエントの作業から目を逸らさずに作業療法を行います。こうした作業中心の実践は，心身機能障害の軽減や介護負担の軽減を目標とする病院や施設において，不適合を生じることがあります[41]。伝統的なケアの提供や結果の予測を求める立場と，作業中心の実践は異なるからです。これからの作業療法士は，こうした問題にしなやかに賢く対応し，作業中心の実践の価値を世の中に示していくことが求められます。

表6　（つづき）

原文	訳
2010 年	
Occupational therapy is a client-centred health profession concerned with promoting health and well-being through occupation. The primary goal of occupational therapy is to enable people to participate in the activities of everyday life. Occupational therapists achieve this outcome by working with people and communities to enhance their ability to engage in the occupations they want to, need to, or are expected to do, or by modifying the occupation or the environment to better support their occupational engagement. Occupational therapists have a broad education in medical, social behavioural, psychological, psychosocial and occupational sciences which equips them with the attitudes, skills and knowledge to work collaboratively with people, individually or in groups or communities. Occupational therapists can work with all people, including those who have an impairment of body structure or function owing to a health condition, or who are restricted in their participation or who are socially excluded owing to their membership of social or cultural minority groups. Occupational therapists believe that participation can be supported or restricted by the physical, affective or cognitive abilities of the individual, the characteristics of the occupation, or the physical, social, cultural, attitudinal and legislative environments. Therefore, occupational therapy practice is focused on enabling individuals to change aspects of their person, the occupation, the environment, or some combination of these to enhance occupational participation. Occupational therapy is practiced in a wide range of public, private and voluntary sector settings, such as, the person's home environment ; schools ; workplaces ; health centres ; forensic services. Clients are actively involved in the occupational therapy process. The outcomes are client-driven and diverse and measured in terms of participation, satisfaction derived from occupational participation and/or improvement in occupational performance. The majority of countries regulate occupational therapy as a health profession and require specific university level education.	作業療法はクライエント中心の保健専門職で，作業をとおして健康と幸福を促進する．作業療法の基本目標は，人々が日常生活の活動に参加できるようになることである．作業療法士は人々や地域と一緒に取り組むことにより，人々がしたい，する必要がある，することを期待されている作業に結び付く能力を高める，あるいは作業との結び付きをよりよくサポートするよう作業や環境を調整することで，この成果に達する． 作業療法士は医学，社会行動学，心理学，心理社会学，作業科学における幅広い教育を受けている．これは，個人的あるいは集団や地域の人々と協働して取り組んでいくための態度，技能，知識を作業療法士がもっているということである．作業療法士は健康状態に起因する心身機能障害がある人，参加制約がある人，社会的，文化的に少数集団に属するために社会から排除されている人を含む，すべての人とともに取り組んでいくことができる． 作業療法士は，個人の身体的，情緒的，認知的能力や，作業の性質や，物理的・社会的・文化的態度や法的環境により，参加がサポートされることもあるし，制約されることもあるという信念をもつ．そのために作業療法実践は，個別の人，作業，環境の側面，また作業参加を拡大するためのこれらの組み合わせを，個人が自分で変化させることができるという点に焦点を当てる． 作業療法は，公的機関，民間機関，ボランティアなど広い範囲で実践される．例えば，個人の住宅，学校，職場，保健センター，建物などの配慮，高齢者住宅，リハビリテーションセンター，病院，司法関連領域などで実践される．クライエントは作業療法プロセスに積極的にかかわる．成果はクライエントが決め，多様であり，参加や作業参加から得られる満足，あるいは作業遂行上の向上において測定される．多くの国で作業療法士は健康専門職として法制化されており，大学レベルの特別な教育が必要とされている．

（3）作業リテラシー

　2000 年代に入ると，「作業」という言葉を使って作業療法を説明するようになりました。作業にまつわる現象を作業の言葉で説明する力を作業リテラシーとよびます [42,43]。エリザベス・タウンゼント（Elizabeth Townsend）は，精神障害者への作業療法を行うなかで，公正（justice）が必要だと考えていました。公正を論じる学者たちは，どのような社会のありかたが正しいかを考え，このなかには，貧富の格差の是正，差別・偏見の撤廃，適正な資源配分などが含まれていましたが，作業の視点は不足していました。自分にぴったりの作業を通して，成長したり幸福になったりする権利が保障されている状態が作業的公正です。この視点で世の中を見ると，作業的不公正が見えてきます。作業的公正という概念は，作業療法士の関心を個人レベルから集団や社会レベルへと拡大しました。作業療法士の仕事も対人援助から社会改革まで広がることになったのです。

　作業役割，作業参加，作業遂行，作業との結び付き，作業発達，作業アイデンティティ，作業パターンなど，作業の視点で理解し，取り組んでいくことで，新しい問題に気づいたり，新しい解決法を見出すことができます。作業リテラシーを修得することで，より洗練された作業療法を行うことができます。

◆ 将来ビジョン

　作業を治療に使うというアイデアは古くからあり，時代の波に流されながらも，消えずに残りつづけました。作業療法は多様で柔軟に変化するために，専門職としてわかりにくいといわれてきました。しかし，多様化・複雑化する現代社会においては，個人や環境に合わせて変化しつづけながらも，作業という核をもつ作業療法は発展しつづけるでしょう。

　誰もが，作業を通して成長し，よい人間になり，よい社会を創造しうるのです。そのためには，誰もが自分に合った作業と出会い，その作業を行うことができる環境が必要です。作業の効果を最大化する知識と技能をもつ作業療法士を，未来は必要としています。

文献

1) 斉藤　博：ヒポクラテスの医学教育．埼玉医科大学雑誌 31（2）：137-146，2004（http://www.saitama-med.ac.jp/jsms/vol31/02/jsms31_137_146.pdf）

2) 斉藤　博：『ヒポクラテス全集』における治療に関する記述，外科治療，とくに尿路結石の治療．日泌尿会誌 97（3）：551-560，2006（https://www.jstage.jst.go.jp/article/jpnjurol1989/97/3/97_3_551/_pdf）

3) Wilcock A：Occupation for Health. Volume 1：A Journey from Self Health to Prescription, pp53-97, British Association and College of Occupational Therapists, London, 2001

4) Andersen LT, Reed KL：The History of Occupational Therapy：The First Century. Slack Inc, 2017

5) Christiansen CH, Haertl K：A contextual history of occupational therapy. In：Schell BAB, Gillen G, Scaffa ME（eds）：Willard & Spackman's Occupational Therapy. 12th ed, pp9-34, Lippincott Williams & Wilkins, Philadelphia, 2014

6) 鎌倉矩子：作業療法の世界―作業療法を知りたい・考えたい人のために．第 2 版，三輪書店，2004

7) 秋元波留夫，冨岡詔子：新 作業療法の源流．三輪書店，1991

8) クリフォード・ホイティンガム・ビーアズ（著），江畑敬介（訳）：わが魂にあうまで．星和書店，1980

9) ヨウ・ジェン：アドルフ・マイヤーの精神衛生運動―教育と習慣形成．共同文化社，2014

10) 本多義治，鈴木英鷹，本多秀治，他：地方年精神病院における作業療法の草分け．精神誌 111（9）：1047-1054，2009（https://journal.jspn.or.jp/jspn/openpdf/1110091047.pdf）

11) 上田　敏：リハビリテーションの歩み その源流とこれから．医学書院，2013

12) Ortrud Eggers（著），柴田澄江，原　和子，山口　昇（訳）：エガース・片麻痺の作業療法―Bobath 理論による．原著第 2 版，協同医書出版社，1986

13) Schell BAB, Gillen G（eds）：Willard & Spackman's Occupational Therapy. 13th ed, Lippincott Williams & Wilkins, Philadelphia, 2018

14) 世界作業療法士連盟，吉川ひろみ（訳）：世界作業療法士連盟の声明書．（http://www.joted.com/）

15) 第 16 回世界作業療法士連盟大会（http://www.wfot.org/wfot2014/）

16) 鈴木明子：日本における作業療法教育の歴史．北海道大学出版会，1986

17) 鈴木明子：白衣のアルバイト．協同医書出版社，1988

18) 日本作業療法士協会：日本作業療法士協会五十年史．医歯薬出版，2015（http://www.jaot.org/50th/50th.pdf）

19) 日本作業療法士協会：社団法人日本作業療法士協会 25 周年記念誌 シリーズ作業療法の核を問う．1991

20) Canadian Association of Occupational Therapists. Enabling Occupation：An Occupational Therapy Perspective. CAOT Publications ACE, Ottawa, 1997（吉川ひろみ（監訳）：作業療法の視点―作業ができるということ．大学教育出版，2000）

21) 日本作業療法士協会：作業療法の定義．（http://www.jaot.or.jp/about/definition.html）

22) Miller BRJ, Sieg KW, Ludwig FM, et al：Six Perspectives on Theory for Practice of Occupational Therapy. Aspen, 1988（岩崎テル子（監訳）：作業療法実践のための 6 つの理論．協同医書出版社，1995）

23) Reilly M：Occupational therapy can be one of the great idea of 20th century medicine. Am J Occup Ther 16：1-9, 1962

24) Reilly M：The importance of the client versus patient issue for occupational therapy. Am J Occup Ther 38：404-406, 1984

25) Clark F, Park DJ, Burke JP：Dissemination：bringing translational research to completion. Am J Occup Ther 67（2）：185-193, 2013

26) 吉川ひろみ：作業療法理論の概観―用語の意味と枠組みの違い．OT ジャーナル 37（7）：691-695，2003

27) 山下由美，吉川ひろみ：根拠に基づいた作業療法．OT ジャーナル 39（2）：161-166，2005

28) Clark F, Azen SP, Zemke R, et al：Occupational therapy for independent-living older adults：A randomized controlled trial. JAMA 278（16）：1321-1326, 1997（加藤貴行（訳）：自立して生活する高齢者への作業療法．JAMA（日本版）19：74-81，1998）

29) 齋藤さわ子：南カリフォルニア大学による The Well Elderly Study．OT ジャーナル 37（8）：842-845，2003

30) 吉川ひろみ：COPM・AMPS スターティングガイド．医学書院，2008

31) Fisher GA：Uniting practice and theory in an occupational framework. Am J Occup Ther 52：509-521, 1998

32) 日本 WHO 協会：健康の定義について．（https://www.japan-who.or.jp/commodity/kenko.html）

33) JICA ナレッジサイト：オタワ憲章（原文・訳）（http://gwweb.jica.go.jp/km/FSubject0201.nsf/50e70e491615c34a492571c7002a982d/0f767eae814f058249256ddc000af4a1?OpenDocument）

34) American Occupational Therapy Association：Occupational therapy practice framework：Domain and process. Am J Occup Ther 68：S1-S48, 2014

35) Frey CB, Osborne MA：The Future of Employment：How Susceptible are Jobs to Computerization? 2013（http://www.oxfordmartin.ox.ac.uk/downloads/academic/The_Future_of_Employ

ment.pdf)

36) World Federation of Occupational Therapists：2018 Occupational Therapy Human Resources Project.
37) World Federation of Occupational Therapists：Code of Ethics for Occupational Therapists. 2016（http://www.wfot.org/ResourceCentre/tabid/132/did/34/Default.aspx）
38) 澤　俊二：精神のルネサンスをめざして―職場・家庭復帰における楽観主義とカタツムリのように歩む実践のすすめ．作業療法 12：105-107，1993
39) 吉川ひろみ：「作業」って何だろう―作業科学入門．第 2 版，医歯薬出版，2017
40) Fisher AG：Occupation-centred, occupation-based, occupation-focused：Same, same or different? Scand J Occup Ther 20(3)：162-173, 2013（吉川ひろみ（訳）：作業中心，作業基盤，作業焦点―同じか，同じだったり違ったりするのか．作業療法教育研究 13：47-69，2013）
41) 梅崎敦子，吉川ひろみ：作業に焦点を当てた実践の条件と障壁．作業療法 32：367-373，2013
42) Townsend E：Critical occupational literacy：Thinking about occupational justice, ecological sustainability, and aging in everyday life. J Occup Sci 22(4)：389-402, 2015
43) エリザベス・タウンゼント：作業のレンズで社会の課題を捉える―作業的公正と作業権の継続的な対話への誘い．作業科学研究 10：91-92，2016

（吉川ひろみ）

第 2 章

作業療法のことば

人間作業モデルから
作業療法10の戦略へ

＜サチコさんの社会貢献＞

　サチコさんは左片麻痺の女性です。歩行訓練をがんばってはいますが，思いどおりにならない体にいらだちを隠せません。支えは夫が毎日お見舞いに来てくれることです。もう1つの支えは，同室の患者さんの存在です。作業療法室に一緒に行き，ともにがんばる仲間になってから，サチコさんの病室は笑い声の絶えない部屋に変わりました。さらに，サチコさんを助けたのは，若い医療スタッフとの関係でした。先輩主婦として自分の得意な料理レシピを教えること，時に人生の先輩として悩み相談の相手になること，実習学生の「担当患者」を引き受けるなどの役割をもったことでした。障害はあっても「社会貢献」できる自分の存在意義を感じていました。

＜師匠キヨさん＞

　眉間にしわを寄せ，苦虫を噛みつぶしたような顔をしているキヨさんは，病棟でも社会性の欠如や交流技能の未熟さ，障害受容ができていない問題患者といわれていました。新人作業療法士のワカさんは，かつて医療職であったキヨさんがなぜ問題患者といわれる状況になったのだろうかと疑問に感じていました。とにかく話を聞いて，何かを見つけようとがんばりますが，「間が悪い」と叱られます。途方に暮れて「私は未熟で，キヨさんに応えることができません。そもそもキヨさんが何を考えているかわかりません」と泣き言をいう羽目に陥りました。キヨさんは入院中の自分の役割を，医療職としてワカさんを一人前にすることと認識しました。その日から，キヨさんはワカさんの「師匠」となり，キヨさんの作業療法の時間はワカさんの修行の場に変わりました。キヨさんは作業療法の時間が待ち遠しくなり，病棟では穏やかな顔に変わりました。

＜90歳のモモエさん＞

　90歳になったモモエさんを担当する作業療法士のヒカルさんは考えます。90歳の人に，作業療法は何をすべきなのだろうかという悩みをもったためです。モモエさんは「もう年なので，何かやろうといわれてもねえ…」といいます。ヒカルさんも，まったくそのとおりだと思います。それでも何とかしなければと老年期の教科書を読み直した結果，人生をまとめる時期を大切にし，誰と，どこで，どんなふうに過ごしたいのか，そのためにお手伝いをしようと考えました。モモエさんは娘に何かを残したいとネット手芸を始めました。手芸は若いころ得意だったので，ひと目ひと目進めていると，若いころのようにほかにも何かできるものがありそうな気になるそうです。けれども疲れるので，長くはできないことに気がつきました。とはいえ，モモエさんは年だから，できなくてもよいとは思わない。どうしたらできるようになるかを考えるようになりました。自分で考えることが大事と思えるようになったそうです。

〔村田[1]より抜粋〕

　これらの3つの物語には，人間作業モデル（model of human occupation；MOHO）に基づく作業療法の特徴が表れています。何もしなかった人やできないと感じている人が，自分が価値を置く作業ができるようになり，その作業が習慣になったとき，日常のさまざまな作業へと広がっていくようになったという物語です。このように，作業療法は作業遂行上の問題点をサポートし，クライエントの心理社会的側面に働きかけるものです。作業遂行への働きかけは，クライエントが役割を果たすための作業に従事する過程を通して，満足感を得て，自分の能力を信じることができるよう，クライエントの生きかたに寄り添う作業療法のかかわりかたを教えてくれます。

人間作業モデルの始まりと発展

　人間作業モデルは，アメリカの作業療法士キールホフナー（Kielhofner）が共同研究者とともに開発したモデルです[2]。このモデルは彼の師であるライリー（Reilly）の作業行動理論[3]を実際の場で使うものとして，より具体的に発展させたものです。キールホフナーらは1980年にアメリカ作業療法誌（American Journal of Occupational Therapy）に4つの論文を続けて発表しました[4-7]。複雑な現象を整理するシステム理論や，オープンシステムを使って，人間の作業を考えたものです。人間は細胞や臓器などからできていますが，これらをいくら調べても人間の意志や習慣，遂行についてわかるものではありません。人間は機械

表1　人間作業モデルの関心ごと

- 作業に対する動機づけ
- 生活役割と日課への肯定的なかかわりを維持すること
- 必要な生活課題の熟達した遂行
- 物理的・社会的環境の影響

ではないので，場所や時間で常に変化する環境に対応した開かれたシステム，すなわちオープンシステムといえます。そのため，作業と環境とを分けて考えても，クライエントの興味や価値はわからないのです。学生時代に読んだこの論文は，筆者が作業療法の本質を考えるきっかけとなるものでした。

1985年にキールホフナーたちは，この考えに実践的成果を加え『人間作業モデル──理論と応用』という本を完成させました[8]。以降，現在まで5回に及ぶ改訂がなされています[9]。

人間作業モデルは作業の焦点に加えて，クライエントの価値と希望を反映したクライエント中心の実践の重要性を強調しました。1980年代当時，作業療法実践の中心は，障害を理解することと，その障害を軽減することにありました。これに対して人間作業モデルは，毎日の作業を困難にする要素の多くは，運動，認知，感覚の障害を超えたところにあるとしました。それは表1に示す問題や課題といえます。

実際にさまざまな機能障害をもつクライエントが生涯にわたって直面する広範な問題に取り組むために，作業療法の対象も，その場面もさまざまです。たとえば，身体に障害をもつ人や精神に障害をもつ人，それから健康を維持するためのサービスを受ける障害をもたない人も対象にしています。病院や施設，家庭，学校で行われることもあります。このような広範な状況を整理するために，クライエントの情報を集める必要があります。そこで，人間と環境の全体的な情報をとらえる評価法が開発されてきました。人間作業モデルは，作業に焦点をあてた評価から治療目標の立案，治療の具体的内容を提示する包括的実践モデルとして発展しています。

人間作業モデルの概念

人間作業モデルは人間の心理社会的側面を，意志，習慣化，遂行能力という相互に作用する3つの要素ととらえています。これらの概念を少し詳しく説明します。

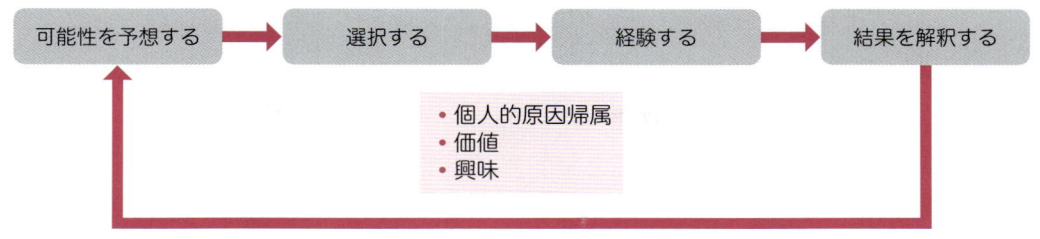

図1　意志の過程
〔Gary Kielhofner（編著），山田孝（監訳）：人間作業モデル―理論と応用．改訂第4版，p16，協同医書出版社，2012より〕

◆ 意志

　意志は，人が自分の行う活動に向かうことに動機づけられ，選択していく過程です。何かをしたいと望む人間の普遍的な欲求から始まり，生活の経験によって形づくられます。意志は作業に対する動機づけであり，図1[2]に示す思考と感情の過程で起こります。

・行為の**可能性を予想する**：たとえば，週末のデートを楽しみにしたり，休み明けの試験の心配をしたり，新しいアルバイトはうまくいくだろうと感じること。

・行為を**選択する**：たとえば，新しい趣味を始めたり，アルバイトのあとに映画をみようと決めたり，あと1時間は試験勉強をしようとすること。

・行為を**経験する**：たとえば，好きな音楽を楽しむことや，レポートが納得できるものとなるまで資料を集めること。

・経験の**結果を解釈する**：たとえば，どのようにうまくできたのかを振り返ったり，いかに楽しい活動を行えたのかを思い出したりすること。

　このような意志の過程によって，個人的原因帰属，価値，興味がつくられます。

① 個人的原因帰属：毎日の活動を行うときに抱く自分の能力と有効性に関する考えと感情です。たとえば，自分の長所と短所を認めること，課題に成功するという期待や失敗の不安を感じること，そしてその後，いかにうまくいったかを振り返ることなどです。自分がどれだけ有能であり，効果的と感じているかです。

② 価値：行うことが正しく，重要かという判断と結び付く自分の信念です。行う価値があるのは何か，どのように行うのか，そして，目標や願望に値するかを反映したものです。人は自分の価値を置く活動に従事するとき，自尊感情や帰属意識を経験します。何を重要，あるいは意味があると考えているかが価値です。

③ 興味：作業を楽しんだり，満足したりといった経験から生み出されます。興味

はもともとの性質，たとえば運動あるいは知的な活動を好む傾向によって，また作業をすることで生まれる楽しみと満足の経験を通して発達します。そのため，興味の発達は作業の機会によって決まります。

生活をどのように経験し，自分自身と自分の世界にどのような注意を払うかは，ほとんどが意志による働きです。そのため障害をもったとき，意志は深刻な影響を受けることがあります。障害をもつことで，自分は能力を失ったと思い込み，自分がこだわってきたやりかたでは難しいと考えるでしょう。そうなると，興味のある活動でもうまくならないし，楽しめるものでもなくなってしまいます。

意志がこのような影響を受けると，さらに障害が悪化したりすることがあります。たとえば，無力感や絶望という感情をもつと，できるはずの活動さえ避けてしまう場合があります。どうせやってもできないから練習しない，失敗すると恥ずかしいからやらない，みっともない姿をさらしたくないというものです。そのような意志の決定は，いっそう技能を損なう可能性があります。本来できるはずの機会を失うからです。

人間作業モデルに基づく作業療法の過程は，クライエントの意志の問題を明らかにしたうえで取り組みます。最終的に，クライエントが作業療法でどのようなことを経験するのかが作業療法の成果を左右します。

◆ 習慣化

習慣化は，自分の行為をパターンや日課に組み込む過程です。いつもの慣れ親しんだ環境のなかで繰り返す行為を通して，人は行為のパターンを生活や日課にどのように取り組んでいくか決めていきます。習慣と役割によって，日常生活の大部分のものは，自動的で予想どおりに，そしていつもどおりに行われます。

（1）習慣

物事を自動的に進めるよう学習したやりかたのことをいいます。習慣は，慣れ親しんだことを行うための道具や材料として環境を利用し，その人の置かれた状況と照らし合わせながら作り上げます。そして，どのように日常生活活動を行い，時間を使い，行動するかを決めていくのです。たとえば，習慣により，人はどのように毎朝の身支度をするのかを直感的に決めます。いつもしていることであれば，「歯磨きをして，次は何をしよう，ああ顔を洗うことにしよう」とは，なりません。人の日課は，ほとんどが習慣による機能で成り立っています。慣れ親しんだ活動の仕上げかたも習慣に影響されます。たとえば，歯磨きの際に，歯ブラシのあと，フロスで仕上げる人がいます。その人は，旅行中は歯磨きのあとのフロスができず，気になることでしょう。

（2）役割

　人に自分らしさとそれに伴う義務感をもたせます。私たちはたとえば，自分を学生，勤労者，あるいはボランティアと認識し，これらに求められる役割を果たすためにはどのように振る舞うべきかを知っています。学生は学生らしく勉強し，学生生活を楽しみます。人が行うことの多くは，自分がもつ役割に支配されているのです。役割は，その役割が属する社会システム（学校，職場，家庭，地域社会など）と，そのシステムに属している他者からの期待によって決められます。たとえば，小学校に入学した子どもは，先生からの期待，またほかの子どもたちの態度や行動から，小学生であることの意味や役割を学びます。友だちからの期待に応えることで，友情をいっそう深めるでしょう。それと同じ過程が，勤労者，家族，ボランティアなどの役割にも起こります。つまり，新しい役割を学ぶことは，外観や期待される行動のやりかたを取り入れることを意味します。

　習慣化を作り上げている習慣と役割は，毎日の生活のなかで物理的・時間的・社会的環境と交流します。習慣化が障害や環境によって困難になると，生活の慣れ，首尾一貫性や，ほかと比べて簡単に行ってきた多くのことを失う可能性があります。たとえば，脊髄損傷のような身体障害をもつと，その人の作業役割のすべてを失くしてしまったり，以前は簡単だと感じていたことができなくなったりします。あるいは，当たり前だった習慣を改めて学ぶ必要がでてきます。重度の精神疾患のような慢性状態の場合は，通常の役割を発揮することや効率のよい日課で過ごすことが難しくなるかもしれません。作業療法の大切な課題の1つは，その人の日常の作業への参加を，より優しく，スムーズにできるように，習慣と役割を構築または再構築することです。

◆ 遂行能力

　遂行能力とは，基本的な精神的・身体的能力を指します。また，その能力をどのように用い，またどのように経験するのかも意味しています。遂行能力は，物事を行うときに必要な筋骨格系，神経系，心肺系などの機能の影響を受けます。遂行には，記憶のように精神的・認知的能力も必要となります。

　同時に，人間作業モデルは遂行したことの経験に注意を払います。特に，うまくいかなかった経験は重要です。クライエントが障害をどのように経験しているか，自分の身体をどのように感じているのか，また，障害をもったときに周囲をどのように認識したのかという点に注目することとなります。たとえば，身体障害をもつ人は，自分の身体が自分のものではなくなったという感覚や，周囲に迷惑をかけていると感じることもあるようです。人間作業モデルでは，作業療法士は，クライエントが物事を経験することによって自分の身体を取り戻し，新しい物事を行う方法が自分の身体に合ったものになるように支援をします。

◆ 人間作業モデルでとらえる環境

人間作業モデルでは，作業はその人の心理社会的特性（意志，習慣化，遂行能力）と環境との交流によって生じるものとしています。環境は作業の動機づけ，習慣化，作業遂行に影響するその人の特定の物理的，社会的，文化的，経済的，政治的な特性が含まれます。また環境は，作業に影響を及ぼします。① 物ごとを行うときに用いる対象物，② 物ごとを行う空間，③ ある特定の背景のなかで利用でき，周囲から期待され，要求される作業形態または課題，④ 背景を作り上げる社会的集団（たとえば，家族，友人，同僚，隣人），⑤ その人を取り巻く文化的，政治的，経済的な力，などが環境です。

例を挙げると，経済状況によって，物ごとを行うためにどのような道具や材料を使うのかを決め，そして文化によって，人は行うに値するものを形づくり，また周囲から期待されます。さらに，課題のレベルによって，自信や心配を感じる程度が決定されます。対象物と空間が個人の能力に合ったものかどうかは，その人の遂行能力に影響されます。これらにより，環境によって，何を行うのか，そして，行為についてどのように考え，感じるのかが左右されます。逆に，自分自身で環境を選んだり，修正したりすることもあります。自分の価値や興味に合致し，それらを気づかせてくれる環境を選択するのです。友人が似た者同士となるのは偶然ではないということです。

◆ 行為の諸次元

人間作業モデルは人の行いを検討するために，次の 3 つのレベルを明らかにしています。

① 作業参加：ある人の社会文化的な背景の一部であり，その人の望むことや必要とする仕事，遊び，日常生活活動に従事することを指します。作業参加の例としては，仕事に就くこと，アルバイトをすること，趣味を追求すること，日課の身支度をすること，家を維持すること，学校に通うことなどです。

② 作業遂行：作業参加の各領域には関連する一群の活動が含まれます。そのような作業形態または課題を行う過程を作業遂行といいます。たとえば，家を維持するために，家賃を払ったり，居心地をよくするために家具を配置したり，掃除したりすることなどが含まれます。

③ 作業技能：作業遂行は個々の合目的的な行為を必要とします。作業遂行を作り上げている行為に加え，個々の行為（集め，扱い，順序づけること）は技能とよばれます。たとえば，サンドイッチを作ることは，みんなが共通に理解している作業形態または課題です。パン，ハム，チーズ，レタス，マヨネーズやバターなどをそろえて，これらの材料を扱い，順序よくサンドイッチを作っていくの

表2 技能の分類の定義とその例

技能の分類	定義	例
運動技能	自分や物を動かすこと	身体を安定させること，曲げたりすること，物を操作すること，持ち上げること
処理（プロセス）技能	時間のなかで動作を論理的に配列すること，適切な道具や材料を選択し，使用すること，問題があったときに遂行を適応させること	必要な物を選ぶこと，本来の目的にあった使いかたをすること，正しい順序で行うこと，環境を調整すること
コミュニケーションと対人交流技能	思いやニーズを伝えること，人と一緒に行うために社会的動作を調整すること	話すこと，ジェスチャーすること，他人と交流を始めること，自己主張すること

は作業技能です。

　このように，技能は遂行中に人が用いる，目標にあった行為です。そのため，関節可動域や筋力などの基礎的な能力とは異なり，作業遂行を作り上げている合目的的行為を指します。技能には，運動技能，処理（プロセス）技能，コミュニケーションと対人交流技能の3つがあります（表2）。

◆ 作業同一性と作業有能性からなる作業適応

　人は作業参加の自分史から，自分は何ものか，どのような人になりたいのかといった認識のもと，作業同一性を作り上げます。この作業同一性を作り上げる作業参加パターンを維持しつづける程度が，作業有能性とよばれます。作業適応とは，自分の環境や時間の流れのなかで，肯定的な作業同一性を作り出し，作業有能性を達成することを指します。作業適応の過程を図2に示します[2]。私たちは物ごとを行うことによって，自分の周囲の世界への参加を始めます。このときから，自分の意志，習慣化，遂行能力を作っていきます。そしてこの過程を通して，意志，習慣化，遂行能力の発達に影響を及ぼす環境との絶え間ない交流に身を置くことになるのです。環境との交流において，こうした個人的な特質が，作業参加に影響を及ぼします。作業参加の経過を通して，作業同一性と作業有能性を築き上げていくのです。

　人はナラティブ（物語）を通して自分の作業同一性を首尾一貫したものにしていきます。作業的ナラティブとは，人が時を超えて展開している意志，習慣化，遂行能力，環境を統合し，これらに各々意味を当てはめていくことです。作業的ナラティブは，作業適応がうまくいかないことに焦点を合わせることもできるし，作業がうまくいくことに焦点を合わせることもできます。たとえば，ある人のナラティブについて，人生が悲劇的なものとして語られると，目標に向かって一生懸命になるための動機づけはほとんどないかもしれません。これに対して，ある人が人生はどんどんよくなっているものとしてナラティブを表現していれば，そ

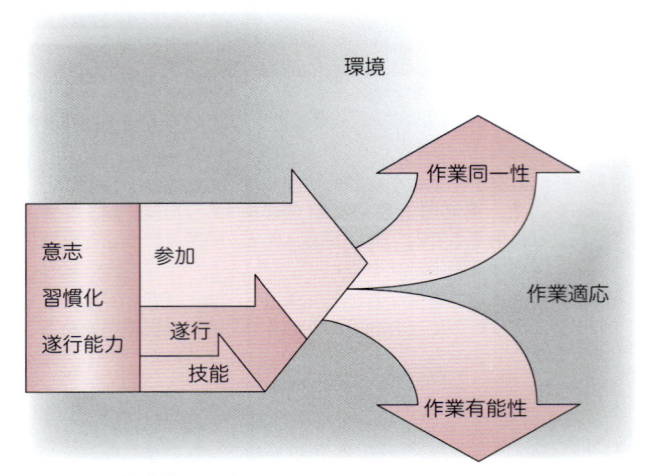

図 2　作業適応の過程
〔Gary Kielhofner（編著），山田孝（監訳）：人間作業モデル―理論
と応用．改訂第 4 版，p119，協同医書出版社，2012 より〕

の人は目指す目標に向けて一生懸命に努力するように動機づけられるでしょう。

　夢に描いたり，あるいは自ら望む人生物語を歩むことができない場合がありま
す。自分の作り上げてきたものと，自分ができることの間に横たわる大きな
ギャップを経験したときです。作業適応は，人が作業的ナラティブを心に描くこ
とから始まるのです。

◆ 作業療法の過程

　人間作業モデルは，作業療法による変化はクライエントの作業従事，すなわち，
作業療法を行う環境下での，または作業療法を計画し実行した結果におけるクラ
イエントの行為，考え，感情によって推進されるとしています。クライエントが
作業に従事するときには，意志，習慣化，遂行能力のすべてが含まれます。その
ため，作業療法のどの瞬間においても，クライエントは次のことをしているはず
です。

- ・作業遂行に必要な技能を練習する
- ・作業遂行がどのように行われるかを形づくるための新たな習慣を学習する
- ・新たな役割を演じる
- ・満足と楽しさを経験する
- ・達成に価値を与える
- ・遂行に有能性を感じる

　作業療法の過程は，クライエントが行い，考え，感じること各々によって成り
立っています。この理由から，人間作業モデルを用いる作業療法士は，クライエ

表3　クライエントの作業従事

作業従事の側面	内容	例
選択する/決定する	行動のための選択肢を予想し，選択肢のなかから選ぶこと	負担軽減のために，電子レンジの活用を選択する
約束する	ある目標や個人的な計画を達成したり，ある役割を果たしたり，新しい習慣を打ち立てたりするための行為を約束すること	退院後の生活に向けて，日常生活活動の安全性の確保に向けて努力することを約束する
探索する	新しいもの，空間，社会的集団，作業形態を調べること，変化した遂行能力で行ってみること，参加の可能性を検討すること	視力低下のためにあきらめていた手芸を，材料を変えてできるかどうか試してみる
明らかにする	作業遂行と参加のための解決策を提供し，新たな情報，行動を選択し，態度や感情を突きとめること	遂行能力の評価についてのフィードバックを聞き，自分ができることとできないことを明確にする
交渉する	他人と相互に合意を作り，異なる期待，計画などの妥協点を見つけ出すこと	作業療法士に勧められた自助具に対する疑問を説明し，試してみることに同意する
計画を立てる	遂行あるいは参加のための行動計画を打ち立てること	行事のために情報を集め，準備をする
練習する	遂行の技能，容易さ，有効性を高める効果をもって，特定の遂行を繰り返したり，絶えず作業へ参加したりすること	作業所で働くものとしてふさわしい態度と行動を確認し，就職面接のロールプレイを繰り返す
再検討する	かつての信念，態度，感情，習慣または役割に代わるものをじっくりと評価して，考慮すること	不満の原因を突き止め，楽しめることが含まれるような習慣になるよう考え直す
持続する	不確実性や困難さにもかかわらず，作業遂行を維持したり参加したりすること	注意散漫な子どもが，パズルに注意を向けつづけることで達成感をもつ

ントの意志，習慣化，遂行能力，環境条件に注意を払います。作業療法士は，作業療法が展開されていくにつれて，これらの要素がどのように交流しているかを追跡します。作業療法士が作業従事の過程について考えるのを支援するために，人間作業モデルは作業従事に伴う9つの側面を明らかにしています（表3）。これらは，クライエントがどのように変容するかを考えるため，そして，作業療法の目標がどのように達成されるかを計画するための基本構造を示しています。

実践のための道具

　人間作業モデルが約40年前に開発されて以来，人間作業モデルに基づく多くの論文と著作が発表されてきました。その背景には多くの研究があります。その多くの研究は，研究者・作業療法士，そしてクライエントの協力によってなされたものです。作業療法のリーズニング過程，評価法，標準化されたプログラムと介入のプロトコールなどによる多数の事例を含みます。
　実践に携わる作業療法士が人間作業モデルのエビデンスにアクセスして用いる

表4　作業療法リーズニングの過程

- クライエントに対する疑問を作り出す
- クライエントに関する情報を，クライエントから，そしてクライエントと一緒に収集する
- クライエントの状況を説明するために，収集した情報を用いる
- 作業療法の目標と戦略を作り出す
- 作業療法を実施し，モニターする
- 作業療法の成果を決定する

のに役立つように，さまざまな資料が入手可能です。たとえば，MOHO の web サイトでダウンロードできるものもあります〔https://www.moho.uic.edu/default.aspx（一部有料あり）〕。

　ここでは，作業療法のリーズニングと評価について簡単に触れます。

◆ 作業療法のリーズニング

　作業療法士はクライエントに対する疑問をもつことから始め，それについて評価し，クライエントがどのような人なのかを作り出し，目標と作業療法過程を計画します。実際には，作業療法の流れのなかで常に新たな疑問を抱くかもしれないし，さらに深く理解するために情報収集を追加するかもしれません。あるいは，クライエントの改善によって，新しい目標と計画を立てることが必要になるかもしれません。作業療法のリーズニングは，クライエントのニーズを理解し，それに取り組むための概念とデータ収集の過程です。それには 6 つの段階があります（表 4）。

　作業療法のリーズニングは，クライエントの状況とその状況をどう対処するかをよりよく理解するために理論でとらえるべきであることを教えてくれます。作業療法の過程において，クライエントの経験を評価し，敬意を払うことができる専門知識をもつことが必要です。またそれは，自己主張する能力が制限されているクライエントの代弁者になることをも意味しています。

◆ 作業療法のための情報収集—評価

　人間作業モデルによる作業療法の実践のために，詳細な資料を集めるための評価が開発されています。観察によるもの，クライエントの自己チェックによるもの，面接によってクライエントを評価するもの，そして，スクリーニング用に統合されたものがあります。評価は信頼性や妥当性の検討をする研究によるものが多く，効果の判定として使えます。人間が作業をする状態を理解し，測定できるのです（表 5）。

表5　人間作業モデルの評価

評価の形態	成人を対象とした評価	子どもを対象とした評価
観察による評価	●意志質問紙(VQ) ●運動・処理の技能評価(AMPS) ●コミュニケーションと交流技能評価(ACIS)	●小児版意志質問紙(PVQ)
自己報告による評価	●興味チェックリスト ●作業質問紙(OQ) ●NIH 活動記録 ●作業に関する自己評価(OSA) ●役割チェックリスト	●小児版作業に関する自己評価(COSA)
面接による評価	●作業状況評価：面接と評定尺度(OCAIRS) ●作業遂行歴面接　第2版(OPHI-II) ●勤労者役割面接(WRI) ●仕事環境影響尺度(WEIS)	●学校場面面接法
統合版 スクリーニング版	●作業機能状態評価法・協業版(AOF-CV) ●人間作業モデルスクリーニングツール(MOHOST)	●短縮版小児作業プロフィール(SCOPE) ●学習の心理社会的作業療法評価(OT-PAL)

作業療法 10 の戦略

　筆者は，人間作業モデルの視点に立った作業療法の経験を通して，高齢者にとって自分らしく生きることは大切なことだと学びました。人はそれぞれ自分の状況にあった，自分にとって意味あることにこだわって生きています。そこに寄り添う作業療法がクライエントにどのように意味づけられているのか，作業療法士はどのように情報を集め判断したかといった作業療法リーズニングを示したいと考えました。

　そこで，作業療法を受けている高齢者と担当作業療法士の行動を観察し，それぞれインタビューしました。そこから見えてきたものは，高齢者個人を受け止め尊重し，作業を成功するよう準備し，作業の習慣化により生活リズムを作り出すこと，そしてそのために，環境を調整することを目指して戦略を用いていた作業療法士の姿でした。これら 10 の戦略から，作業療法の目指す 4 つの方向がわかります（図 3）[10]。

◆ クライエントを受容し尊重するための戦略

戦略 1：クライエントの文脈を理解する

　高齢期のクライエントを受容し尊重するために，まず，クライエントの文脈を理解する必要があります。文脈とは一連の大きな流れ，筋道，脈絡，あるいは，

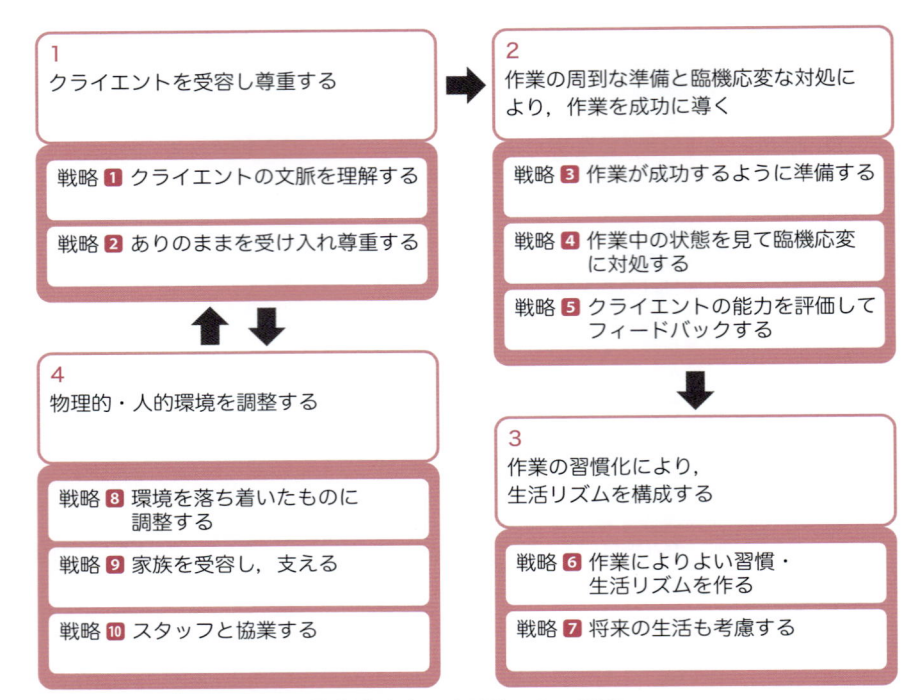

図3　高齢者を対象とした作業療法士の実践的10の戦略
〔村田和香："私らしさ"を支えるための高齢期作業療法10の戦略．p4，医学書院，2017より〕

事柄の背景や周辺の状況を含むものです。人生の段階は，個人の発達の文脈のなかで，老化に加え，疾病や障害をもつ体験によって作業の変化が現れてきます。また，作業療法士はクライエントの生きている社会や文化のシステムを含めた環境を理解する必要があります。それぞれの高齢者の文脈によっては，同じ出来事でも異なる解釈があるかもしれません。クライエントの文脈を理解するためには，語りを重視する（ナラティブリーズニング），クライエントの文脈で事象を理解する，人生のテーマをネーミングするなど作業歴を把握する方法が役立ちます。

戦略2：ありのままを受け入れ尊重する

　この戦略はクライエントに安心感をもたらし，またクライエントとの関係を作り出そうとするときに必要な行動です。人生の先輩であるクライエントの経験や考えかたに敬意を払うことは，信頼関係を築くことにつながります。例えば，味方だと伝える，拒否されたときには引き下がる，最初に求められる機能訓練に対応する，アイデアや工夫を大切にする，作業選択の機会を提供する，大切なことや物を整理する，話を傾聴する，クライエントのそばで見守る，わかりやすく説明するなどがあります。

◆作業の周到な準備と臨機応変な対処により，作業を成功に導く戦略

戦略3：作業が成功するように準備する

提供した作業が成功するように，さらにその成功の体験を積み重ねるためには準備が必要です。この戦略には9つの行動の展開があります。作業の導入を工夫する，なじみの作業を用いる，失敗の不安を取り除く，道具の使いかたのコツを伝える，作業に習熟するために段階づけをする，成功を次の作業につなげる，クライエントが自分の作品と思えるようにする，問題を予知し先の見通しを立てる，ストレス発散の場にすることなどがそれにあたります。

戦略4：作業中の状態を見て臨機応変に対処する

高齢期にあるクライエントを考慮し，慢性疾患や障害の症状を管理する行動です。臨機応変に対処するといっても，簡単ではありません。作業療法の実践のなかで行われているものは，観察する視点と柔軟に対応するための心構え，もしくは準備です。症状をモニタリングする，クライエントの行動や反応を注意深く観察する，変化の徴候パターンを把握する，痛みにはすぐに対応する，スタンバイしている環境にすることが挙げられます。

戦略5：クライエントの能力を評価してフィードバックする

ここでは，クライエントのありのままを評価し，適切に情報をフィードバックします。高齢者の全体的な状況，あるいは作業遂行に関する作業療法士の理解を伝えることになります。フィードバックすることにより，高齢者が自分の能力を正しく認識し，問題の理解を助けるでしょう。お互いの考えかたを理解することとなるので，コラボレーションの基本となります。クライエントの能力を判断すること，そして，できることを評価しフィードバックします。

◆作業の習慣化により，生活リズムを構成する戦略

戦略6：作業によりよい習慣・生活リズムを作る

置かれた環境のなかで，クライエントが安定，パターン化した作業遂行を可能にするための戦略です。高齢者が経験する習慣の変化はこれまでの習慣と新しい日課や役割とのバランスを保つことの難しさ，新たな役割を選択し上手に統合させることの問題，そして，これまでの人生で学習してきた行動を変えるうえでの困難さなどからもたらされることが多いです。役割喪失や習慣の変化は，高齢者にとっては外からの圧力によって引き起こされたものと感じることであり，個人の好みとは異なるものとみなされるようです。役割をもつ，社会的役割を果たせ

るようにする，作業により日課をコントロールする，作業の習慣により生活のなかに余裕を作る，作業バランスを整えることが含まれます。

戦略7：将来の生活も考慮する

将来を考え，それに備える能力は，高齢期における状況の変化に適応することを助けてくれます。高齢者は昔話を多くするので，過去を生きていると思われることが多いかもしれません。けれど，どのような年齢であっても今を生きています。将来を予測し準備すること，疾病・障害をもってこれからどう生きるか考えることが大切です。

◆ 物理的・人的環境を調整する戦略

戦略8：環境を落ち着いたものに調整する

作業に専念するために，クライエントが安心できるよう物理的環境および人的環境を調整するための行動が必要です。まずは，環境からの感覚刺激をコントロールすること，なじみの環境を作ること，そして，長くかかわることが大切です。

高齢者を対象とした環境調整にあたっては，高齢者が自分の環境をどのように認識しているかを把握しておくことが重要です。

戦略9：家族を受容し，支える

高齢期にあるクライエントは，人生の大切なことを自分1人で決める機会が少なくなります。重要であればあるほど，家族の意向が影響することになるでしょう。つまり，家族の考えかたが高齢者のこれからの生きかたに大きな影響を与えるのです。また，高齢者とともに生きる家族ですから，家族もクライエントとともにという考えかたが必要です。そのため，クライエントの家族とかかわる戦略として，家族のストレスを発散させる，家族に教育的にかかわる，変化をフィードバックし家族の変化を促す，クライエントの文脈を理解し通訳するという方法が期待されます。

戦略10：スタッフと協業する

リハビリテーションにかかわる他職種との協業です。高齢者の支援のために，スタッフとの協業のありかたを考える参考になるものです。情報交換を行うことと，クライエントもチームのメンバーであると意識することが必要です。

おわりに

　人間作業モデルは，筆者に作業療法士としてのものの見かたを教えてくれました。クライエントとともに生きること，そばに寄り添うこと，前を向いていくことが大切です。時間・空間・経験を共有する意味を知ることによって，クライエントとの信頼関係を作り出すことが可能になるのです。

文献

1)　村田和香："私らしさ"を支えるための高齢期作業療法10の戦略．pp22-23，p117，pp130-138，医学書院，2017
2)　Kielhofner G(編著)，山田　孝(監訳)：人間作業モデル―理論と応用．改訂第4版，pp1-7，p16，p119，協同医書出版社，2012
3)　Reilly M：Occupational therapy can be one of the great ideas of 20th century medicine. Am J Occup Ther 16：1-9, 1962
4)　Kielhofner G, Burke JP：A model of human occupation, Part 1. Conceptual framework and content. Am J Occup Ther 34：572-581, 1980
5)　Kielhofner G：A model of human occupation, Part 2. Ontogenesis from the perspective of temporal adaptation. Am J Occup Ther 34：657-663, 1980
6)　Kielhofner G：A model of human occupation, Part 3. Benign and vicious cycles. Am J Occup Ther 34：731-737, 1980
7)　Kielhofner G, Burke JP, Heard IC：A model of human occupation, Part 4. Assessment and Intervention. Am J Occup Ther 34：777-788, 1980
8)　Kielhofner G(編著)，山田　孝(監訳)：人間作業モデル―理論と応用．ppxi-xiv，協同医書出版社，1990
9)　Taylor RR：Kielhofner's Model of Human Occupation. 5th ed, pp1-10, Wolters Kluwer, 2017
10)　村田和香："私らしさ"を支えるための高齢期作業療法10の戦略．pp9-87，医学書院，2017

（村田和香）

2 カナダモデルから 作業の意味を考える枠組みへ

　筆者がカナダの作業療法士たちの取り組みを知ったのは，1993年に1年4か月に及ぶアメリカ留学から帰国して数か月が過ぎたころでした。アメリカ作業療法協会の学術誌 American Journal of Occupational Therapy が届きました。アメリカで一緒に家を借りていた香港人の友人が，筆者宛ての郵便物をまとめて送ってくれたのです。そこに，クライエント中心の評価法という論文がありました[1]。それがカナダ作業遂行測定（Canadian Occupational Performance Measure；COPM，シーオーピーエム）だったのです。

　カナダ作業療法士協会（Canadian Association of Occupational Therapists；CAOT）は，1990年前後から作業療法とは何かを探求していました。作業療法は，いろいろな場所で，いろいろな人たちに，いろいろなことをしているけれど，すべてに共通するのは，クライエントにとって必要なことをしているということでした。これを，クライエント中心の実践と表現したのです[2,3]。

　CAOT は，クライエントに必要な作業を見出し，その作業をできるようにすることこそが作業療法であるという結論に達しました。しかし，作業はクライエントによって違うので，1人ひとりのクライエントに必要な作業を知り，その作業ができるかどうかを測る評価法が必要となり，COPM が誕生したのです[4]。

　1990年代後半から，作業療法は統一感を高め，その明確さを増していく時代に入りました。この20数年間で作業療法に関連する知識が整理され，作業療法独自の技能が磨かれてきたように，筆者は感じています。

　COPM（第2版）の邦訳である『COPM—カナダ作業遂行測定』（大学教育出版）を出版したのは1998年のことでした[4]。この年はカナダのモントリオールで世界作業療法士連盟（World Federation of Occupational Therapists；WFOT）の学会が「グローバルな視野の共有」というテーマで開催されました。CAOT は，1990年代に「クライエント中心の実践」と題したガイドライン[2,3]を出版し，クラ

表1　クライエント中心の作業療法の特徴

- ●クライエントや家族を尊重し，彼らの選択を尊重する．
- ●作業や作業療法サービスの最終的な決定を下すのはクライエントや家族である．
- ●情報や身体的安楽や心理的サポートを提供する．
- ●コミュニケーションを大事にする．
- ●作業療法サービスへのクライエントの参加を促進する．
- ●柔軟で個別的な作業療法サービスを行う．
- ●作業遂行の問題をクライエントが解決できるようにする．
- ●人 - 環境 - 作業の関係に焦点を当てる．

イエント中心の評価法として COPM を開発し，1997 年と 2007 年には「作業の可能化」と題したガイドライン [5,6] を出版しました。

クライエント中心

◆ 基本的な考え

　日本で 10 年間作業療法士として働いても，作業療法の本質をつかめずにいた筆者は，アメリカの大学院で修士号を取得しました。しかし，作業療法の曖昧さは解消されず，少々落胆していました。そんなときに出会った「クライエント中心」という考えは，作業療法の本質に近づくための強力な支えとなりました。

　カナダの作業療法士のマリー・ロー（Mary Law）とテルマ・サムション（Thelma Sumsion）は，カナダ以外の作業療法士のために，クライエント中心の作業療法についての本を出版し，この 2 冊は日本語にも翻訳されました [7,8]。

　「クライエント中心」は，アメリカ英語では"client-centered"ですが，カナダではイギリス英語である"client-centred"と，t のあとに e がありません。ローは自著のなかで，カナダで発展した概念であることを示すために，client-centred と記載したのだと述べています [7]。カナダで発展したクライエント中心の作業療法には，表 1 に示すような特徴があります [7]。

　英語の"client"は，日本語では「クライエント」あるいは「クライアント」と表記されます。筆者がクライエントを好むのは，クライアントはビジネスの取引相手や客を連想させ，クライアントの言いなりになることだと誤解する人が出てくる危険を感じるからです。クライアントを好む人のなかには，作業療法士がクライアントという言葉を使うことによって，伝統的な治療者−患者関係から脱却でき

ると主張する人もいます。

　クライエント中心の作業療法とは，クライエントと作業療法士がパートナーとなって進める作業療法です。対等な力関係で，どのような作業を，どのように行うかを決めて実行していきます。成功も失敗も双方に責任があるのです。

　「クライエント中心」は，カール・ロジャース（Carl Rogers）の考えから発展した概念です[7]。ロジャースは，「患者のことを一番よく知っているのは患者」という考えで治療を進めました。たいていの治療者は，患者は治療を必要としているのであって，どのような治療が必要かを知っているのは治療者だと考えています。クライエント中心は，このように考える治療者に発想の転換を迫ります。

　クライエント中心には，自分のことは自分が一番よく知っているという信念があるようです。ところが，自分について雄弁に語ることのできる人はめったにいません。しかし，好き嫌いや興味の有無，物事に対する反応などは，自分のなかから生まれます。「クライエント中心」は，「クライエントに関する最大の情報源はクライエントである」という信念だと考えると納得できます。

◆ 協働

　作業療法は，作業を使って治療をします。どの作業が治療になるかを知っているのは誰でしょう。「この作業をしていると，痛みや悩みを忘れる」「この作業があったから生活できる」というクライエントがいるかもしれませんが，そう多くはなさそうです。「スポーツは心身ともにリフレッシュできる」「自ら作品を完成させることが有能感を高める」という経験をもつ作業療法士はいますが，すべてのクライエントに同様の効果が得られるわけではないことを知っています。そのため，どの作業が治療になるかは，クライエントの経験や意見を聞いたり，クライエントと一緒にやってみたりしなければわかりません。この関係は，パートナーシップや協働（collaboration）とよばれ，この関係を維持しながら展開するのが，クライエント中心の作業療法です[5-8]。

　協働の例には，美容師と客との関係があります[7]。客は好みの髪型についてのイメージはありますが，ヘアカットの技術はありません。美容師は，客の好みを聞きながらカットしていきます。仕上がりについても客の意向を聞きます。ヘアカットがうまくできるためには，客の参加が不可欠で，評価には客の満足度が重要です。

　協働には，対等な人間関係が基盤となります。一方の権力が強いと，他方は遠慮してしまいます。作業療法がどのように始まり，どのような経過をたどり，どこで終わるか，作業療法プロセス全体を，クライエントと作業療法士の協働関係で進めることが期待されます。

カナダ作業遂行測定（COPM）

◆ 基本的考え

「クライエント中心の実践」と聞いた作業療法士のなかには，「クライエント中心ではない作業療法はない」「当たり前のことだ」という人がいました。筆者も最初は，COPM を翻訳するつもりはありませんでした。クライエントにしたいことは何かを聞くだけだと思ったからです。ところが，COPM を使ってみると，その力を大いに感じることとなりました。

COPM を翻訳し，カナダ作業療法士協会が出版した書籍を読んだり，ビデオを観たりしながら，COPM を使いつづけることで，今までとは違う作業療法に出会った気持ちになりました。

COPM は，クライエント中心の作業療法の成果測定法として開発されました[4,9]。作業療法は対象も分野も多様ですが，クライエントの作業の問題にかかわっているという点では共通しているものの，既存の評価法でその成果を測定することはできませんでした。日常生活活動（activities of daily living；ADL）評価法の項目は，大勢のクライエントに共通するものなので，目の前のクライエントには不要なものが含まれていたり，重要なものが含まれていなかったりします。個々のクライエントに合わせた項目の設定が必要となったのです。

COPM は，作業療法の成果はクライエントが決めるという考えに基づいています。ADL 評価法では，観察や面接から各項目の活動が自立して行えるか，介助が必要かを治療者が判断します。一方 COPM では，クライエントが選んだ作業の問題それぞれについて，クライエント自身がうまくできると思うか，満足しているかをクライエントが決めます。

2004 年に発表された WFOT の作業療法の声明書には，作業療法の「成果はクライエントが決め，多様であり，参加や参加から得られる満足において測定される」と記載されました（1 章の表 6→22 頁）[10,11]。これは，まさに COPM が作業療法の成果測定法であることを示しています。

◆ 実施手順

COPM の初版から第 4 版までは，4 段階で実施することになっていましたが，第 5 版からはそれまでの第 3 段階を分割して，5 つの段階になりました（表 2）[9]。「うまくできても満足しない」「うまくできなくても不満ではない」ということがあるため，遂行度と満足度を別のスコアとして扱います。

COPM は，面接評価ができる人であれば誰でも使うことができます。面接がで

表2　COPM（第5版）の実施手順

第1段階 作業の特定	したい，する必要がある，することを期待されている作業を聞く．クライエントの生活を想像しながら会話を進めていく．クライエントの言葉や表情，他者からの情報を手がかりに，クライエントの作業を知るための努力を続ける．
第2段階 重要度	第1段階で挙がった作業それぞれについて，今の生活では，どのくらい重要かを，1（全く重要でない）〜10点（とても重要）で答えてもらう．
第3段階 作業の選択	これからの作業療法で取り組んでいきたい作業を，最大5つまで選ぶ．重要度の高い作業を選ぶこともあるが，取り組みやすい作業を選ぶこともある．
第4段階 遂行度と満足度	第3段階で選んだ作業それぞれについて遂行度と満足度を聞く．遂行度は，今のところどのくらいうまくできると思うかを，1（全くできない）〜10点（とてもうまくできる）で，満足度は，今のやりかたにどのくらい満足しているかを，1（全く満足していない）〜10点（とても満足している）で答えてもらう．
第5段階 再評価	一定期間作業療法を行ったあと，第4段階と同様に，それぞれの作業の遂行度と満足度を答えてもらう．

〔The Canadian Occupational Performance Measure（http://www.thecopm.ca/）より〕

きない幼児や重度障害者の場合には，協働して作業療法を行うことができる人（家族や介護者）に実施します．家族や介護者は，診断名のついたクライエントの代弁をするかもしれませんし，自分自身の介護にまつわる作業の問題を話すかもしれません[12,13]．

　COPMを実施するにあたって忘れてはいけないことは，クライエント中心の作業療法をするということです．作業を決めたり，数値をいったりするのはクライエントですが，作業療法士も協働します．クライエントが思いつかないときは，適切な言葉をかけます．第2段階が終わったあと，第1段階にはあがっていなかった新しい作業の問題に気づくクライエントもいます．COPMは，クライエントが作業の視点で自分自身を見つめる時間を提供します．COPMを通して，作業で物事を見る視点，つまり作業レンズが磨かれていきます．そのとき，優れた作業レンズをもつ作業療法士がいることは，クライエントの作業の発見において大きな強みになります．予想される作業名を提案したりできるからです．

　COPMは，実施するなかで生まれるさまざまな疑問に対応しながら，日本を含め世界中で普及しつづけています[9-15]．

表3　作業遂行と結び付きのカナダモデル（CMOP-E）を構成するもの

人	スピリチュアリティ：その人の存在を示す源，立ち居振る舞い，考えかた，作業遂行の仕かた，作り上げた作品に現れるその人自身を示すもの 身体的要素：見たり，聞いたり，動くこと 認知的要素：識別したり，判断したり，考えること 情緒的要素：嬉しかったり，悲しかったり，怒ったり，感じること
環境	文化的側面：ある特定の集団に共通する行動パターンや象徴的意味 社会的側面：家族，友人，同僚など周りにいる人々 物理的側面：自然環境，建物，家具，道具など実際に触れることができるもの 制度的側面：人間が作った規則やルール
作業	セルフケア：食事や入浴など日常生活に必要な身の回りのこと 生産活動：仕事や勉強など他者や社会のために貢献すること レジャー：趣味や社交など楽しむために行うこと

カナダモデルの発展

◆ 作業遂行と結び付きのカナダモデル

　1994年に出版されたCOPM（第2版）のマニュアルには，「作業遂行モデル」という名前で，三重円で描かれていました[4]。内側から人，作業，環境を示します。人が作業をするとき，常に環境の中にあるという状態を表していました。1997年には，「カナダ作業遂行モデル（Canadian Model of Occupational Performance；CMOP）」となり，人を表す真ん中の円が三角になりました[5]。人が三角になったのは，人は作業をしなくても環境の中に存在している様子を表すためでした。そして2007年には，「作業遂行と結び付きのカナダモデル（Canadian Model of Occupational Performance and Engagement；CMOP-E）」となりました[6]。CMOP-Eについて表3にまとめました。人は環境の中に存在し，作業を遂行したり結び付いたりします。カナダモデルの作業との結び付き（occupational engagement）というのは，実際に行動が観察されなくても，人が作業に気持ちを向けたり考えたり，なんらかのつながりを持ちつづけている状態を指します。人も作業も環境から影響を受けます。また，人は作業を通して環境を変化させることができます。カナダモデルを使って，その人のそのときの状況を理解することができます。人，環境，作業のそれぞれについて，さらに人と環境と作業との関係性について理解できます。

◆ プロセスモデル

　1997年のガイドラインでは，作業療法の流れを示すモデルとして，作業遂行プロセスモデル（Occupational Performance Process Model；OPPM）を引用し

表4　カナダ実践プロセス枠組み（CPPF）

ポイント	内容
開始	作業療法サービスを求める人が，作業療法を開始するかどうかを決める．
設定	クライエントと作業療法士が話し合って，作業療法サービスを行う場所，時間，頻度を決める．
評価	作業療法のベースラインを明確にするための評価を実施する．どの理論を選択するかによって，どのような評価を行うかが決まる．作業の評価ではクライエントの参加が不可欠である．
目的と計画の合意	クライエントと作業療法士が話し合って，作業療法の目的を決め，計画を立てる．ここで作業療法が終了することもある．
計画の実行	目的を達成するために立てた計画を実行していく．作業療法士とクライエントが一緒に取り組んだり，それぞれの役割を決めて実行したりする．
経過観察と修正	クライエントと作業療法士は，常に作業療法の進行状況を確認し，必要に応じて修正していく．
成果の評価	合意した目的が達成したかどうかを評価する．達成したら終了となる．達成しなければ，目的と計画の合意のポイントに戻って，目的と計画を見直す．
終了	作業療法の終了はクライエントが決める．

ていました[5]．しかし，2007年のガイドラインでは，新たに開発したカナダ実践プロセス枠組み（Canadian Practice Process Framework；CPPF）を紹介しました[6]．

　CPPFは，文化や制度などの社会的環境と，作業療法サービスが提供される機関の環境のなかで展開されます[6]．作業療法プロセスは，文化的価値観，利用できる制度，病院か通所施設かなどの環境から，常に影響を受けます．CPPFの8つのポイントを表4に示しました．作業療法プロセスは，このポイントを行ったり来たりしながら進みます．

◆ 作業の可能化のためのモデル

　カナダ作業療法士協会（CAOT）のガイドラインでは，作業療法が目指すのは，作業の可能化（enabling occupation）であると明言しています[5]．クライエントが作業をできるようになるために必須の条件として，可能化の基盤（enablement foundation）を提案しています[6]（表5）．可能化の基盤があれば，作業療法士がいなくても作業ができるようになります．作業療法士の役割は，この基盤を強化し，一般的には不可能だと思われるような作業を可能にしていくことです．

　さらにCAOTは，クライエントの作業の可能化を実現するために求められる作業療法士の能力を説明するクライエント中心の可能化のカナダモデル（Canadian Model of Client-Centred Enablement；CMCE）を開発しました[6]．CMCEは，クライエントと作業療法士が流動的で多様な関係を保ちながら，クライエントの作業を可能化していく状態を示したモデルです．CMCEでは作業療法士が

表5 可能化の基盤

基盤の種類	各基盤の内容
選択・リスク・責任	協働関係においては，双方がともに選択し，リスクを知り，責任を負う．クライエントは，自ら選び，リスクを承知で取り組む．作業療法士は，リスクの調整や安全性の確保に努める．
クライエントの参加	できるだけクライエントが参加できるようにすることが，クライエントの作業の可能化につながる．クライエントの参加が増えるほど，作業療法士がいない場面でも，できるようになる．
可能性の見通し	できるという予測があれば，作業の可能化は促進される．クライエントと作業療法士双方の知識や経験が，可能性の見通しを作る．
変化	作業療法プロセスのなかで，目標や環境が変わったり，さまざまなレベルで変化が起こる可能性がある．変化を歓迎し，柔軟に対応することが必要である．
公正	より公正な社会を志向する．そのためには，心身機能障害は正常化する必要がある，「要介助より自立がよい」といった価値観に向き合い，不公正を認める必要がある．
力の共有	物事を判断したり，決定するときに，クライエントと作業療法士が平等な力をもつことである．

もつべき技能を10種類挙げています（表6）。

　このほかにも，可能化の連続体（enablement continuum；EC），適合チャート（fit chart），作業の可能化モデルにおけるリーダーシップ（Leadership in Enabling Occupation model；LEO）などを発表しつづけています[16]。カナダモデルについて，わかりやすく解説した本もあります[17]。

作業の意味を考える枠組み

　筆者は，COPMを通して，クライエント中心の作業療法とはどのようなものであるかを知ることができました。COPMを知ったのは，1993年の前半でしたが，同じ年の後半には，フローレンス・クラーク（Florence Clark）のスレーグル講演の内容を知りました[18]。クラークは，大学教授のペニー・リチャードソン（Penny Richardson）が，子どものころに童話を書き，成人してから文学を専攻したこと，脳卒中になってからは，子どものころに書いた童話のテーマを再現しながら新しい世界を作り上げたことを報告しました。クラークは，作業ストーリーテリングと作業ストーリーメイキングが作業療法のリーズニングの中心になると述べました[18,19]。何をしたか，どう感じたか，そのことがその後にどうつながるかといった物語として作業を理解するという視点を得たのです。筆者はこの論文を読んでから，何をするかという作業の形態よりも，その作業にどのような意味があるかを深く考えるようになりました。

表6　作業の可能化のために作業療法士がもつべき 10 の技能

技能	技能の説明
適応 adapt	伝統的に作業療法士が使ってきた技能．クライエントがもっている適応能力を引き出したり，環境を変えて適応できるようにしたり，作業を調整して適応をはかることも含まれる．
代弁 advocate	クライエントの味方になって，代弁したり，クライエントと一緒に主張する技能．
コーチ coach	対話を通して，クライエントの力を引き出す技能．クライエントを励まし，クライエントのパワーを強める．
協働 collaborate	共通の目標に向かって，一緒に取り組んでいく技能．作業療法プロセス全体にわたって必要となる．
相談 consult	クライエントからの相談に応じる技能．
調整 coordinate	クライエントの作業をできるようにするために，関係者や関係機関をつなぐ技能．
デザイン・実行 design/build	クライエントの作業ができるように道具や環境を作って使う練習をしたり，クライエントが作業を行う機会を計画して実行したりする技能．
教育 educate	行うことを通して学習してもらう技能．
結び付け engage	作業療法の歴史的に重視されてきた技能で，クライエントが何かを行うように結び付けること．強く結び付く作業を通して，人は成長したり回復したりする．
特殊化 specialize	特別な専門的な理論や技能を使うこと．シーティング，神経発達学的アプローチ，認知行動療法など，特定の疾患や症状に対応するための特殊な技能．

表7 作業の意味を考える枠組み

側面	内容
引き起こされる感情	自分にとって重要な作業は，感情を揺さぶる力がある．作業の成功や失敗，周囲の状況によって快あるいは不快を経験する．
目的か手段か	その作業そのものができればよい（目的としての作業）場合と，別の目的を達成するために行う作業（手段としての作業）がある．
世界とのつながり	作業を通して，人や場所や時間とつながることができる．作業と結び付くことで，生きる世界が決まってくる．
生活の組織化	1日の生活はさまざまな作業によって構成されている．1週間，1年，一生も作業によって構成される．
自身との関連	その作業を行うことで，自分が自分であることを確認したり，自身を表現することができる．
健康との関連	作業療法では，作業を通して健康を促進する．その一方で，依存症や働き過ぎといった健康被害をもたらす作業もある．
社会の中での意味	時代や文化が決める作業の意味がある．その作業を行うことが集団の中での役割となって一定の地位を得ることがある．
作業の分類化	仕事か遊びか，義務か自由選択かなど，作業を分類する枠組みがある．どの枠組みに属するかを決めることで意味が生まれる．

1995年には，南カリフォルニア大学からクラークとルース・ゼムケ（Ruth Zemke）を迎え，札幌で作業科学のワークショップが開催されました．作業科学は作業を研究対象とする新しい学問で，作業の形態と機能と意味を研究するものと紹介されました[20,21]．その後，意味のある作業というフレーズが頻繁に使われるようになると，この作業には意味があるか，ないかといった議論が始まりました．また，「意味のない作業はない」「人間の活動にはすべて意味がある」という主張もありました．

筆者は，作業の意味はあるかないかではなく，どのような意味があるかという問いを立てるほうが適切だと考えました．そこで，作業科学のなかで作業の意味がどのように論じられているかを調べることにしました．すると，作業の意味には8つの側面があることがわかりました[21–23]（表7）．

作業の意味を考えていくと，人間や社会にとってよい意味ばかりではないことに気づきます．このように作業について考えつづけていく学問である作業科学は，誕生からずっと興味深い知見を生み出しつづけています．

一方，作業療法で行われる作業は，よい結果を生まなければなりません．それはメイクアップをしたら，きれいになるはずだというのと同じです．手術をしたり，薬を飲んだりしたら，病気がよくならなければならないのです．

ところが，作業を一生懸命行うと，だいたい身体のどこかが痛くなります．たとえば，この原稿を夢中で書いていると，目がかすみ，肩が凝り，手首が痛くなります．頭も混乱してきます．適度な休息が必要です．どの作業をどのくらい行うのか，どのように行うのかを間違えると，作業療法ではなく作業災害になって

しまうのです。労働災害は作業災害の1つです。

　どのような作業をどのように行うことが正しいのかというのは，倫理的な問い
です[24]。何を基準に正しさを判断するかを決めなければ議論することができま
せん。作業療法の場合は，クライエントにとっての作業の意味を基準に判断する
という立場をとることができます。以前筆者が働いていた作業療法室では，和紙
を使った手芸が流行っていました。腰椎の圧迫骨折で入院していたクライエント
も，その手芸をすることになりました。和紙の柄を選び，説明書を読み，さほど
苦労もなく作品を仕上げました。そして完成品を「誰かほしい人にあげて」と無表
情にいったのです。そのクライエントへの治療方針は，座位耐久性の向上と活動
量の増加でした。手芸はその治療方針に合っているという点では，クライエント
の健康につながったという意味はありました。しかし，クライエントは作品が完
成しても嬉しくはなかったのです。初回のCOPMの実施結果で，洗濯，料理な
どの家事，それから昔は編み物をしたことがあるということがわかっていまし
た。活動時間を増やすために，作業療法士が手芸を提案したところ，クライエン
トは同意したのですが，クライエントにとって手芸はそれほど意味のある作業で
はありませんでした。このクライエントは順調に回復し，早々に退院していきま
した。筆者は，この人に作業療法は不要だったのではないかと思いました。病院
に散歩コースや花壇や図書館があれば，同じように回復しただろうと考えました。

　また，文化刺繍が流行っていたこともありました。ちょっと気難しい感じのク
ライエントもその文化刺繍を始めました。片麻痺で車椅子を使っていたので，準
備などは作業療法士が行いました。糸が絡み合ったりして時間がかかりました
が，クライエントはやりかたを習得しました。そこで，キットを購入して作品を
仕上げることを提案すると，そのクライエントは竹と虎の大きな図案を選んだの
です。筆者は，クライエントの進行速度からすると，完成にはとても長い時間が
かかると思い，もう少し小さく，色合いもシンプルなものを勧めましたが，クラ
イエントの意思は変わりませんでした。そして，クライエントは竹と虎の刺繍に
熱心に取り組みました。お見舞いの人たちも作業療法室に見学にきて，褒めまし
た。休日には病棟でも行うことになり，外泊のときにももって帰りました。刺繍
の準備は家族や知人がするようになりました。そのクライエントは，ある宗教の
高い地位の方でした。集会場の壁に，竹と虎の大きな刺繍が立派な額に入って飾
られたそうです。このクライエントにとって刺繍をすることは，さまざまな意味
があったのでしょう。不自由な身体で難しい課題に取り組むことは，この方の人
生を象徴していたのかもしれない，刺繍を通して周囲の人々との関係が再現でき
たのかもしれない，刺繍はクライエントの精神的安定や社会的健康を得るための
手段であると同時に，刺繍をする時間そのものが，あのころのクライエントの目
的だったのではないかと考えました。

カナダモデルは，筆者に作業療法士としての立ち位置を教えてくれました。クライエントの視点に立って，作業を中心に世界を理解しようとするようになりました。COPM は作業療法を上手に行い，成果を表すための道具です。クライエントとの協働に成功し，作業の意味を広く，そして深く理解できれば，COPM は作業療法を行ううえで一層役立つことでしょう。

文献

1) Pollock N：Client-centered assessment. Am J Occup Ther 47：298-301, 1993
2) Canadian Association of Occupational Therapists：Occupational Therapy Guidelines for Client-centred Practice. CAOT Publications ACE, Toronto, 1991
3) Canadian Association of Occupational Therapists：Occupational Therapy Guidelines for Client-centred Mental Health Practice. CAOT Publications ACE, Toronto, 1993
4) Law M, Baptiste S, Carswell A, et al：Canadian Occupational Performance Measure. 2nd ed, Ottawa, CAOT Publications ACE, 1994（吉川ひろみ，上村智子（訳）：COPM—カナダ作業遂行測定．大学教育出版，1998）
5) Canadian Association of Occupational Therapists：Enabling Occupation：An Occupational Therapy Perspective. CAOT Publications ACE, Ottawa, 1997（吉川ひろみ（監訳）：作業療法の視点—作業ができるということ．大学教育出版，2000）
6) Townsend EA, Polatajko HJ：Enabling Occupation Ⅱ：Advancing an Occupational Therapy Vision of Health, Well-being and Justice through Occupation. CAOT Publications ACE, Ottawa, 2007（吉川ひろみ，吉野英子（監訳）：続・作業療法の視点—作業を通しての健康と公正．大学教育出版，2011）
7) Law M：Client-centred Occupational Therapy. Slack, Thorofare, 1998（宮前珠子，長谷龍太郎（監訳）：クライエント中心の作業療法．協同医書出版社，2000）
8) Sumsion T：Client-centred Practice in Occupational Therapy：A Guide to Implementation. Churchill Livingstone, Philadelphia, 1999（田端幸枝，森下孝夫，近藤　敏，他（訳）：「クライエント中心」作業療法の実践—多様な集団への展開．協同医書出版社，2001）
9) The Canadian Occupational Performance Measure（http://www.thecopm.ca/）
10) 吉川ひろみ：作業療法研究・作業療法の理論的枠組みに関するこの10年と今後．OTジャーナル40：257-265，2006
11) World Federation of Occupational Therapy：Statement on Occupational Therapy, 2010（http://www.wfot.org/Portals/0/PDF/STATEMENT%20ON%20OCCUPATIONAL%20THERAPY%20300811.pdf）
12) 吉川ひろみ：作業療法がわかる　COPM・AMPSスターティングガイド．医学書院，2008
13) 吉川ひろみ，齋藤さわ子（編）：作業療法がわかる　COPM・AMPS実践ガイド．医学書院，2014
14) 特定非営利活動法人　精神科作業療法協会：COPM専用掲示板（http://copm.bbs.fc2.com/）
15) Law M, Bapteste S, Carswell A, et al：Canadian Occupational Performance Measure. 4th ed, CAOT Publications ACE, Ottawa, 2005（吉川ひろみ（訳）：COPMカナダ作業遂行測定．第4版．大学教育出版，2006）
16) エリザベス・タウンゼント，吉川ひろみ：作業的公正の可能化—病院での実践．作業療法30(6)：671-681，2011
17) 吉川ひろみ：カナダモデルで読み解く作業療法．シービーアール，2018
18) Clark F：Occupation embedded in a real life：Interweaving occupational science and occupational therapy. Am J Occup Ther 47：1067-1077, 1993
19) Clark F, Ennevor BL, Richardson PL（著），村井真由美（訳）：作業的ストーリーテリングと作業的ストーリーメーキングのためのテクニックのグラウンデッドセオリー．Clark F, Zemke R（編著），佐藤　剛（監訳）：作業科学—作業的存在としての人間の研究．pp407-430，三輪書店，1999
20) Clark FA，宮前珠子：作業的存在としての人間を研究する作業科学．OTジャーナル34(12)：1157-1163，2000
21) 吉川ひろみ：「作業」って何だろう．第2版，pp81-82，医歯薬出版，2017
22) 吉川ひろみ：作業の意味を考えるための枠組みの開発．作業科学研究3：20-28，2009
23) 吉川ひろみ，港　美雪：作業の意味を考える枠組みを用いて検討したプラス作業とマイナス作業の比較．作業療法30：71-79，2011
24) Yerxa EJ：Authentic occupational therapy. Am J Occup Ther 21：1-9, 1967

（吉川ひろみ）

3

アメリカの作業療法から学ぶべきこと

　作業療法(以下，OT)の実践では，人々が必要な作業と結び付くことを支援します。そのため，非常に複雑で，介入方法も多岐にわたっています。クライエントも幅広く，急性期病院で個々の患者を対象にすることもあれば，地区会館などで健康な地域住民に対して行われることもあります。現在は，作業療法士に対してますます高度な専門性が求められ，さらにその対象も拡大しています。このような状況では，OT 実践についてのしっかりとした共通理解がないと，領域やクライエントの特徴ごとに実践が分断され，OT の本質や OT 特有の視点がとらえづらくなります。

　OT の専門性とは何でしょうか。OT 実践では何を評価し，どのような介入技術でクライエントを支援するのでしょうか。作業療法士とほかの専門職との違いはどこにあるのでしょうか。

　もし，ここに「作業療法実践」とよぶ大きな地図があり，実践の特徴ごとに名前と区分けがあれば，OT 実践の概要を具体的に理解できます。自分の実践を地図と照らし合わせて，見直すこともできます。その実践の範囲は，作業療法士だけではなく誰にとっても一目瞭然です。また，宝の地図のように地図の目的が明記されていれば，その目的に向けて正しく使うことができます。作業療法士たちがこの地図を共有すれば，誰もがそこに書かれた OT 実践の目的に照準を合わせて実践を展開できるはずです。

　アメリカ作業療法協会(American Occupational Therapy Association；AOTA)では，このような機能をもつ『作業療法実践の枠組み：領域とプロセス(Occupational Therapy Practice Framework：Domain & Process)』(以下，『OT 実践の枠組み』)[1-3]をいくつかの段階を経て作り上げてきました。

『OT実践の枠組み』の概要

　『OT実践の枠組み』は，AOTAがOTの実践を説明およびガイドするために発表した公式文書です。2002年に初版が発行され，その後改訂がなされ2008年に第2版[2)]，2014年に第3版[3)]が発行されました。OT実践者以外に，学生，ほかの保健医療専門職，教育者，研究者，さらにOTサービスを受ける人たちを対象に書かれています。

　この文書は領域（domain）とプロセス（process）という2つのセクションから構成されています。セクションのなかでOT実践時の焦点やサービス提供の過程にかかわる概念を説明しながら，OTの独自性を表明することや専門職の基本的な信念を共有することを目的にしています[3)]。OTのモデルや理論ではなく，OT実践とは何かを宣言しながら示す実践の鳥瞰図ともいえます。つまり，「作業との結び付き（engagement in occupation）を通して，個人，集団，住民の健康，幸福（well-being），参加の促進に貢献する」ことが作業療法士だけがもつことのできる基本的な信念であるとして，そのための実践方法を具体的な用語を用いながら説明しています。

『OT実践の枠組み』に至るまでの軌跡

◆『作業療法統一用語集』にみる『OT実践の枠組み』の萌芽

　AOTAは，2002年に『OT実践の枠組み』を発行する前にも公式の見解を示してきました。表1に，これまでAOTAがOT実践を説明するために公表してきた文書とそれらとの関連が考えられるOT内外の動向を示しました[1-12)]。1979年に発行された『OTの成果報告システムと統一用語集（Occupational Therapy Product Output Reporting System and Uniform Terminology）』[4,13)]を皮切りに，その時代の動向やOT実践の変化を反映しながら公式文書が見直され，現在の『OT実践の枠組み』に至っています。

　作業療法士を含めて，ある専門分野に携わる人々は専門職として共通の視点をもち，自分たちが行っていることを説明する必要があります[14)]。この公式文書の作成も，アメリカ政府が統一した報告書式の開発を求めたことをきっかけに始まりました。『作業療法統一用語集（Uniform Terminology for Occupational Therapy）』は第3版まで発行されましたが，これによりその時代にOT領域で使われている用語の統一がはかられました。あわせて，改訂を重ねるなかで，用語だけ

表 1　作業療法実践を説明する AOTA 公式文書の変遷と関係する動向

年代	年	作業療法実践を説明する AOTA 公式文書	OT 内外の動向
'70	1979	『作業療法の成果報告システムと統一用語集』[4]	
'80	1980		(WHO)：「国際障害分類(ICIHD)」を制定
	1989	『作業療法の統一用語集 第2版』[5]	
'90	1994	『作業療法の統一用語集 第3版』[6]	
	1997		(WHO)：「国際障害分類(ICIHD-2 β1案)」
	1998	『作業療法実践の枠組み』作成開始	
	1999	『作業療法実践ガイド』[7]	(WHO)：「国際障害分類(ICIHD-2 β2案)」
'00	2001		(WHO)：「国際生活機能分類(ICF)」を採択
	2002	『作業療法実践の枠組み 初版』[1]	(WFOT)：教育最低基準の改訂 [8]
	2005		(WFOT)：「作業科学に関する声明」[9](2012年改訂)
	2008	『作業療法実践の枠組み 第2版』[2]	
'10	2010		(WFOT)：「作業療法に関する声明」[10]，「クライエント中心の OT の声明」[11]
	2013		(WFOT)：作業療法定義の改訂 [12]
	2014	『作業療法実践の枠組み 第3版』[3]	

WHO：世界保健機関，WFOT：世界作業療法士連盟

ではなく，OT の範囲を説明する文書へとその目的が移り変わっていきました。1989 年の第 2 版では作業療法士が直接サービスを提供する領域を「作業遂行領域」と「作業遂行要素」に定め，その定義と概要が説明されています[5]。さらに，1994 年の第 3 版では「遂行の文脈」が領域に含まれました[6]。しかし，この時点では現在の『OT 実践の枠組み』の萌芽はあるものの，OT 実践の全体像を示すには不十分でした。何より，OT の専門性の核であるはずの「作業」についての説明がなく，「作業遂行要素」など作業療法士以外の人々には伝わりづらい用語が使われていました。

◆『作業療法実践ガイド』から本格化する全体像の理解と　外部への発信

　1999 年の『作業療法実践ガイド（The Guide to Occupational Therapy Practice）』（以下，『OT 実践ガイド』）[7]と 2002 年以降の『OT 実践の枠組み』からは，OT 実践の全体像を示しながらも，作業療法士にとどまらず第三者にも OT 実践を提示することを意識した文書になりました。これには，世界保健機関（WHO）が障害や健康状態をシステマティックに分類して公表した「国際障害分類（International Classification of Impairments, Disabilities and Handicaps；ICIDH）」[15]や「国際生活機能分類（International Classification of Functioning, Disability and Health；ICF）」[16]の影響が大きかったといえます。ICIDH と ICF

が示す障害や健康状態をとらえるための枠組みは，リハビリテーション界の共通言語として浸透していきました。『OT 実践ガイド』では ICIDH-2 の用語を，また『OT 実践の枠組み』(初版)では ICF の用語との対応表が掲載されています。リハビリテーション全体に通じる共通言語と対応させることで，OT 領域の用語をより多くの人が理解できる用語に置き換えて説明することが可能になりました。

『OT 実践の枠組み』が示す OT 実践の独自性と鳥瞰図

『OT 実践の枠組み』は，ICF が採択された翌年に発行されました。『OT 実践ガイド』は ICIDH-2 との対応表のみを掲載していましたが，『OT 実践の枠組み』では用語の一部を ICF からもらい受け，OT 実践の独自性を示しながら ICF との融合もはかっています。第 3 版の各セクションの内容を紹介しながら，もう少し詳しくこの文書について説明します。

◆ 領域の概要

領域のセクションに含まれる側面を表 2 に示しました。領域では，「作業との結び付きを通して，個人，集団，住民の健康，幸福，参加の促進に貢献する」ために，作業療法士による評価や介入で焦点を当てる側面について説明しています。これらの側面は，作業療法士が専門的な知識と技術をもち，OT 実践が行われる範囲でもあります。また，『OT 実践ガイド』にはなかった「遂行技能」と「遂行パターン」を加え，『OT 実践の枠組み』では 5 つの側面を実践時の主要な焦点としました。これらのすべての側面が相互にかかわり合って，クライエントの健康などに影響を与えるとしています。5 つの側面に階層はなく，OT 実践では同じ価値があります。そのため，作業療法士が実践をするときにはすべての側面とそれらの相互作用へ同時に注意を向ける必要があります[3]。

◆ 領域に含まれる項目

『OT 実践の枠組み』では，5 つの側面と定義だけではなく，それぞれの側面に含まれる分類と分類内の細項目についても説明しています。たとえば，作業の側面には「日常生活活動」など 8 つの作業の分類が含まれています(表 2)。さらに，細項目まで入れると全部で 40 項目ほどの作業や活動が『OT 実践の枠組み』に掲載されています。このように，5 つの側面にかかわる多数の用語が特徴ごとに整理されて示されています。そのため，OT 実践をするときに『OT 実践の枠組み』を使うと，そのときどきに必要な情報を敏感にキャッチできます。同じクライエントであっても，時間帯によって行っている作業も，必要な OT サービスも違い

表2 領域に含まれる5つの側面

	作業 (occupation)	クライエントの 要因 (client factors)	遂行技能 (performance skills)	遂行パターン (performance patterns)	文脈と環境 (contexts and environments)
定義	人々が結び付いている日常生活の活動.文脈のなかで生じる.	個人に内在し,作業遂行に影響する特定の能力,特性,信念.	目的指向的行為であり,日常生活の作業との結び付きにおける観察可能な最小単位.	作業や活動に結び付く過程に利用される習慣,日課,役割,儀礼.	文脈:クライエントの周辺や内部にある相互に関係し合う状態. 環境:クライエントを取り巻く物理的,社会的な状態.
側面に含まれる分類	• 日常生活活動 (activities of daily living) • 手段的日常生活活動 (instrumental activities of daily living) • 休息と睡眠 (rest and sleep) • 教育 (education) • 仕事(work) • 遊び(play) • 余暇(leisure) • 社会参加 (social partici- pation)	• 価値,信念,スピリチュアリティ (values, beliefs, and spirituality) • 心身機能 (body functions) • 身体構造 (body structures)	• 運動技能 (motor skills) • プロセス技能 (process skills) • 社会交流技能 (social inter- action skills)	• 習慣 (habits) • 日課 (routines) • 儀礼(rituals) • 役割(roles)	• 文化的 (cultural) • 個人的 (personal) • 物理的 (physical) • 社会的 (social) • 時間的 (temporal) • バーチャル (virtual)

ます。朝は食卓で焼き魚をほぐし,両手を使ってみそ汁を飲むためのサービスが必要だったAさんが,夜はパジャマのボタンをとめて就寝前のお薬を飲むためのサービスが必要かもしれません。また,環境や文脈が違えば必要な技能も違っています。地元では顔なじみのバスへ余裕をもって1人で乗車できるBさんが,大学生になった孫と東京で会うためには混雑したバスに少し急いで乗るためのサービスが必要かもしれません。

◆ プロセスを説明することの意義

プロセスのセクションは,OTサービスを提供するときに実践者が行う具体的な行為を説明しています[3]。説明にあたっては,サービスがクライエント中心で作業との結び付きに焦点を当てたものであることや作業の治療的な使用を特に強調しています。これが,OTサービスがほかの専門職のサービスと区別される重要なポイントです。

ところで,これまでの日本のOTの定義では,長い間,OTサービスを「手芸,工作その他の作業を行わせること」[17]「作業活動を用いて,治療,指導および援助

を行うこと」[18]と説明してきました。この「作業（活動）」という用語は，理学療法との違いを理解するのに役立ちます。しかし，実際に OT が展開されている臨床場面ではどうでしょうか。サービスを具体的に説明することの意義を考えるために，少しだけ，作業療法士の仕事を知るために病院見学に来た中学生になって想像してみてください。

OT の定義が書かれたパンフレットを握りながら見渡す訓練室で，目に飛び込んでくるのは「作業（活動）」と一目でわかるサービスだけではありません。患者と一緒に料理を作っている人，患者の身体を直接動かしている人，楽しそうに会話だけをしている人，（車椅子用の）クッションを作っている人，コップなどの物の動かしかたを指導している人，患者の家族らしい人と熱心に話をしている人。きっとさまざまなサービスが展開されているはずです。中学生のあなたは何を思いましたか。作業療法士の仕事は理解できたでしょうか。

近年では，「作業療法」に含まれる業務を補足して説明する通知[19]があり，さらに日本作業療法士協会による新しい定義では OT サービスが「作業に焦点を当てた治療，指導，援助」[20]と述べられています。それでもまだ，定義と実際の臨床場面には距離があり，互いを結ぶために具体性のある体系的なサービスの説明が必要なのです。

◆ サービス全般にかかわる OT の特徴

プロセスのセクションでは，サービス全般にかかわる OT ならではの特徴として「サービス提供モデル」「クリニカル・リーズニング」「治療的自己の使用」「活動分析」を取り上げています（表3）。『OT 実践の枠組み』の第3版では，一度記載がなくなった「治療的自己の使用」が復活しました。また，第2版までは領域のなかにあった「活動の要請」が移動して「活動分析」の説明に統合されました。ここでは，この2つを中心に述べます。

「治療的自己の使用」は，作業療法士自身が自分を治療プロセスの一部として使うことです[1]。「治療的自己の使用」により，作業療法士が共感，クリニカル・リーズニング，クライエント中心の協働的なアプローチを使って，クライエントとの治療的な関係を展開していきます[3]。共感によって，作業療法士とクライエントの間には表面的ではない感情レベルでの相互交流が生み出され，クライエントは本音で語りやすくなります。また，「クリニカル・リーズニング」には複数の種類があります[21,22]が，OT の独自性は「二重の視点」（医療の視点と生活者の視点）にあるともいわれています[23,24]。そのため，エビデンスに基づいて展開される科学的リーズニングと作業的な物語の理解と構築にかかわるナラティブ・リーズニングは OT の肝といえます。これらのリーズニングは，クライエントの現実的な可能性を見つけ，さらにクライエントの人生を作ってきた作業とその意味を理解し

表3　プロセスにおける作業療法サービスの提供

作業療法サービス全般にかかわる作業療法に特徴的なプロセス	
サービス提供モデル (service delivery models)	多様な場面で，クライエントやクライエントに関係する人々にサービスを提供する一連の方法． 直接サービスを提供する場合だけではなく，コンサルテーションなどを通して間接的に提供する場合がある．
クリニカル・リーズニング (clinical reasoning)	実践者がクライエントへのサービスを計画し，方向づけ，実行し，振り返るために用いる過程．
治療的自己の使用 (therapeutic use of self)	作業療法士が自分を治療プロセスの一部として使って共感，ナラティブ，クリニカル・リーズニング，クライエント中心の協働的なアプローチを行い，クライエントとの治療的な関係を展開していくこと．
活動分析 (activity analysis)	活動や作業の特性を分析し，活動(作業)がクライエントに要請することを理解する過程．遂行に必要な一連の技能や文化的な意味などが分析される．
評価(evaluation)	
作業プロフィール (occupational profile)	クライエントの作業歴と経験，日常生活のパターン，興味や関心，ニーズを理解し，さらにクライエントの問題意識や優先順位を特定しながらまとめていくこと．評価の最初の段階で行われる．
作業遂行分析 (analysis of occupational per-formance)	作業遂行に関するクライエントの利点と問題点，起こりうる問題を特定しながら標的とする目標を確認していく過程．多くはクライエントが実際に生活する文脈のなかで作業遂行を観察し，評価結果を解釈する．
介入(intervention)	
介入計画 (intervention plan)	実践者とクライエントの行為をガイドする計画を，クライエントと協働して立案する．介入計画は，適切な理論，準拠枠，エビデンスに基づくものである．介入計画時には，標的とする成果も確認される．
介入の実行 (intervention implementation)	クライエントの作業遂行と参加によい影響を与える作業療法介入を決めて実行する．介入は標的とする目標に向けて行われる．継続評価を通して，クライエントの反応をモニタリングする．
介入の振り返り (intervention review)	介入計画と実行状況を評価し，望まれた結果への達成の程度を検討する．必要な場合には，計画を修正する．また，作業療法サービスを継続するか終了か，ほかのサービスへの紹介が必要かを決める．
標的とする成果(targeting of outcomes)	
成果 (outcomes)	望まれた結果の最終的な達成度を判断する．成果判定の情報は今後の介入内容を検討するために使うほか，サービスプログラム自体の評価にも使う．成果指標の妥当性・信頼性や目標との適合性も評価する．

　てクライエントの希望を築いていくのに重要です。「治療的自己の使用」は，クライエント中心の協働的な相互関係のなかで，リーズニングで次第に明らかになっていく事柄をクライエントと作業療法士の双方が共有し，クライエント自身が問題解決と意思決定をする OT を展開していくために不可欠といえます。

　「活動分析」では，「活動の要請」として活動や作業の特性を理解します。第2版までは，「活動の要請」は領域のなかで「クライエントの要因」とは別に説明されていました。第3版では，「活動分析」のなかに「活動の要請」が含まれており，活動や作業だけを単独で分析するのではなく，クライエントの特徴に合わせて活動の特性を理解することが重要とされています。たとえ同じ活動であっても，クライエントが違えば理解するべき活動の特性は異なるのです。料理への興味も経験も

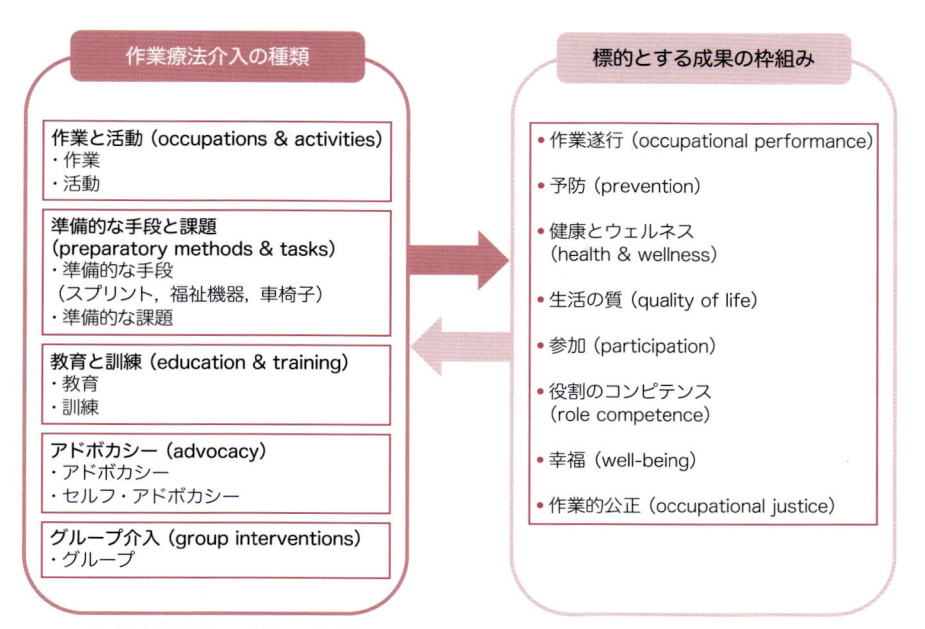

図1 作業療法介入の種類と標的とする成果の枠組み

なく，今後もする予定のない人に，"みそ汁を作る"ことの分析は必要でしょうか。片手だけを使うクライエントのために，視覚障害者仕様のパソコンを使った"書類づくり"の分析で得た情報は役に立つでしょうか。クライエントごとに分析の対象になる活動や作業は違い，分析時の設定も異なります。

◆ OT サービス提供のプロセス

OT サービスは，作業に焦点を当てながら評価，介入，成果という過程をたどります（表3参照）。評価の過程では，「作業プロフィール」の作成と「作業遂行分析」が行われます。「作業プロフィール」は，クライエントの作業歴と経験，日常生活のパターン，興味と価値，ニーズを簡潔にまとめたものです [3]。作業療法士は，面接や訓練時の会話から，クライエントにとって現在重要で意味のある作業を理解するための情報を集めます。その情報を見ながら，クライエントが関心をもつ課題の背後にある理由を，クライエントの要因，遂行技能，遂行パターンの障害や，文脈と環境内の障壁に着目して探っていきます。そして，この過程で明らかにされた主要な目標とその根拠となる情報を作業プロフィールにしてまとめます。作業プロフィールを読むと，クライエントのニーズがその人にとっての作業的存在とともに理解できます。

介入過程は，評価過程の情報を理論，実践モデル，エビデンスと統合しながら展開します。また，介入を実行するときにはクライエントへの直接的なサービスだけではなく，コンサルテーションやアドボカシーなどの間接的なサービスも提

供されます。一方，OTサービスの過程は，まず介入の標的とする成果を明確にしてから行われます。この成果は評価の段階でクライエントと協働して決めますが，その後の介入の進行具合によって修正されることもあります。図1に，OT介入の種類と標的とする成果の枠組みを示しました。

『OT実践の枠組み』における重要な改訂点

『OT実践の枠組み』は，これまで2回の改訂が行われました。一見すると，本文の構成や含まれる用語に大きな違いはありませんが，重要な改訂がなされています。ここでは，特に重要と思われる3つの改訂点を説明します。

◆ 作業遂行から作業への完全な転換

『作業療法統一用語集』に対する意見から，『OT実践の枠組み』には作業の説明が盛り込まれました。しかし，初版では領域内の1つが「作業遂行領域」とされており，OT実践の焦点が作業遂行か，あるいは作業なのかが十分に整理されていませんでした。一方，第2版からは「作業遂行領域」が「作業の領域」（第2版），「作業」（第3版）へと変更されました。そして，これらの説明文のなかで，クライエントの作業は観察可能な側面と主観的経験の両面から理解されることや，作業が多様な文脈のなかで展開されることが詳しく説明されています。第2版からの変更によって，OT実践で焦点を当てているのは観察可能な作業遂行だけではなく，主観的経験や文脈をも包含する複雑な作業であることが明確に示されたといえます。

◆ 全体性の重視

初版では，領域内の各側面には階層があると説明されていました。しかし，第2版以降では，階層はなく，すべての側面が相互にかかわり合って全体を成しているとの説明に変わりました。個々の機能に焦点を当てても，作業的存在としてのクライエントやその人にとって重要な作業は理解できないのです。心－身体－スピリット（その人らしさの源）を全体としてとらえたとき[3]に，はじめてクライエントの視点に立脚した作業の支援ができるという点を強調しています。

◆ 作業的公正のためのOT実践

第2版からは，作業的公正が加わりました。作業的公正は，年齢，能力，性別，社会階層，ほかのさまざまな違いにかかわらず，すべての人がインクルーシブな社会のなかで日常の作業に公正に参加する権利があることを意味します[2,3]。

そのために，作業療法士は，環境や文脈にある作業的公正の実現を阻害する問題にも注意を向けます。また，このような問題は表面化せずに隠れていることも少なくありません。第2版からは，作業的公正を領域や標的とする成果のなかで説明し，作業療法士がしっかりと意識して取り組めるようになっています。

　第2, 3版が発行された時期をみると，WFOTが作業科学やOTに関する声明書(2005年，2010年)を採択し，2013年にはOTの定義内の表記を作業の用語に統一しています(表1)。また，同時期にはOTモデルの相次ぐ改訂もありました。たとえば，カナダ作業療法士協会は『続・作業療法の視点(Enabling Occupation II)』で，これまで主軸にしていた作業遂行から作業との結び付きへとOTの焦点を拡大し，公表しているモデルの名称も「作業遂行と結び付きのカナダモデル(CMOP-E)」に変えました[25]。このような動向から，この時期に，世界のOTを牽引する国々で，作業療法士が作業に焦点を当てる唯一の専門職であることを確認し，その専門性の確立に向けて大きく動き出したことがわかります。『OT実践の枠組み』もまた，こうした国際的な潮流のなかで変わっていきました。

まとめ—アメリカの作業療法から学ぶべきこと

　『OT実践の枠組み』やそこに至った経緯から，私たち日本の作業療法士は何を学ぶことができるでしょうか。この文書を使うことで，作業療法士は行っている実践を吟味するだけではなく，新しい場面でもOTから逸脱することなく実践を開発することができます。教育者は，OTの本質に沿った内容が余すことなく含まれている教育カリキュラムを構築することができるのです。

　一方，『OT実践の枠組み』に至るまでの軌跡を追うと，アメリカの作業療法士たちがOTの専門性を確認したあと，その専門性の確立に向けて何を整備し，何を構築してきたかがわかります。日本とアメリカでは，医療・介護の制度，人口動態，文化が違い，アメリカが歩んだ軌跡をそのまま日本に当てはめることはできないかもしれません。それでも，その軌跡と日本のOTの現状を比較することで，私たち自身が専門職の発展過程のどこにいるかを確認しやすくなります。日本のOTはどこにいるのでしょうか。そして，どこに向かっているのでしょうか。『OT実践の枠組み』は，OT実践をとらえる視点を教えてくれるとともに，今後私たち作業療法士が私たち自身を作っていくための方略を考える手がかりを提供してくれるのです。

文献

1) American Occupational Therapy Association : Occupational therapy practice framework : domain and process. Am J Occup Ther 56(6) : 609-639, 2002

2) American Occupational Therapy Association : Occupational therapy practice framework : domain and process-2nd ed. Am J Occup Ther 62(6) : 625-683, 2008

3) American Occupational Therapy Association : Occupational therapy practice framework : domain and process-3rd ed. Am J Occup Ther 68(Supplement 1) : S1-S43, 2014

4) American Occupational Therapy Association : Uniform terminology for reporting occupational therapy services-First edition. Occup Ther News 35(11) : 1-8, 1979

5) American Occupational Therapy Association : Uniform terminology for occupational therapy-2nd ed. Am J Occup Ther 43(12) : 808-815, 1989

6) American Occupational Therapy Association : Uniform terminology for occupational therapy-3rd ed. Am J Occup Ther 48(11) : 1047-1054, 1994

7) Moyers P : The guide to occupational therapy practice. Am J Occup Ther 53(3) : 247-322, 1999

8) World Federation of Occupational Therapists(著), 社団法人日本作業療法士協会(訳):作業療法士教育の最低基準 2002年改訂版. 日本作業療法士協会, 2006

9) World Federation of Occupational Therapists : Position statement on occupational science revised, 2012(http://www.wfot.org/ResourceCentre.aspx)

10) World Federation of Occupational Therapists : Statement on occupational therapy, 2010 (http://www.wfot.org/ResourceCentre.aspx)

11) World Federation of Occupational Therapists : Position statement on client-centredness in occupational therapy, 2010(http://www.wfot.org/ResourceCentre.aspx)

12) World Federation of Occupational Therapists : Definition of occupational therapy, 2012(http://www.wfot.org/AboutUs/AboutOccupationalTherapy/DefinitionofOccupationalTherapy.aspx)

13) Pedretti LW(著), 清水 一(訳):第1章 作業遂行―身体障害に対する1つの実践モデル. Pedretti LW (編), 宮前珠子, 清水 一, 山口 昇(監訳):身体障害の作業療法. 改訂第4版, pp3-14, 協同医書出版社, 1999

14) Kielhofner G(著), 山田 孝(訳):第2章 実践を支援するために必要な知識. 山田 孝(監訳):作業療法実践の理論. 原書第4版, pp8-14, 医学書院, 2014

15) World Health Organization : A discussion document on the concept and principles of health promotion. Health Promotion 1 : 73-78, 1986

16) 世界保健機関:ICF 国際生活機能分類―国際障害分類改定版. 中央法規出版, 2002

17) 国会:理学療法士及び作業療法士法(法律第百三十七号 昭和四十年六月二十九日)(https://www.mhlw.go.jp/web/t_doc?dataId=80038000&dataType=0&pageNo=1)

18) 社団法人日本作業療法士協会:作業療法ガイドライン. 日本作業療法士協会, 1991

19) 厚生労働省医政局長:医療スタッフの協働・連携によるチーム医療の推進について(医政発0430第1号 平成22年4月30日)(https://www.mhlw.go.jp/shingi/2010/05/dl/s0512-6h.pdf)

20) 一般社団法人日本作業療法士協会:作業療法ガイドライン(2018年度版). 日本作業療法士協会, 2018

21) 吉川ひろみ:作業療法がわかる COPM・AMPS スターティングガイド. pp113-123, 医学書院, 2008

22) BoytSchell AB : Professional reasoning in practice. BoytSchell AB, Gillen G, Scaffa EM : Willard & Spackman's Occupational Therapy. 12th ed, pp384-397, Lippincott Williams & Wilkins, Philadelphia, 2014

23) Mattingly C : Occupational therapy as a two-body practice. Mattingly C, Fleming MH(eds) : Clinical Reasoning, pp37-63, FA Davis, Philadelphia, 1994

24) 小田原悦子:特集 文化人類学と医学/医療者教育 3. 作業療法における健康の概念の変遷. 医学教育44(5):286-291, 2013

25) 吉川ひろみ(訳):第1章 関心領域の特定:核としての作業. 吉川ひろみ, 吉野英子(監訳):続・作業療法の視点―作業を通しての健康と公正, pp34-60, 大学教育出版, 2011

（坂上真理）

4 生活行為向上マネジメントの意義

作業との出会い

　保健所での業務は，市町村を巡回しつつ寝たきり高齢者1人ひとりのところへ訪問し，車椅子座位がとれれば，今でいう通いの場（機能訓練事業）に結び付けるというものでした。月1回，3か月の訪問指導のなかで，クライエントの「したいと思う生活・作業」を聞き出し，「どうすれば願う生活ができるのか」「したいと思う作業ができるのか」，その方法を伝えるだけで願いを実現していった人たちに出会いました。

① みかん箱を並べた簡易ベッドの上に10年間寝たきりだったのに「元気になれるなら，もう一度畑をしたい」と話し，歩行器で歩けるようになり，最終的にはいざる動作で畑に出て草むしりができるようになったAさん。

② 8年間寝たきりだったのに，「孫が帰ってきたら，居間でおかえりなさいといってあげたい」という思いで，日中，車椅子座位がとれるようになったBさん。

③ 10年間寝たきりだったのに，「もう一度，自分が作った庭を眺めたい」との思いで，縁側まで1人でいざる動作で出てくることができるようになり，日中縁側で座って過ごすことができるようになったCさん。

④ 徘徊が心配ということで家に閉じ込められ，家の中の戸を壊すなど，家族が介護に疲れ果てていたけれど，「お寺の境内の庭掃除を続けたい」という思いを地域の民生委員と支えることで，異常行動はなくなり，亡くなるその日まで庭掃除が続けられた認知症のDさん。

⑤ 「死ぬ日まで陶芸作家として土に触れていたい」と話し，人工呼吸器の装着を拒否し，親族会議を経て，呼吸が止まるその日まで家族の理解と福祉用具の活用により土を触ることができた筋萎縮性側索硬化症のEさん。

⑥重度の心身障害により，人工呼吸器を装着しベッドで寝たきりの生活だった
が，意思伝達装置の導入により，「東京ディズニーランドに行きたい」という思
いを伝えることができ，車椅子をはじめ補装具の調整やボランティアの助けを
得て，その夢を実現したFさん。

「〜したい」という，人の心を占める，その人特有の願い，そしてその作業を意
識化し，実現する方法を知るだけで，クライエントは，自ら選択し，自らの時間
を自ら行動するようになりました。また，その思いは周りの人たちを動かし，そ
の実現をみた人たちは「私たちもそうありたい」と思います。それが私たちの治療
として利用する作業の力であることを，住民のみなさんから学ばせてもらった貴
重な時代でした。また，そのときにチームを組んだヘルパーさんたちとの出会い
からその後の介護保険の生活機能連携加算のしくみへと結び付き，保健師さんた
ちとの出会いから保健センターの建築や市町村における作業療法士の採用へと発
展しました．個の課題解決が地域の課題へと展開することも，作業療法を必要と
する人たちから教えられたことでした。

生活行為向上マネジメントの開発の経緯

　生活の希望や，したいと思う作業を聞き，その方法を伝えるだけで，望む生活
を実現していった人たちは，筆者と出会う前は，長年寝たきりだったり，作業の
ない生活をしていました。作業療法士であれば誰しもが，作業を通して望む生活
を実現する支援ができるようにしなければなりません。そのために筆者が取り組
んだのが，作業療法を「見える化」するための標準的な作業療法の手法としての生
活行為向上マネジメントの開発でした。
　2007（平成19）年当時，筆者は作業療法士協会保健福祉委員会の委員でした。
この委員会は，厚生労働省に対して，国民に貢献できる作業療法として，アク
ティビティボランティアの養成などアクティビティを通して国民を健康にするこ
とを提案しました。ところが，国の担当者から，「作業療法士が何をする人か国民
がわからないなかで貢献できることを提案しても，採用することは難しい」とい
われたのです。さらに，「国民に対して作業療法を見える化することが優先。日本
中どこに行っても最低限均一の作業療法が受けられることを保証してほしい」と
いわれました。そこで，国の委託事業である老人保健健康増進等事業[1-5]を通し
て，その人にとって意味のある“作業”＝生活行為の継続を支援する作業療法の基
本的手法を「生活行為向上マネジメント」とし，他職種や国民にわかるように開発
しました。さらに生活行為向上マネジメントを作成していくプロセスのなかで，

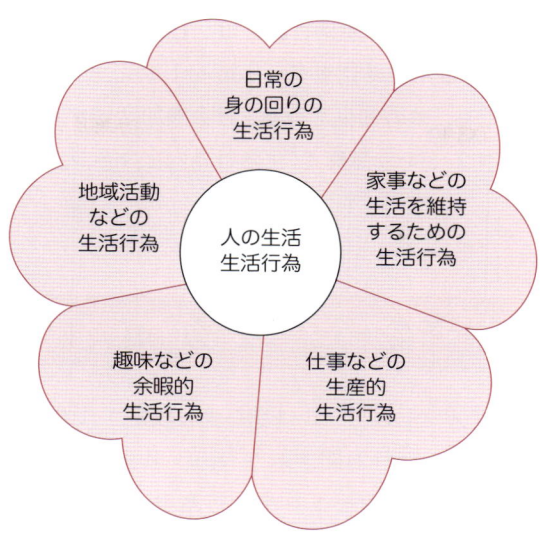

図 1　私たちの暮らし・生活は生活行為の連続で成り立っている
（日本作業療法士協会：生活行為向上マネジメント．改訂第 3 版，作業療法マニュアル 66，日本作業療法士協会，2018 より）

医師をはじめとする医療福祉の専門職のほか，制度の対象となる当事者や行政の経験者，地域づくりの専門家の方々にも広く意見を求め，作業療法士に期待することも含め，ともに作り上げていったのです。

生活行為向上マネジメントとは

　生活行為向上マネジメントは，対象者の 365 日 24 時間営まれる生活行為に焦点を当て，対象者のしたい目標や目的を達成するために必要な生活行為上の課題を分析し，それらの解決のために段階的に参加に結び付けていくことを明確化した計画作成のツールです（図 1）[6]。

　生活行為向上マネジメントの基本的な考えかたは，「私たちの生活は，その人にとって意味のある生活行為の連続から成り立っていて，生活行為の遂行から満足感や充実感を得て，健康であると実感している。このような，人の当たり前の生活行為を理解すること」にあります。

　開発当初，生活行為向上マネジメントは，地域包括ケアに貢献できる作業療法の手法ということで，包括的マネジメントとしていました。しかし，厚生労働省をはじめアドバイザーの方々から「その名称では具体的に何をするのかイメージがつかない」との意見が出されました。作業療法で用いる作業について，現時点では作業は手仕事というイメージが強く，国民に理解されにくいため，当面，『平成

20年度地域包括ケア報告書』の「生活行為とは，日常生活活動（activities of daily living；ADL），手段的日常生活活動（instrumental activities of daily living；IADL），生産的生活行為，余暇的生活行為，社会参加活動から成り立っている」を引用し，それを改善するという意味で「生活行為向上マネジメント」と名づけることになりました。

生活行為向上マネジメントの紹介

　生活行為向上マネジメントのツールは現在少し改定されていますが，当初は，大きく4つのシート，「生活行為聞き取りシート」「生活行為向上マネジメントシート」「生活行為向上プランシート」「生活行為申し送り表」と3つの補助シート，「興味・関心チェックシート」「生活行為課題分析シート」「社会資源シート」から構成されていました。ここでは，現在も使われているシートの役割と考えかたについて紹介します。

◆ 生活行為聞き取りシート

　対象者がしたいと思っている生活行為（したい生活行為），つまり支援目標を把握するためのシートとして，「生活行為聞き取りシート（表1）」があります。したい生活行為をどのように聞けばよいかの文言を標準化しています。

　うまくできるようになりたい，またはしたい生活行為を聞き出せなかった場合に活用する補助シートとして，「興味・関心チェックシート（表2）」があります。

◆ 生活行為向上マネジメントシート

　「生活行為向上マネジメントシート（表3）」は，生活行為を阻害している要因とその改善の可能性を評価する「生活行為アセスメント」と，改善に向けてどのようにアプローチをしていくのかという計画を明らかにする「生活行為向上プラン」からなります。

生活行為アセスメント

　生活行為アセスメントは，対象者がしたい生活行為を阻害している要因の分析と，改善の可能性の有無を評価するものです（表3）。評価の方法については，国際生活機能分類（International Classification of Functioning, Disability and Health；ICF）を活用し，心身機能，活動と参加，環境因子のそれぞれについて，障害されている機能（弱み）と残存している機能（強み）を把握し，したい生活行為の実現に向けて獲得すべき心身機能やADL/IADLの回復の可能性，環境因子の

表1　生活行為聞き取りシート

相談者		年齢	歳	性別	男・女

記入者名：＿＿＿＿＿＿＿＿＿＿＿　　　（職種　　　　　　　　）

　認知症や寝たきりを予防するためには，家事や社会活動などの生活行為を維持し，参加していることが重要です．

1　そこで，あなたが困っているまたは問題を感じている（もっとうまくできるようになりたい，あるいは，うまくできるようになる必要があると思う）事柄で，よくなりたい，改善したいと思う事柄がありましたら，2つほど教えてください．
2　もし，生活行為の目標がうまく思い浮かばない場合は，興味・関心チェックリストを参考に確認してみてください．
3　生活行為の目標が決まりましたら，次のそれぞれについて 1〜10 点の範囲で思う点数をお答えください．
　①　実行度・・左の目標に対して，どの程度実行できている（頻度）と思うか．
　　　　　　　十分実行できている場合は実行度 10 点，まったくできない場合は実行度 1 点です．
　②　満足度・・左の目標に対して，どのくらい満足にできている（内容・充実感）と思うか．
　　　　　　　とても満足している場合は満足度 10 点，まったく不満である場合は満足度 1 点です．

生活行為の目標	自己評価	初回	最終
□ A（具体的に生活行為の目標がいえる） 目標 1	実行度	/10	/10
	満足度	/10	/10
合意目標：	達成の 可能性	□有 □無	
□ A（具体的に生活行為の目標がいえる） 目標 2	実行度	/10	/10
	満足度	/10	/10
合意目標：	達成の 可能性	□有 □無	

....

ご家族の方へ

　ご本人のことについて，もっとうまくできるようになってほしい，あるいはうまくできるようになる必要があると思う生活行為がありましたら教えてください．

生活行為向上マネジメント ™

表2 興味・関心チェックシート

氏名：_____ 年齢：_____歳 性別（男・女） 記入日：___年___月___日

　表の生活行為について，現在しているものには「している」の列に，現在していないがしてみたいものには「してみたい」の列に，する・しない，できる・できないにかかわらず，興味があるものには「興味がある」の列に○をつけてください．どれにも該当しないものは「している」の列に×をつけてください．リスト以外の生活行為に思いあたるものがあれば，空欄を利用して記載してください．

生活行為	している	してみたい	興味がある	生活行為	している	してみたい	興味がある
自分でトイレへ行く				生涯学習・歴史			
1人でお風呂に入る				読書			
自分で服を着る				俳句			
自分で食べる				書道・習字			
歯磨きをする				絵を描く・絵手紙			
身だしなみを整える				パソコン・ワープロ			
好きなときに眠る				写真			
掃除・整理整頓				映画・観劇・演奏会			
料理を作る				お茶・お花			
買い物				歌を歌う・カラオケ			
家や庭の手入れ・世話				音楽を聴く・楽器演奏			
洗濯・洗濯物たたみ				将棋・囲碁・ゲーム			
自転車・車の運転				体操・運動			
電車・バスでの外出				散歩			
孫・子どもの世話				ゴルフ・グランドゴルフ・水泳・テニスなどのスポーツ			
動物の世話				ダンス・踊り			
友達とおしゃべり・遊ぶ				野球・相撲観戦			
家族・親戚との団らん				競馬・競輪・競艇・パチンコ			
デート・異性との交流				編み物			
居酒屋に行く				針仕事			
ボランティア				畑仕事			
地域活動（町内会・老人クラブ）				賃金を伴う仕事			
お参り・宗教活動				旅行・温泉			

生活行為向上マネジメント ™

表3 生活行為向上マネジメントシート

利用者：＿＿＿＿＿＿＿　担当者：＿＿＿＿＿＿＿＿＿＿　記入日：　　年　　月　　日

生活行為アセスメント	生活行為の目標	本人			
		キーパーソン			
	アセスメント項目	心身機能・構造の分析（精神機能，感覚，神経筋骨格，運動）	活動と参加の分析（移動能力，セルフケア能力）	環境因子の分析（用具，環境変化，支援と関係）	
	生活行為を妨げている要因				
	現状能力（強み）				
	予後予測（いつまでに，どこまで達成できるか）				
	合意した目標（具体的な生活行為）				
	自己評価＊	初期　実行度　/10　満足度　/10	最終　実行度　/10　満足度　/10		

＊自己評価では，本人の実行度（頻度などの量的評価）と満足度（質的な評価）を 1〜10 の数字で答えてもらう

生活行為向上プラン	実施・支援内容		基本的プログラム	応用的プログラム	社会適応的プログラム
	達成のためのプログラム				
	いつ・どこで・誰が実施	本人			
		家族や支援者			
	実施・支援期間		年　　月　　日 〜　　年　　月　　日		
	達成		□達成　□変更達成　□未達成（理由：　　　　　　　　）　□中止		

生活行為向上マネジメント ™

表4 生活行為課題分析シート

アセスメント項目		現状能力	予後予測		課題重要性（数字で記載）	課題個々の要因分析（なぜそれが課題となったか，なぜこの順になったか）	最終評価	考察（課題の介入結果と変化・その要因）
			このまま推移	介入後				
基本動作	起き上がり							
	立位保持							
	床からの立ち上がり							
	床のものを拾う							
ADL	食事							
	椅子とベッド間の移乗							
	整容							
	トイレ動作							
	入浴							
	平地歩行(車椅子駆動)							
	階段昇降							
	更衣							
	排便コントロール							
	排尿コントロール							
IADL・社会参加	服薬管理					課題解決目標（いつまでに，どこまで？）		
	食事の用意							
	食事の片づけ							
	洗濯							
	掃除や整頓							
	力仕事							
	買物							
	外出							
	屋外歩行							
	趣味							
	交通手段の利用							
	旅行							
	庭仕事							
	家や車の手入れ					(チームの)総合的援助方針（チーム全体の方針・各職種の役割分担）		今後の課題
	読書							
	仕事							
	年金などの書類を書くこと							
	健康についての記事や番組に関心をもつこと							
	友達の家を訪ねること							
	家族や友達の相談にのること							
	病人を見舞うこと							
	若い人に自分から話しかけること							
他	小規模多機能への通い							
	中途覚醒							

生活行為向上マネジメント ™

改善の可能性を予後予測するものです。

　生活行為の評価を進めていくうえで，評価のプロセスを理解し，課題分析がスムーズに取り組めるよう，作業療法士の思考を助ける補助シートとして，「生活行為課題分析シート」（表4）があります。

　対象者がしたい生活行為は，さまざまなADLとIADLの上に成り立っています。たとえば，「映画を観に行きたい」という生活行為が目標となった場合，1人で好きな時間に好きな映画を観に行くには，トイレを1人で使用できること（トイレ行為）が必要で，好きな洋服を選択し（おしゃれ），自分で着こなし（更衣行為），身だしなみを整え（整容行為），好きなかばんを手にもって（運搬行為），バスに乗って（公共交通機関の利用），1kmほど歩き（屋外歩行），財布からお金を出してチケットを買い（買い物行為），映画を観るといったようにさまざまなADL/IADLができる必要があります。

　そのため，まず「しているADL/IADL」の客観的実施状況を把握することが重要です。「生活行為課題分析シート」では，ADL評価としてBarthel Index（BI），IADL評価としてFrenchay Activity Indexを活用し，生活行為全般の把握ができるようになっています。

　そのうえで，「見守り」「一部介助」「全介助」となったADL/IADLについて，改善の可能性を作業療法士として見立て，改善の可能性があるとしたADL/IADLについて，支援の優先順位（いち早く解決するべきもの，本人の優先順位が高いものなど）を決定するようになっています。

　また，「生活行為課題分析シート」は，ADL/IADLの自立を阻害している要因を分析し，そのうえで総合支援方針や長期・短期目標の設定，各支援チームの取り組みなどを整理できるようになっています。

　さらに，支援の結果，改善の可能性があると見立てたADL/IADLの評価と，うまく改善できた場合または改善できなかった場合の要因を考察できるよう構成されており，作業療法士が自分の治療を振り返ることができるようにも作られています。

　この「生活行為課題分析シート」は，介護支援専門員がケアプランの思考を学ぶ研修などで活用される課題総括整理表と対をなして作られており，「生活行為課題分析シート」の活用を学ぶことで介護支援専門員と共通の思考を学び，連携しやすくなることが想定されています。

生活行為向上プラン

　「生活行為向上マネジメントシート」の中の生活行為向上プランは，本人のしたい生活行為を実行できるようになるために，前述の評価に基づき，計画を立案する際の3方向の視点を理解し，実践できるよう構成されています（表3）。1つ目

75

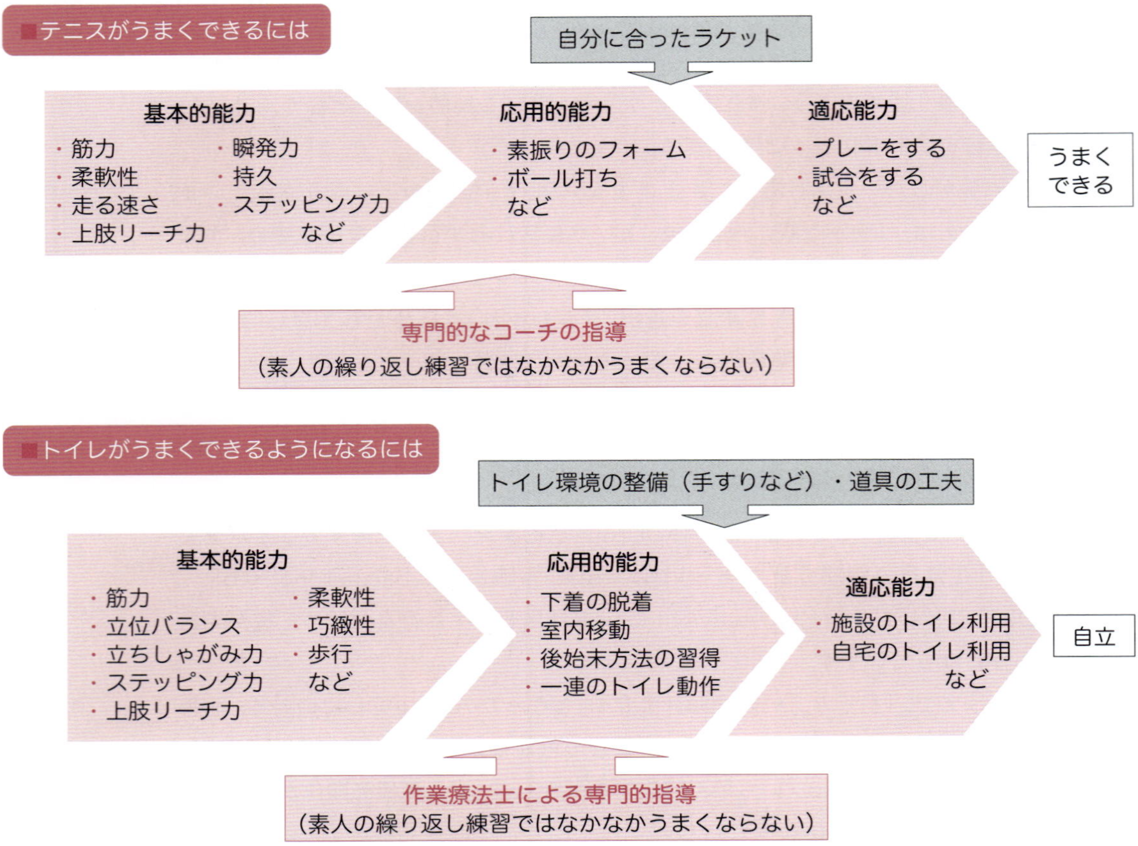

■テニスがうまくできるには

自分に合ったラケット

基本的能力
- 筋力
- 柔軟性
- 走る速さ
- 上肢リーチ力
- 瞬発力
- 持久
- ステッピング力
  など

応用的能力
- 素振りのフォーム
- ボール打ち
  など

適応能力
- プレーをする
- 試合をする
  など

うまく
できる

専門的なコーチの指導
（素人の繰り返し練習ではなかなかうまくならない）

■トイレがうまくできるようになるには

トイレ環境の整備（手すりなど）・道具の工夫

基本的能力
- 筋力
- 立位バランス
- 立ちしゃがみ力
- ステッピング力
- 上肢リーチ力
- 柔軟性
- 巧緻性
- 歩行
  など

応用的能力
- 下着の脱着
- 室内移動
- 後始末方法の習得
- 一連のトイレ動作

適応能力
- 施設のトイレ利用
- 自宅のトイレ利用
  など

自立

作業療法士による専門的指導
（素人の繰り返し練習ではなかなかうまくならない）

図2 筋力はあってもテニスはうまくならない

は，生活行為の特徴であるその行為の準備から実践，完了までの一連の流れを分析し，1人でできることを想定し，そのために必要な練習を組み立てる視点です。2つ目は，心身機能だけではなく基本的動作，応用的動作，社会適応動作と活動と参加に向けて，段階的にアプローチを組み立てる視点です。3つ目として，本人自身の取り組みをはじめ，他職種または医療機関以外のサービスに依頼することも含め，チームにも配慮して計画を立案する視点です。

　たとえばテニスがうまくなるためには，基本的な筋力なども必要ですが，素振りなどのフォームの練習や，本人に適したラケット，実際にプレーをする経験の積み重ねなども重要です（図2）。このように，1つのことを1人でできるようになるためには，環境も含め，一連の流れを組み立てていくことが求められます。生活行為向上プランはそれを「見える化」できるシートとして作られています。

　生活行為向上プランを考えるためには，退院後に，したい生活行為が達成されるよう，対象者の住む地域の社会資源情報を含めて「誰に」または「どこで」「どのように」を考えます。

対象者のしたい生活行為が実際の生活の場で実行されるためには，医療機関などのサポートだけでは限界があり，地域の介護保険サービスのほか，趣味活動の継続のためのカルチャー教室，健康を維持するための健康増進施設や市町村が実施する介護予防事業，仲間づくりの場である地域サロンなど，仕事を希望するのであれば職場や就労支援施設との連携など，さまざまな社会資源と連携しつつ，進めていくことが求められます。それらの情報を俯瞰しながら，生活行為向上プランを考えます。

◆ 生活行為申し送り表

対象者が医療機関から退院したのちも，在宅で生活行為の向上に向けて継続した支援が受けられるようにするために「生活行為申し送り表」（表5）があります。退院後もしくはサービス終了後も，対象者を支援するチームに申し送りを行い，対象者のしたい生活行為が継続的に支援を受けられるよう配慮することが求められます。

生活行為申し送り表は，退院時に本人・家族・ケアの提供者に在宅での過ごしかたを指導する退院時リハビリテーション指導の書式として活用することができます。また，診療情報提供書に添付する作業療法の連携シートとしても活用することができます。

生活行為向上マネジメントの社会的背景と意義

超高齢社会の到来に伴い，国民の健康を表す評価指標は，従来の平均寿命や病気の有無を示す有病率，障害の有無を示す傷病率から，心身に障害があっても寝たきりにならず自立できる期間を表す「健康寿命」へと変化しました。

特に高齢期は，老化や病気で心身機能が低下し，これまでできていた家事や余暇活動などの生活行為が困難となります。また，退職や家族構成が変化し自由時間が増えるなど，さまざまな生活を送るうえでの生活行為の作り直しが求められる時期でもあります。そこで，活動的な生活を送るためには，高齢者をはじめ，生活機能に何らかの障害のある人が継続したいと思っている生活行為を再び行えるようにする支援が求められるようになってきたといえます。

2014年の介護保険制度の改正で取り組まれることとなった介護予防・日常生活総合事業のガイドラインには，高齢者の生活行為に焦点を当てる支援の必要性が明記され，その支援シートとして「興味・関心チェックシート」が採用されました。また，2015年度の介護報酬改定で通所・訪問リハビリテーション事業，通所介護事業の評価表にも「興味・関心チェックシート」が採用されています。さら

表5 生活行為申し送り表

氏名：＿＿＿＿＿＿＿＿＿＿＿　年齢：＿＿＿歳　性別(男・女)　　作成日：＿＿＿年＿＿＿月＿＿＿日

退院後も健康や生活行為を維持するため，下記のとおり指導いたしました．
引き続き継続できるよう日常生活のなかでがんばってみましょう．

【元気なときの生活状態】					【今回入院きっかけ】 □徐々に生活機能が低下 □発症(脳梗塞など) □その他(　　　　　)	【ご本人の困っている・ できるようになりたいこと】
【現在の生活状況】(本人の能力を記載する)　※該当箇所に✓をつける						【リハビリテーション治療における作業療法の目的と内容】
ADL 項目	している	していないができる	改善見込み有	支援が必要	特記事項	
食べる・飲む	□	□	□	□		
移乗	□	□	□	□		
整容	□	□	□	□		
トイレ行為	□	□	□	□		
入浴	□	□	□	□		
平地歩行	□	□	□	□		
階段昇降	□	□	□	□		
更衣	□	□	□	□		
屋内移動	□	□	□	□		
屋外移動	□	□	□	□		【日常生活の主な過ごしかた】
交通機関利用	□	□	□	□		
買い物	□	□	□	□		
食事の準備	□	□	□	□		
掃除	□	□	□	□		
洗濯	□	□	□	□		
整理・ゴミだし	□	□	□	□		
お金の管理	□	□	□	□		
電話をかける	□	□	□	□		
服薬管理	□	□	□	□		
【アセスメントまとめと解決すべき課題】						
【継続するとよい支援内容またはプログラム】						

生活行為向上マネジメント ™

に，2018（平成30）年の診療報酬改定では，リハビリテーション実施計画書を作成する際のアセスメント様式の1つとして，「生活行為向上アセスメント表」の活用が示されています。

　このように，日本作業療法士協会が約10年間取り組んできた生活行為向上マネジメントの考えかたと，開発したシートが，介護保険制度の中にしっかりと根づいてきたのです。生活行為に焦点を当てるという作業療法のアプローチが国民に対するアプローチとして重視されるようになってきているのです。

　生活行為向上マネジメントを通して，住民の生活行為に焦点を当て，その希望の実現に向けて作業療法を提供する専門職として，作業療法士に期待が寄せられています。

　特に，生活行為向上マネジメントツールは，臨床経験が1年目の作業療法士であっても，ツールを活用し，臨床でトレーニングすることで，臨床経験10年目の作業療法士の思考過程を理解し，対象者に適切な作業療法を提供することができます。そのために，作業療法士がこのツールを活用し，国民の期待に応えられるようになることが急務となっているといえます。

おわりに

　生活行為向上マネジメントツールは，日本の作業療法士の間で徐々に普及しつつあります。また，リハビリテーションや介護保険にかかわる作業療法士以外の専門職からも注目されています。当事者が望む生活行為を実現できるように支援する人が増えることは，とてもよいことです。そこで，作業療法士に期待されるのは，ほかのどの職種よりも上手に，この生活行為向上マネジメントツールを使いこなすことです。そして，クライエントに，病気によって心身機能に障害が残っても，自分がしたいと思っている生活行為やこれまでの生活行為が，作業療法士に相談し，指導を受けることで，「できる」のだという意識が広がっていくことが大切です。その取り組みの結果，「生活行為ができなくなってきたら作業療法士に相談すればいい」というように，人々に身近な作業療法が展開される時代がくることを期待しています。

文献

1) 村井千賀：平成 20 年度老人保健健康増進等事業「高齢者の持てる能力を引き出す地域包括支援のあり方研究」，日本作業療法士協会ニュース No. 328，2009
2) 日本作業療法士協会：平成 21 年度老人保健健康増進等事業　自立支援に向けた包括マネジメントによる総合的なサービスモデルの調査研究，2010
3) 日本作業療法士協会：平成 22 年度老人保健健康増進等事業　包括マネジメントを活用した総合サービスモデルのあり方研究，2011
4) 日本作業療法士協会：平成 23 年度老人保健健康増進等事業　生活行為向上マネジメントの普及啓発と成果測定研究事業，2012
5) 日本作業療法士協会：平成 24 年度老人保健健康増進等事業　生活行為向上の支援における介護支援専門員と作業療法士との連携効果の検証，2013
6) 日本作業療法士協会：生活行為向上マネジメント．改訂第 3 版，作業療法マニュアル 66，日本作業療法士協会，2018

（村井千賀）

考える，伝えるための道具としての ことば──キーワード

ことばと考え

　ことばを知ることと，考えを理解することは別物です。「人間」「人」「ヒト」「ヒューマン」は，ことばは違っても同じ対象を表現しようとしています。そして，それぞれのことばは，誰がどんな考えを伝えるために使うかによって，ニュアンスが変わってきます。日本を「ニホン」というか，「ニッポン」というかによって，ことばを使う人の考えを少しうかがい知ることができます。

　作業療法においても，使う人や文脈によって意味が違うことばがあります。日本語を使う私たちには，訳語の問題もあります。作業療法の定義に含まれる well-being をどう訳すか迷いました。日本語としてのなじみやすさを重視して，本書では「幸福」と訳すことにしましたが，happiness との区別が必要なときには，別の訳をしなければなりません。

　また，ことばは時代によって違うニュアンスをもちます。英語であろうが，日本語であろうが，ことばを知ったあとには，そのことばに示された考えについて議論することによって，意味を理解することができます。

　作業療法とは何か，なぜ作業が治療になるのか，どのように作業をすれば効果的か，という問いに答えようとして生まれた考えをまとめたものが，作業療法理論です。理論は，モデル，枠組みなどとよばれる場合もあります。本章では，代表的な作業療法の理論を説明しました。

　理論を理解するときに，同じことばが別の考えを示していると気づくことがあります。あるいは，別のことばで表現されていても，同じ考えを示していることもあります。「機能」(function)ということばは，運動機能のような限られた能力を指す場合もあれば，生活全般を行う能力を指す場合もあります。作業療法サー

ビスの一連の流れを説明するときに，本書では「プロセス」と記載していることもありますが，「過程」と記載されていることもあります。英語では両方 process となり，同じ意味です。Process skills は，アメリカ作業療法協会の『作業療法実践の枠組み』や『運動とプロセス技能評価』では，「プロセス技能」と訳されていますが，人間作業モデルでは，「処理技能」と訳されています。

　ほとんどのことばには複数の意味があります。私がアメリカに留学をしていたとき，学生たちはレポートを書く際に，よく類語辞典を使っていました。自分の考えを，違うことばで言い換えて表現することを求められていたのです。いくつかのことばで説明を試みたり，例を挙げたりすることで，考えが明瞭になっていきます。留学生だった私の場合は，明確な考えであれば，英語でも日本語でも表現することができました。考えがより明確になっていったのは，ことばによって情報を得るだけではなく，過去の自分の経験や知識と照らし合わせたときでした。

　作業療法の考えを深めるために，今使われている作業療法のことばにまつわる議論を紹介します。こうしたことばが使われる文脈について考え，自分の経験や知識と照らし合わせ，自分のことばで言い換えてみてください。

作業

　作業療法にとって，「作業（occupation）」はもっとも重要なことばですが，これを説明することは簡単ではありません。作業とは何かを探求するための学問が生まれたほどです[1]。

　日本語の作業は，作業服や作業工程などから，身体労働を示すようなニュアンスがあるので，活動とか作業活動ということばが好まれた時代がありました。英語の occupation は，職業という意味が強いので，therapeutic activity や purposeful activity が使われた時代がありました。戦争を繰り返してきたヨーロッパでは，occupation には占領というネガティブなイメージがあり，occupation よりも ergo（仕事）が使われてきたという歴史もあります。

　21 世紀になり，作業科学が発展し，世界作業療法士連盟（WFOT）からの出版物を通した世界的な作業療法の広報戦略もあり，作業（occupation）ということばを使って，作業療法を発展させ，普及させようという状況になっています[2-4]。

　1917 年にアメリカで，この職業が occupational therapy（作業療法）と命名され，作業を使う治療だということになりましたが，それ以前には，work（仕事），activity（活動）などという言葉が使われていました（1 章の表 1→5 頁）。作業療法理論が開発され，作業科学が誕生してから，作業が定義されるようになりました（1 章の表 4→19 頁）。

アメリカ作業療法協会（AOTA）は，1979 年から統一用語集を作成し，改版を重ね，さらには，『作業療法実践の枠組み』を作成しました。この実践の枠組みも改版を重ね続けています（2 章 3 の表 1→58 頁）。最新の『作業療法実践の枠組み 第3 版』では，作業は，「文脈の中で生じる日常生活の活動」と定義され，日常生活活動，手段的日常生活活動，休息と睡眠，教育，仕事，遊び，余暇，社会参加が含まれるとされています。「作業遂行と結び付きのカナダモデル（CMOP-E）」における作業には，セルフケア，生産活動，レジャーが含まれます（2 章 2 の表 3→49 頁）。

「作業の説明は難しい」という声をよく聞きますが，どの概念も説明することは難しいものです。人間を説明することも，犬を説明することも，教育を説明することも，かなり難しいです。さまざまなことばを使って概念を表現するように試みたり，自分の経験と概念を照らし合わせたり，ほかの概念との関係を考えたりすることで，概念への理解を深めていくことが大切です。作業への理解が深まれば，状況に合わせて，いろいろなことばを使って説明できるようになります。そして，相手の理解が得られないときの対処法もみえてくるでしょう。

作業を行う能力

作業について考えを深め，探求していこうとすると，誰がどこでどのように行うのかを想定することになります。作業をする能力を評価し，その能力を高めようとするとき，作業を行う能力に着目する必要があります。作業を行う能力は，運動機能や動作能力よりも複雑な能力です。生活機能やコンピテンスに近い能力で，その人の生活に必要なことが十分に行える能力です。

ある人が，ある環境で，ある作業を行うことを，「作業遂行」とよびます。作業遂行には，どの作業を行うか，どのように行うかが含まれています。どんな作業を行うかがわかっても，どのように行うかは，作業遂行をしてみないとわからないのです。

リハビリテーションのなかで「機能」というと，心身機能を指すことが多いようです。国際生活機能分類（ICF）では，body function を「心身機能」，functioning を「生活機能」と訳しています[5]。AOTA の統一用語集では，心身機能に相当する機能を performance components（遂行要素）として，occupational performance（作業遂行）とは別のレベルで考えていました。『作業療法実践の枠組み』では，performance skills（遂行技能）という項目があり，作業をする能力を指すものとしています。

『運動とプロセス技能評価』では，遂行技能は目的指向的行為（goal-directed action）を最小単位として観察できる能力だとされています。単に腕を上げるこ

とは動作ですが，棚の中のコップを取るために腕を伸ばすことは，目的指向的行為なのです。作業遂行は，目的指向的行為の連続としてとらえることができます[6]。

　リハビリテーション領域では，日常生活活動（activities of daily living；ADL）は重要な概念ですが，ADL は作業の一部です。AOTA の『作業療法実践の枠組み』では，作業の8項目の中に，ADL と手段的 ADL が含まれています。WFOT の ADL に関する声明においても，作業は ADL に限定されるものではないと記載されています[2,7]。

　生活行為向上マネジメントにおける生活行為も，人が共通して行う ADL 以外のクライエント個別の作業を含んでいます。

作業との結び付きと作業従事

　作業遂行の「遂行（performance）」ということばは，外から観察できる動作を想像させることから，外から観察できなくても作業とかかわることがある状態を表現するために，occupational engagement（作業との結び付き）ということばが使われるようになりました[8]。しかし，日本では「作業従事」と訳されることが多く，意味が伝わりにくくなっています。人間作業モデルにおける「作業従事」の原語は，occupational engagement です。

　英語においても，作業を実際に行うこと，特に一生懸命に作業を行うことを occupational engagement と表現する著者が多いことから，engagement の強さの程度を示す用語を開発する研究者も出てきました[9]。結び付き（engagement）がもっとも強い場合を「夢中（absorption）」として，以下，「結び付き（engagement）」「興味（interest）」という順に結び付きが弱まっていきます。さらに，「無関心（indifference）」「離脱（disengagement）」「嫌悪（repulsion）」の順に，ネガティブな意味になっていくという提案です。作業にまつわる用語についての議論は，これからも続きそうです。

　engagement という語には，commitment（コミット），attachment（密着），entangled（絡んだ），involved（かかわった）という意味があります。engagement の日本語訳に，サルトルが提唱した「アンガージュマン」という語があります。これは人が自由な主体として社会にかかわるといった意味で使われます。

　最近はビジネスの世界で，「エンゲージメント」ということばをみます。従業員が企業に，消費者が商品やサービスに，それぞれ愛着をもっている状態とし，つながりの強さを表すときに使われています。

　engagement には当事者の意志が重要だといえます。作業療法士のもつべき技

能の1つに，「結び付け」(engage)があります[6]（2章2の表6→52頁）。結び付けの技能は，クライエントに何らかの作業への参加機会を作り，クライエントが興味をもち，また夢中になるような方向に進めさせる技能といえます。作業との結び付きにより，その作業の効果が高まっていくでしょう。

作業的公正

WFOTは，作業科学の声明書において，社会に対する作業科学の貢献の1つが「作業的公正(occupational justice)」の概念を生み出したことだと述べています[2,10]。カナダの作業療法士エリザベス・タウンゼント(Elizabeth Townsend)は，精神障害者が長期間意味のある作業をすることなく過ごしているのは，justiceがないからだと気づいたそうです[11,12]。少数民族や女性など社会的弱者の社会参加のために必要だとされていたsocial justice(社会正義，社会的公正)の視点を作業療法に取り入れようと考えていたとき，作業の研究が必要だと考えていたオーストラリアの作業療法士アン・ウィルコック(Ann A. Wilcock)と出会いました。そしてoccupational justiceの概念が生まれたのです[11]。人と作業だけにかかわっても，作業療法は成立しません。作業は環境に大きく影響されるからです。作業をよい状態にする社会とはどのような社会なのだろうか，人々が作業を通して成長し幸福になれる社会にするためには何をどう正せばよいのだろうか，作業的公正という概念が生まれてから，作業療法をとらえる視野が格段に広がりました[1]。

Justiceは，哲学書などでは「正義」と訳されています。「公明正大」「平等」「裁判」という訳もあります。「裁判」という訳は裁判の象徴が天秤であることから，何かと何かを比べたときにバランスがとれている状態というように理解することができます。裕福な家に生まれた子と貧乏な家に生まれた子の学歴に差があったり，政治家や管理職に男性が圧倒的に多かったりすると，バランスがとれていない，不平等があると感じます。こうした差別や不公平をinjusticeといい，その対極である公平で平等な状態をjusticeと表現するのです。

作業的公正は，多様性を基盤にした公正です。金子みすゞさんの詩『私と小鳥と鈴と』の一節「みんなちがってみんないい」に共感する公正です。みんながそれぞれ違う作業をしているけれど，それぞれがその作業を通して，成長し，よりよい社会になるように参加できる世界です。作業的公正の天秤のイメージは，個人と社会のバランスになります[13]。個人がしたいことを好きなように行うのを重視するあまり，ほかの人々に害が及んでいないかという点について考える必要があります。家族，組織，地域などの社会を優先するがために，個人がよりよい存在

になれるはずの作業を行えないような圧力がその人にかかっていないかを考える必要があります。作業的公正のあるべき姿について唯一の正解はありませんが，より正しい姿に近づく努力をすることはできます。

作業レンズと作業リテラシー

　作業的公正の概念によって，作業療法士の視野は広がり，活躍の場も広がっています。作業の視点をもって現象をみることを「作業レンズ」，作業の視点から語ることばを扱う能力を「作業リテラシー」といいます[1]。これからも，作業レンズは新たなことばを生み出し，作業療法に関連する概念を洗練させていくことでしょう。作業療法士である私たちには，作業療法を雄弁に語るための作業リテラシーが求められています。

文献

1)　吉川ひろみ：作業って何だろう―作業科学入門．第2版，医歯薬出版，2017
2)　世界作業療法士連盟(著)，吉川ひろみ(訳)：世界作業療法士連盟の声明書．2017(http://www.joted.com/)
3)　吉川ひろみ：作業療法理論の概観―用語の意味と枠組みの違い．OTジャーナル37：691-695，2003
4)　吉川ひろみ：作業療法のグローバルスタンダード．OTジャーナル46：312-317，2012
5)　世界保健機関：国際生活機能分類―国際障害分類改訂版．2001
6)　吉川ひろみ：作業療法がわかる　COPM・AMPSスターティングガイド．医学書院，2008
7)　World Federation of Occupational Therapy：Position statement on activities of daily living. 2012 (https://www.wfot.org/resources/activities-of-daily-living)
8)　Townsend E, Polatajko H(著)，吉川ひろみ，吉野英子(監訳)：続・作業療法の視点．大学教育出版，2011(Enabling occupation II：Advancing an occupational therapy vision for health, well-being & justice through occupation. CAOT Publications, Ottawa, 2007)
9)　Morris K, Cox DL：Developing a descriptive framework for "occupational engagement". J Occup Sci 24：152-164, 2017
10)　World Federation of Occupational Therapy：Position statement on occupational science. 2012 (https://www.wfot.org/resources/occupational-science)
11)　吉川ひろみ：20周年記念講演としてのプレイバックシアター．作業科学研究11：56-58，2018
12)　Townsend E：Occupational therapy's social vision. Can J Occup Ther 60：174-184, 1993(吉川ひろみ：文献紹介―作業療法の社会的理想．OTジャーナル37：239-242，2003)
13)　Wilcock A, Townsend E：Occupational justice. In：Schell BAB, Gillen G, et al(eds)：Willard & Spackman's Occupational Therapy. 12th ed, pp541-552, Lippincott Williams & Wilkins, Philadelphia, 2014

（吉川ひろみ）

第 3 章

作業療法をする人

1

作業療法士の専門性

　作業療法は，「作業を通して健康と幸福を促進する」（世界作業療法士連盟，2012年）あるいは「人々の健康と幸福を促進するため（中略）作業に焦点を当てた治療，指導，援助」（日本作業療法士協会，2018年）であるとされています[1,2]。つまり，作業療法の専門性は，作業を通して何かをすることにあるわけですが，作業を通して健康や幸福になるための術を知っており，それを実践している人は作業療法士だけではありません。では，作業療法士は，作業を通して何ができるから専門職として存在しているのでしょうか。

誰でも作業療法はできる？

　「○○をすることで幸福になれる！」「健康になる（幸福になる）○×の仕かた」「健康になるために，◎◎を始めてみよう！」という内容の本は，書店にたくさん並んでいます。つまり，何かの活動を始めたり，活動の仕かたを変えたりすることが健康や幸福につながると広く人々に伝えることで，その活動の専門家あるいは実践家として脚光を浴び，活躍している人は少なくないといえます。そして，これらの専門家や実践家の多くが，日常生活で行われる，あるいは趣味となるような活動，つまり作業を通して人の幸福や健康を促進しているにもかかわらず，作業療法士ではありません。

　テレビでは，事故や病気で重度の障害が残り，自暴自棄になっていたり，無為に毎日を過ごしていた人が，社会的にも活躍するようになったという「奇跡的に復活した人」の話がドラマ化されています。こうした話では，おおむね家族や友人が，その人が気になっている，あるいはやる気が出るような活動をいろいろ考えて，ダメでもともとと思いながら，その活動ができるように道具や材料あるいは

環境を整えてみたら，その人がその活動を少しずつやりはじめ，上手にできるようになるとともに身体機能も心理的にも回復していき，別の活動へと活動範囲が広がり，奇跡的な回復を遂げ再び社会的に活躍するようになったといった筋書きとなっています。つまり，作業を通して，「奇跡的に復活した」わけですが，ドラマのなかに，作業療法士が登場することはほとんどありません。家族とともに，あるいは友人とともに，協働して取り組むうちに本人がその作業の自分にとっての重要性を改めて見出し，本人の努力で健康や幸福を，あるいは自分らしさを取り戻したさまが表現されています。

　このように作業療法士でなくとも，活動（多くの場合，作業）を通して健康や幸福になる術を知っていて実行している人はたくさんいます。では，こうした人と作業療法士との違いは何なのでしょうか。

作業療法士の専門性を形づくるもの

　前述の問いに対しては，「作業療法士は医療従事者であり，医学などをはじめ医療に関する知識をもつ点が違う」と答える人も少なくないでしょう。確かに間違ってはいないのですが，もし，医療の知識があれば，作業療法士としての役割が担えるというのであれば，たとえば，教育上同程度の医療の知識をもつと考えられる理学療法士の多くが，作業療法士と同じ「作業療法」ができ，作業療法士と同じ役割が担えることになってしまうので，答えとしては足りません。現行の法律では，作業療法士は，「作業療法士」という名称を独占していますが，「作業療法」という業務は独占していません[3]。つまり，作業療法士でない人が「作業療法士」を名乗ると法律上罰せられますが，作業療法士以外の人でも，作業を通して人の健康を促進していたら，「自分は作業療法を行った」といっても差し支えないのです。しかし，業務独占していないものの，作業療法士以外が名乗ってはいけないというからには，作業療法士は「ある一定以上の知識と技能をもっている」「ほかの医療職よりも質の高い作業療法を提供できる」という前提があるということです。では，作業療法士がその前提を裏切らないための，医学・医療に関する知識以外にもつべき知識と技能には，どのようなものが含まれるのでしょうか。

　世界作業療法士連盟（World Federation of Occupational Therapists；WFOT）は，作業療法士教育の最低基準を定め，WFOT 加盟国の作業療法士協会では WFOT の教育基準に従って最低基準を定めています。この基準は，世界の作業療法士の専門職としての質を担保するものです。WFOT はこの基準において，作業療法士として実践するため，6 つの領域について知識・技能（スキル）を修得していることを前提としています（表 1）[4]。

表1 養成校卒業時にもつべき6つの領域の知識・技能（WFOT, 2016年）

- 人－環境－作業の関係と，それと健康・幸福・人権の関係
- 治療的および専門的人間関係
- 作業療法過程
- 専門的なリーズニングと行動
- 専門的実践の文脈
- 最良の実践を確保するエビデンスの応用

〔World Federation of Occupational Therapists：Minimum Standards for the Education of Occupational Therapists, revised 2016（http://www.wfot.org/ResourceCentre/tabid/132/did/841/Default.aspx）より〕

　これら6つの領域のなかでも，他の医療職や専門家と異なる特有の実践を形づくるには，「人－環境－作業の関係と，それと健康・幸福・人権の関係」についての知識・技術・態度は不可欠であり，さまざまな医療・保健・福祉専門職のなかでも，養成校教育のなかで，これらの知識と技術を修得するよう課しているのは作業療法士だけです。さらに，すべての作業療法士は，「作業療法過程」において，協働的で，人中心の，作業に焦点を当てた過程となるための知識・技術・態度をもたなければならないとされています。

　「人－環境－作業の関係と，それと健康・幸福の関係」についての知識・技術・態度が不可欠であることは，2002年に施行されたWFOTの教育の最低基準に明示されました。つまり，少なくとも，2003年以降にWFOTの認定校となった養成校を卒業した作業療法士全員が，作業療法の対象となる人の作業，その作業が行われる環境，対象者その人について，さらには人－環境－作業の相互作用を含めた知識をもっているということになります。そして，それらの知識を基盤に，その人の作業を治療的に用い，また，その人らしく作業ができるように介入する技能をもち，さらにはできるようになった作業が生活のなかでしっかりと根づくよう支援する知識と技能をもち，作業療法を実践しているという点が，一般の人や他職種と違う点なのです。その人をよく知っている家族や友人でなくても，作業療法士は，ある特定の活動に限定せずに，作業（本人が自身の生活のなかでしたい，する必要のある，することを期待されている活動）を通して支援ができるのです。ちなみに，医学や医療に関する知識は，医療職として働くのに必要な知識というだけでなく，人－環境－作業の，人または環境にかかわる知識として位置づけることもできます。

2 もつべき知識

作業療法士がもつべき知識は広範囲です（3章1の表1→90頁，表1）。また，もつべき知識として期待される範囲が広がってきています。日本では，3年制以上の養成校を卒業すると，国家試験の受験資格が得られますが，アメリカやカナダでは，大学院修士課程を修了しなければ，国家試験の受験資格が得られません。日本でも厚生労働省が作業療法士養成校教育の指定規則を定めていますが，改定があるたびに，必要とされる内容や修得すべき単位数が増やされており，今後も増えると予想されます。日本では，作業療法士は国家資格をもつ医療職として位置づけられているので，医療職として認められるに足る医療の知識もかなり必要となります。

以下に，ほかの医療職や専門家と異なる特有の実践を形づくるための知識について述べます。

人−環境−作業の関係

WFOT は，「人−環境−作業の関係と，それと健康・幸福・人権の関係」についての知識が，作業療法士の他職種と異なるユニークさや，その特有性，専門性を発揮するのに不可欠であることを示しています。表1に示した知識をもつことで，人と作業，人と環境との関係を深く理解できるようになります。人が営むさまざまな活動が行えるよう支援を始めることができるのです。改めて，前項で述べた，「家族や友人が，作業を通して，ある人の奇跡の復活を支援した例」（→88頁）の家族や友人と作業療法士との違いについて考えてみましょう。

まず，奇跡の回復を支援した家族や友人は，「やる気が出るような活動をいろいろ考えて，ダメでもともとと思いながら，その活動ができるように道具や材料あ

表1 作業療法士がもつべき「人－環境－作業の関係と、それと健康・幸福・人権の関係」についての知識・技術の概要

	人	環境	作業	人－環境－作業と健康・幸福・人権の関係
知識	以下についての理論や研究知見の知識 ・作業的存在としての人 ・人の過去・現在・将来の作業参加についての感情、振り返りおよび解釈 ・健康の社会的要因と幼少期の関係 ・生涯を通じての人間発達と作業の関係 ・心理的・社会的・経済的要因と作業への参加にどのように影響するのか ・ICFで定義された身体構造と生活機能の関係と、作業に参加する人の能力 ・作業を通じての個人的意味の経験と表現 ・身体構造や生活機能の変化や困難、発達過程、社会的・文化的側面、あるいは、作業の個人的意味は、人々の作業参加や参加経験をどのように変える可能性があるのか ・作業参加の可能性を保つために、身体構造や生活機能の障害にどう対処するのか	以下についての知識 ・障害をもつ人々、社会経済的状況により不利な人々、健康や社会的状況により軽視されている人々の人権擁護の情勢 ・家族、友達、コミュニティメンバー、非政府組織（NGO）、雇用者、教師などのような社会的・政治的・文化的環境の側面が、人々の作業への参加にどのように影響するのか ・建物の設計、都市計画、交通機関や遊び場、その地域の地理のような環境内の資源が、人々の作業への参加にどのように影響するのか ・制度的人種差別、アパルトヘイト、貧困などの制度的な環境の側面が、人々の作業への参加にどのように影響するのか	以下の作業参加についての理論や研究知見の知識 ・作業とは何か ・作業への文化的影響 ・なぜ、人は作業を行うのか ・どう作業は行われ組織化されるか ・熟練した遂行の特徴 ・作業の時間的側面 ・作業の環境からの影響 ・作業の主観的経験と個人的意味 ・個人、集団、社会そして環境にとっての作業の結果 ・作業はどのように、治療的に健康に影響を及ぼしたり、参加や参加による満足感に影響を及ぼすために使用できるか（作業療法理論や作業科学の知見を含む）	以下についての知識 ・活動制限や作業への参加がどう健康に影響を及ぼすのか、それには、ソーシャルネットワークや、対人関係、調整可能な環境を維持するための能力が含まれる ・健康状況や健康を育むものの仕事（有給および無給）への参加がおよび影響するか
技術	・作業参加に影響する個人因子を評価する技術 ・個人・組織あるいはコミュニティに作業療法を提供するため、理論や原理および研究知見を応用する技術	・環境が作業への参加に対するバリアをどのように助長し、作り出しているかを評価する技術 ・作業療法における新しい知識やエビデンスを生み出したり、学術的活動を協働して行う技術 ・作業参加を促進する物理的、人的環境の側面を改変する技術 ・生活機能を促進するあるいはプログラミングをサポートする情報テクノロジーを使用する技術	以下を評価する技術 ・個人、集団あるいはコミュニティの作業や作業の目標についての観念 ・作業遂行技能 ・作業に必要な能力 ・活動制限 ・作業の満足度を含めた参加 以下の作業を分析し、適応させる、そして段階づける技術 ・活動/作業分析 ・作業遂行の観察 ・アシスティブテクノロジーの機会と使用 ・人、作業と環境的使用の技術 作業の治療的使用 ・活動/作業の統合 ・集団活動の計画と運営 ・個人、集団、そしてコミュニティの文脈で作業遂行技能を教えるあるいは引き出す	・作業に関連する健康を評価する

（World Federation of Occupational Therapists：Minimum Standards for the Education of Occupational Therapists, revised 2016 (http://www.wfot.org/ResourceCentre/tabid/132/did/841/Default.aspx) より筆者翻訳）

るいは環境を整えて」います。そして，そのときの思いを，家族は「何もしようと
しないし，どうしようもなく困っていて，とにかく，何でもいいから状況を変え
たくて必死だった」と述べることも少なくありません。しかし，作業療法士であれ
ば，対象者がなぜ何もしようとしないのか，その状況を論理的に理解することが
できます。

　状況を理解するにはさまざまな知識が必要です。たとえば，人が活動をしない
理由にはどのようなものがあるか，あるいは活動をはじめる要件は何か，どのよ
うな環境であれば人は自然にその活動をはじめようとするか，その人にとってど
のような意味がある活動がいつ行われやすいか，といった人－環境－作業にかか
わる知識が不可欠となります。そして，作業療法士は単に理解するだけでなく，
これらの知識を基盤に「どうしようもなく」「必死」という状況になることなく，そ
の対応をさまざまな案のなかから論理的に試みることができるのです。

　次に，奇跡の回復を遂げた人が，「家族や友人が考えたその活動を少しずつやり
はじめ」「上手にできるようになるとともに身体機能も心理的にも回復していき，
別の活動へと活動範囲が広がり」，そのことが結果的に「奇跡的な回復を遂げ再び
社会的に活躍するようになった」ことについてです。家族や友人はおそらく，自分
たちが準備した活動がきっかけになり，奇跡的な回復を促したのであろうと考え
ていることでしょう。しかし，なぜ，その活動がその人の心身機能や心理的な回
復を促すことになったのか，その活動が上手にできたことが，なぜ別の活動につ
ながったのかなどを説明することはできないでしょう。

　作業療法士は，どのような環境で，どの程度の能力のある人が，どの活動をす
ると，どの身体機能を高めることになるのか，そして心理的側面によい影響を及
ぼす可能性があるかについての知識をもっています。またよい影響だけでなく，
どのような活動が，どの身体機能を低下させるか，痛みを生じさせるか，心理的
にさらに落ち込ませる可能性についての知識をもっています。どのような活動が
その人の身体機能によい影響を及ぼす比率を高められるかも知っています。その
人が無理なくその活動ができる方法なども考えられます。奇跡の回復を遂げた人
の場合，始めた活動とその環境が偶然にもその人に合っていて，その活動によっ
てよい影響を及ぼす比率が高い状態が続いたと考えられます。事故や病気で重度
の障害が残り，自暴自棄になり，無為に毎日を過ごしている人を何とかしたい家
族は少なくないでしょう。しかし，奇跡の回復につながる例は多くありません。
家族や友人の支援だけでうまく活動をしはじめ，その人の身体や心の回復につな
がることは，それほど多くはないのです。一方，作業療法士は偶然によい結果を
生むのではなく，人－環境－作業にかかわる知識に基づいてよい結果を生む戦略を
立て，作業を通して効果的に健康の促進を試みることができます。

　では，「○○をすることで幸福になれる！」「健康になる（幸福になる）○×の仕

かた」「健康になるために，◎◎を始めてみよう！」と提唱する他分野の専門家と，作業療法士の違いは何でしょうか。作業療法士は，その人がしたい，する必要のある，することを期待されている活動ができるように，その人の生活を支援する専門家です。作業療法の対象となる人が希望すれば，料理，園芸，音楽，手芸，絵画などにかかわる活動や，体操や特定のスポーツを通して，その人の健康促進をはかりますが，料理，園芸，音楽，手芸，絵画などにかかわる活動や，体操や特定のスポーツなどに特化した活動の専門家ではありません。また，幸せになるための，心のありかたについての専門家でもありません。

　作業療法士は，さまざまな活動ができるように，また，活動を始め，それを続けられるように支援することができます。さまざまな活動を支援できるのは，たとえば，多角的に作業を分析できる視点や，対象者と協働的に作業をできるように取り組むことの効果，環境と作業，心身機能の関係など，人－環境－作業の知識があるからです。また，活動ができること，活動が続けられる状況になることで，人の心がどのように変わる可能性があるかといったことも知っています。しかし，特定の活動の専門家ではありません。作業療法士が支援したことで活動ができるようになり，その活動が生活のなかでも行えるようになったことで，その人がある特定の活動について専門的に追求したい，趣味として深めていきたいという場合，必要があればその活動の専門家につなげていく役割を担います。たとえば，作業療法士は，家で料理が再びできるようになりたい人に対して支援しますが，料理ができるようになり，専門的に料理をしていきたい，もっとおいしい料理を作りたい，趣味として料理を続けていきたいという希望に対しては，料理学校に通えるように，あるいは文化センターなどで行われている料理教室に参加できるように支援するのです。また，そのことは，疾患や障害をもちながらも地域社会に戻り，その作業を通して，その人らしく生活ができるように支援することでもあります。

人－環境－作業の関係と，それと健康・幸福・人権の関係

　WFOT の作業療法の定義が示すように，作業療法には，「作業を通して健康と幸福を促進」できるという前提があります。作業療法士は，「どうすれば作業を通して人の健康と幸福を促進できるのか」ということを常に念頭に置き，それを実践できる知識を生み出し，また生み出された知識を習得していく必要があります。少なくとも表 1 に示すような知識は不可欠です。また，WFOT は，人権にかかわる声明で，作業療法士は「すべての人の作業をする権利（作業権）を守る」ことを宣言しています（表 2）[5]。作業権が守られることは，人権を守るのに重要な要

❷ もつべき知識

表2　作業権の中身（WFOT，2006年）

① 人は，自分の文化と信念に沿ったやりかたで，自分の潜在力を高め，満足を経験する作業に参加する権利をもつ
② 人は作業に参加するための支援を得る権利をもつ
③ 人は，抑圧や強制など生存や健康を脅かす活動から解放され，自分で作業を選択する権利をもつ

〔World Federation of Occupational Therapists：WFOT Position Statement on Human Rights（2006）（http://www.wfot.org/ResourceCentre.aspx）より〕

件であると考えられています。作業権を守る職責をもつ作業療法士には，当然ですが，作業権とは何かを理解することと作業権を守るための知識が必要とされています。

　人は作業権が侵害されると，その人自身で，自分を成長・回復させることができなくなります。また，人は何かをすることで，直接的，あるいは間接的に社会に何かしらの貢献をしているものですが，それができなくなります。このことは，社会の発展をも妨げ，社会的損失につながります。たとえば，重度の身体障害で電動車椅子でないと移動ができない人が「スキューバダイビングをしたい」といったとき，全盲の人が「ロッククライミングをしたい」といったときに，周囲の人はどう思うでしょうか。不可能なこと・現実離れしたことを考えていると判断して，まともに聞く耳をもたないかもしれません。しかし，実際に，電動車椅子でないと移動ができない人がスキューバダイビングを楽しんでいたり，全盲の人がロッククライミングを行い，世界大会で優勝している例もあります。これらの人たちは作業をすることを通して自分自身の可能性を高めて成長し，別の作業につなげたり，さまざまな人と出会い，新たな役割を担ったりしています。また，こうした事実を知ると，直接これらの人たちと話をしたことがなくても，人間の限りない可能性を感じたり，何かを諦めかけていた人がもう一度がんばってみようといったように元気をもらったりもします。このことは障害のある人が，危険を伴う作業であっても，その作業をすることを通して自分自身を成長させ，生活を豊かにするだけでなく，ほかの人の人生や生活を豊かにするための貢献ができることを示しています。もし，周囲の人たちが，不可能なこと・現実離れしたことを考えていると判断して，したいことをさせないようにしたとすれば，これらの人たちはどうなったでしょうか。

　作業療法士は，何かをしたいという人の夢を叶え，夢を新しく見つける支援を行う役割を担うのであって，夢を奪うことがあってはなりません。作業療法士が，人のしたいことを阻害するような存在であってはいけないのです。病気や障害がある場合，行うと危険であったり周囲の人にとても迷惑がかかると判断される作業も多々あります。そうした場合にも，作業療法士は，支援を「しない」「できな

い」という立場をとらず，「どうしたらできるか」「今すべきか」といった検討をその人とともに考えます。さまざまな情報を収集し，その人が行う予定の場所でその作業を行った場合，どのような危険があるのか，どの程度周囲が困るのかといった情報を提示し，行ったときのメリットとデメリットを十分にその人と一緒に吟味します。そして，するかしないかの決定に，その人がしっかりとかかわるように配慮します。最終的にその人が，たとえ危険であったり，周囲に迷惑をかけたとしても「する」と決めたときには，作業療法士は，その人と一緒にもっとも危険の少ない方法や迷惑がかからない方法を探索し，そのための環境を整えたり，やりかたを決めていく準備を始めます。その過程のなかでも，デメリットに遭遇したときに精神的に対処できる準備が整っているか，周囲がどのような反応を示しているのかなど，実際にその作業を行う前まで，その人とともに吟味しつづけていきます。この過程を通して，その人自身が，自分でしたいことを安易に決めるのではないこと，また安易に諦める必要がないことも学んでもらい，自分で自分の生活を形づくる作業を選択していけるようにするのです。つまり，行うと危険であったり，周囲の人に迷惑がかかる作業を「したい」という思いが伝えられたときに，作業療法士は「することを阻害する」「夢を奪う」のではなく，その人自身が危険や周囲の状況を含めて適切に吟味でき，正しく作業選択できるようになるための支援を行うのです。

　作業療法士にとって，障害の有無にかかわらず，人の作業的可能性について考え，理解を深めることは人権を守るためにも重要です。よい作業療法士になるには，自分自身の生きている文化などに影響され，よく考えることなく，その作業をすることが「よくないこと」と判断したり，「しないことが当たり前」と判断してしまわないための知識をもつ必要があります。作業療法士自身の偏見や固定概念が，知らず知らずのうちに人の作業権を奪うこともあるからです。

協働するということ

　すべての作業療法士は，「作業療法過程」おいて，協働的で，人中心の，作業に焦点を当てた過程にするための知識を身につけている必要があります。作業療法士がさまざまな活動への支援ができるのは，作業療法を受ける人と協働して作業ができるように取り組むからです。協働的な作業療法過程には，何ができるようになりたいのか，以前はどのように行ってきたのか，どんな材料や道具を使用するのかといった点について，作業療法を受ける人に教えてもらったり，一緒に検討したりすることも含みます。作業療法士は，その作業についてのさまざまな情報を，作業療法を受ける人に教えてもらいながら，その人が満足できる，あるい

は自分らしいと思えるやりかたでできるようにしていくのです。

「自分は医療従事者で『先生』と呼ばれるような職種だから，患者や利用者に何かを教え指導するのが役割であって，教えてもらうことは恥ずかしい」と思っているような人に作業療法士は務まりません。現代の作業療法では基本的に患者や利用者をその人自身の専門家として考えます。なぜなら1人の専門家が1人でするより，2人の異なる専門家が手を組んで，さまざまな意見を出し合って問題を解決したり，作り上げるほうが，よりよいものが生まれるからです。

自分以外の人（たとえ専門家であっても）が，勝手にやりかたを決めて，勝手に用意した道具や材料で練習を行い，専門家が「できるようになった」と判定しても，実際の生活ではその作業を行わない例は少なくありません。作業療法の研究でも，作業療法士が一方的に決めた方法で練習した結果，「おかしい」「しっくりこない」「やりにくい」，あるいは作業療法士が決めた方法を忘れてしまった，仕上がりに納得がいかないなどの理由で行わないことがあるということがわかっています。また，作業療法士が提案した道具を購入したのに家ではその道具を使わず，作業療法で練習した方法ではなく，自分で試行錯誤して考えた方法で行っている人もいて，こうなると作業療法にかけた時間とお金が無駄だったといわれても仕かたありません。時間とお金を有効に使うためにも，可能なかぎり協働して取り組む必要があるのです。

現代は，医療や福祉サービスを受ける人の満足度がとても重要視される時代です。作業療法士が満足のいくサービスを提供するには，ある人の作業を支援するため，あるいはより向上させるためには，どんなやりかたや道具になじみがあるのか，どの程度の仕上がりで満足するのか，どのやりかたがしっくりくるのか，などの情報が必要となります。そうした情報はその人と協働して取り組まなければ，得られません。また，一緒に協働して取り組んでみると，人は，必ずしも楽な方法を望んでいないことに気がつくこともあります。少しぐらい大変でも，自分になじみのある方法で，あるいは自分がよいと思う方法で行えるほうが，満足度が高く，実生活のなかで行われることも少なくありません。その人の生活を構築する作業となるような質の高い作業療法を実施するには，対象となる人だけでなく，その周囲の人とも協働しなければなしえません。このように，協働することの重要性や相乗効果などに関する知識は不可欠といえます。

人（クライエント）中心であること

クライエント中心，患者中心，利用者中心，あるいは対象者中心など，使用される作業療法場面で，日本語にはさまざまな表現方法がありますが，これらは，

表3　作業療法におけるセラピスト中心，クライエント中心，およびクライエント翻弄実践の違い

	セラピスト中心	クライエント中心	クライエント翻弄実践
クライエントと作業療法士の関係	クライエントは，疾患や作業療法に関して知識がなく，適切な判断ができない存在であり，作業療法士がクライエントに最良と考えるものを提供する関係	クライエントは，クライエント自身の専門家として存在し，作業療法士は作業の可能性を判定する専門家として，お互いの意見や考えを尊重し，認め合う関係	クライエントはサービスの受け手であり作業療法士にとって君主的存在であり，作業療法士は可能なかぎり要望を受け入れる関係
評価内容・目標・プログラム内容の決定者	作業療法士	クライエントと作業療法士が協働して決定	クライエント

いずれも，client-centered の日本語訳であり，作業療法の対象となる人（person）を中心に実践することを指しています。WFOT の作業療法の定義には，「作業療法は『クライエント中心』の実践である」と明示されており，作業療法におけるクライエント中心とは何か，なぜクライエント中心でなければならないのか，という知識は作業療法士にとって不可欠です。

◆ クライエント中心，セラピスト中心およびクライエント翻弄実践の違い

　作業療法が医療に位置づけられてから，還元主義的医学モデルの枠組みで実践が行われていたので，ほかの医療職と同様にセラピスト中心の実践が，作業療法でも当たり前でした。そのため，1990 年代に入り，クライエント中心の実践へと移行する動きが始まったときには，セラピスト中心の実践のほうがよいという意見もありました。セラピスト中心の実践がよいと思う作業療法士のなかには，十分な知識がないために，クライエント中心の実践を，クライエントの要望に振り回されるだけで，作業療法士が専門家としての役割をしっかりと担えない状況となるため望ましくないと誤って認識している人も少なくなかったのです。実際に，クライエント中心の実践に関する知識が乏しい人で，クライエント中心の実践をしている人のなかには，クライエントの要望をとにかく叶えようとして，翻弄されている人もいました。つまり，クライエントに振り回される実践（クライエント翻弄実践）のことを，クライエント中心の実践だと勘違いしていた人もいたのです（表 3）。一方で，セラピスト中心の実践をしているのにもかかわらず，自分はクライエントのことを真剣にいつも考え，クライエントにとって最良と考える作業療法を提供しているから，クライエント中心の実践をしているのだと思い込んでいる人もいました。

　クライエント中心の実践では，作業療法士がクライエントをクライエント自身

の専門家として認めることを前提としています。そして，作業療法士は，その作業療法過程において，作業療法士とクライエントは専門家として集まり，対等な立場で，お互いの意見を尊重し，そのクライエントにとってよりよい「作業療法」を協働して作り上げていくという治療・支援関係を築けるように努めます。評価項目立案，目標設定，プログラム作成，成果評価のすべての過程において，クライエントに意見をもらい，協働して決め，同意を得るのです。

　取りかかるべき作業の優先順位が，作業療法士とクライエントでは異なる場合もしばしばあります。作業療法士は，専門家として考えを述べ，クライエントが重視する作業と作業療法士が重視する作業との長所と短所を分析し，専門家としてきちんと説明します。そのうえで，クライエントの意見を尊重しながら決めていくのです。病気になって入院する人たちの多くは，専門家である医療従事者が自分にとってベストだと考えられる治療・支援方法を決めてくれて，それが提供されるものと思っています。自分が自分自身の専門家として，治療過程に協働して加わるという考えがありません。このため，作業療法士は，病気や障害のある人とは特に，クライエントにクライエント自身の専門家としてしっかりと作業に取り組んでもらえるように，慎重に関係性を築いていくことが求められます。

　「クライエント中心といっても，自分のことを適切に話せない人の場合はどうなるのか」という疑問がわくかもしれません。この場合，まず，誰が作業療法のクライエントなのかを決めるところから考える必要があります。作業療法の対象となる人が自分の作業について話ができない場合，「家族や介助者など，その人が作業をうまくできないことで困っている人をクライエント」ととらえて取り組むこともできます。また，「病気や障害があり適切に自分のことが話せない人と，その家族とを合わせてクライエント」としてとらえ，取り組むと決めたのちも，家族とだけ向き合うのではなく，病気や障害のためうまく話せない人が述べていること，行動やジェスチャー，表情などに表れた作業に関することは，すべて貴重なクライエントからの情報として重視し，可能なかぎり一緒に取り組みます。

◆ 作業療法がクライエント中心の実践でなければらない理由

　現代では，どの医療職もクライエント中心の実践を行うことが前提とされるようになりました。しかし単純に，他職種もクライエント中心の実践を行っているから作業療法も"クライエント中心"となったわけではありません。作業療法は，なぜ，クライエント中心でなければならないのでしょうか。その大きな理由は，作業療法は作業に焦点を当てた実践だからです。作業は，その人のしたい，する必要がある，することを期待されている活動あるいは生活行為のことを指しています[2]。どの活動をしたいのか，する必要があると思っているのかを，作業療法士が勝手に決めることはできません。これまでにどのような作業経験があり，ど

のように作業をしてきたのか，今後どのように作業をしていきたいのかなど，クライエントから教えてもらわないとわかりません。どの作業が，その人にとって重要であるのか，あるいは優先順位が高いのかについても勝手に決めることはできません。勝手に決めて間違っていたら，それこそ作業の専門家として信用されなくなります。客観的にみて，「この人にはこれがうまくできることが重要だ」と判断される場合においても，本人が重要だと認識していなければ，作業の治療力は引き出されず，繰り返し作業の練習を行っても，必要な技能が身につくのに時間がかかります。作業に焦点を当てた効果的な実践とは，クライエント中心の実践でなければ成り立たないのです。さらには，現代社会では，ほとんどの病院において患者中心の医療を提供することが掲げられています。また施設でも，利用者中心のサービスを提供することが理念に掲げられています。病院や施設の理念に合わせた実践を行うことが作業療法士に期待されます。仮に患者あるいは利用者中心の理念の掲げている職場で働いているのに，セラピスト中心の実践を行っていたとすれば，その理念に反することになるので問題です。

　最後に，クライエント翻弄実践について考えてみます。作業療法において，クライエント翻弄実践が成り立つとすれば，クライエント自身が作業の専門家であり，医療の知識をもち合わせた作業療法士のような人である場合のみです。ほとんどの場合，クライエントは作業の専門家ではないし，医療の知識ももち合わせていません。作業療法士が，専門家としての意見を述べることもなく，よりよい方法を提案することもないまま，作業の専門家でもなく医療の知識ももたないクライエントの述べることに従うだけなら，その実践内容は作業療法士でなくてもできるでしょう。クライエント翻弄実践は専門家として問題であるとの認識が必要です。

作業療法理論やモデルを理解していること

　WFOT は，作業療法士は作業療法理論の知識があることを前提としています。作業療法理論あるいはモデルは，人−作業，作業−環境，そして人−環境−作業に関する知識を統合して形づくられたものです。理論やモデルは，なぜ人が作業を通して成長・回復し，どう作業をすることで健康や幸福を促進・維持できるか，また，なぜ作業ができないと成長や回復が妨げられたり，健康や幸福を損ねることになるのかについて説明しています。理論やモデルは，盲目的に信じるものではなく，実践することでそれらが提示していることが本当に正しいかどうかを検証するためのものであり，誤っていたり不足していたりすれば，理論やモデルを正し，作業療法に携わる者が一丸となって，よりよいものとなるよう吟味を積み

重ねるべきものです。クライエントに作業の専門家として，根拠に基づいた説明をするために，人－作業，作業－環境，そして人－環境－作業に関する膨大な知識を1人の作業療法士で集め，統合し，検証するのは不可能です。作業療法理論やモデルを勉強することを通して，効率よく人－作業，作業－環境，そして人－環境－作業に関する知識を得ることは，作業の専門家として不可欠といえます。

　経験の長い作業療法士のなかには，「作業療法理論やモデルなど知らないし，勉強などしたことはないけど，作業療法士としてこれまでやってきた。理論やモデルは知る必要はないのではないか」と述べる人もいます。第1章で紹介したように，日本に作業療法が誕生した1960年代は，まだ作業療法学が十分に発展しておらず，作業療法理論やモデルは存在していませんでした。つまり，その作業療法士が若いときに作業療法理論やモデルを勉強したくてもできなかったので，自分の知りうる知識の範囲で模索しながら経験を積むしかなかったのです。とはいえ，この作業療法士は，作業療法学の発展についていっていません。すでに理論やモデルで提示されている仮説，あるいは検証されてわかっていることを，長い時間をかけて経験を積み重ねて模索するのは非効率であり，それにつき合わされるクライエントも迷惑といえるでしょう。よい実践をするために，第2章に示されているような理論やモデルは当然知らなくてはならないのです。

3

もつべき技能

最低限，身につけているべき技能

　作業療法士が「作業を通して健康と幸福に貢献するため」には，多様な技能（skills）が必要とされます。知識をもっているだけでは作業療法はできません。知識をもっていると，人－環境－作業の関係と健康との関係を理解するのに役立ちますが，人－環境－作業の関係がどうなっているのか評価し，作業ができない原因は何であるのかを分析し，原因を取り除くための治療・介入・支援を行う技能がなければ，作業を用いて心や身体の回復・発達を助けることも，作業をその人の生活のなかにしっかりと結び付けることもできません。作業は，使いかたを誤ると，健康を大きく害することとなります。適切に作業を扱うために，もつべき知識をもったうえで，3 章 1 の表 1（→90 頁）や 3 章 2 の表 1（→92 頁）に示される技能を身につけている必要があります。

作業療法士が実践で用いる作業の可能化のための技能

　カナダ作業療法士協会（2000 年）は，作業ができるようになるため，そして，作業をしっかりと生活に結び付けるための主要な技能として，適応，代弁，コーチ，協働，相談，調整，デザイン・実行，教育，結び付け，特殊化の 10 種類を挙げています（2 章 2 の表 6→52 頁）。作業療法士が働く場所によって，各技能に必要なレベルの深さは異なります。また，これらの技能は，単独で使用されることはほとんどなく，支援を行う際には，組み合わせて使用されます。どこで作業療法士が活躍するにしろ，協働の技能が高いことは，よりよい成果を生むには不

可欠です。なぜ10もの技能を必要とするかといえば，作業ができるように，そして作業と結び付くために，作業療法士が，人−環境−作業とその相互関係を含めて解決策・支援策を見出すためです。作業は，手足が動くようになってくれば，それに従ってできるようになるというような単純なものではありません。一緒に作業を行う人，道具，場所，やりかたなどを変えるだけで，作業の可否が変化します。そして，作業をする意味が変化することで，その人の作業への意欲も変わります。作業ができるようになるために，変化させなければならないことによって必要となる技能が変わるため，多様な技能が必要とされるのです。

◆ 誤った技能の使いかたと専門職としての役割

多くの病院の理念に，クライエント中心の医療を提供することが謳われていますが，日本では，まだ疾患中心の医療を提供しているところが多いのも事実です。疾患中心の考えの環境で働いていると，10の技能のうち特殊化の技能が高ければほかの技能は低くてもよいというように，作業療法士自身が誤ってとらえてしまうことがあるようです。特殊化の技能には，手足や身体の一部を回復・発達させるのに効果的だと考えられる徒手療法のような手技も含まれます。こうした手技を用いて，手足や身体の動きの回復や発達を促進させたり，あるいは痛みを軽減させると，たとえ作業ができるようになっていなくても，クライエントからは感謝され尊敬されることも多くあります。また，昔ながらの治療者−患者関係（治療者が上で，クライエントは下の立場）が形成されやすくなるので，作業をできるようにするという専門職の役割を果たしていないのに，自分はセラピストとしての価値が高いと思ってしまう人もいるようです。

特殊化の技能が高いことは肯定すべきことです。しかし，こうした手技のみに傾倒し，心や身体の一部は回復・発達がはかれたものの，作業はできるようにはならなかったという結果となることは，作業療法士としては絶対に避けなければなりません。心や身体の一部を回復・発達させる手技において作業を用いることはほとんどありません。また，他職種が自らの専門性を発揮するために開発した手技であることも多いので，その手技を用いるだけでは，作業療法士としての専門性を発揮しているとはいえません。特殊化の技能も，作業療法ではあくまでも作業の可能化のために使われる1つの技能という位置づけであり，それだけでは専門性を発展させることはできないという認識をもちながら，特殊化の技能をうまく使いこなすことが重要となります。

作業療法士として人−環境−作業に関する十分な知識があれば，心や身体，手足の一部が回復したり，あるいは発達したとしても，作業はできるようにならないケースが少なくないことは十分に理解できているはずです。そして，心や身体の回復や発達が芳しくなくても，適切な作業療法によって作業ができるようにな

ることが多いということも知っているはずです。さらには，生活のなかで行える作業がほとんどない状態の人は，せっかく病院や施設で回復した能力があってもそれを発揮することなく維持どころか低下させてしまうことも多くあります。一方で作業ができるようになってから日常生活に戻った人は，能力の維持，あるいは継続的な心や身体の回復が得られていることも知っているはずです。作業療法士は，たとえ疾患中心の医療が展開されているような病院に勤めていても，心や身体の回復・発達のみに着目した近視眼的なものの見かたにならず，生活のなかに根づく作業ができるようになるために，特殊化の技能をいつ，どのように使うかについて，人－環境－作業の知識をふまえて適切に判断できなければなりません。つまり，作業ができるように支援するため，また生活にしっかりと作業が根づくために，どの技能をいつ，どのように使用するか，技能の組み合わせを含めて適切に判断できる「技能」も必要とされるのです。

◆ 一般の人が簡単にもちえない技能

3章1の表1(→90頁)，3章2の表1(→92頁)あるいは2章の表6(→52頁)に示した技能は，一般の人が簡単にもちうるものではありません。また，たとえ医療や福祉の従事者であっても，作業の専門職として働いていなければ，高められる技能でもないことがわかると思います。たとえ作業療法士になったばかりでも一般人よりは高い技能をもってはいますが，人々の多様な様相に合わせて効果的に作業ができるようにクライエントとともに取り組むのは容易ではありません。作業療法士はクライエントと作業に取り組むときに必要な技能だけでなく，定期的に研修会などに参加し，実践で行ったことをまとめて勉強会や学会などで発表し，ほかの作業療法士と意見を交換する時間をもつといった，作業を通して健康を促進するための知識と技能を継続的に高めていくための「技能」も不可欠といえるでしょう。

作業を治療・介入に用いる実践に必要な技能

作業療法士は，作業を用いて治療・介入を行います。しかし，国家資格をもつ作業療法士でも，作業を用いた治療・介入は容易ではなく，用いる際にさまざまな困難に直面します。また，その困難は，作業の治療・介入開始前から生じます[6,7]。先に述べたように，作業を治療・介入に用いる実践に必要な技能は多岐にわたります。それらの技能を身につけるためには，人－環境－作業に関する最新の知見を求めつづける姿勢と，作業を用いるための研修会などへの参加，そして，クライエントとともに協働して作業を行う経験を積むことが必要とされており，

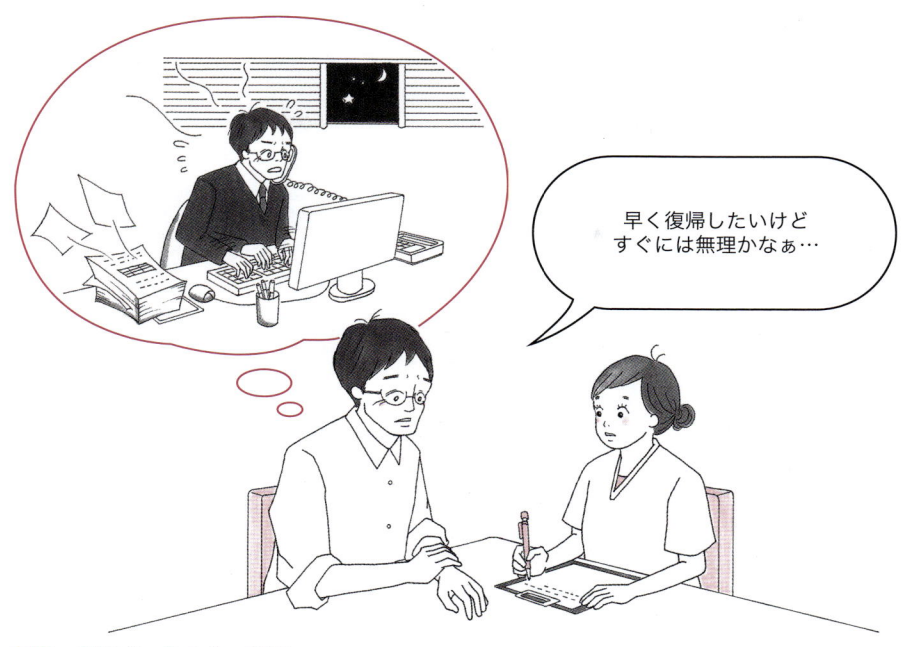

早く復帰したいけど
すぐには無理かなぁ…

図1　開始前　その１：背景

これは，作業療法士として活動するからには継続的に身につけるべきものでもあります。

　では，作業を治療・介入に用いるための実践例として，直面する困難とそれを乗り越えるために必要な技能について，① 治療・介入開始前と，② 治療・介入開始中に分けて，「料理をしながら身体の麻痺の回復」を目標としたタカノさんの事例をもとに解説してみます。

◆ 作業を用いた治療・介入開始前

　作業を用いた治療・介入の際の困難については，治療・介入開始前から，多くの作業療法士が経験しています。開始するのが一時的に困難となり，それを乗り越えるにはどのような技能が必要であるか考えていきましょう。

　事例　開始前　その１

背景（図1）

　タカノさん（40歳台）は，脳血管障害で仕事中に倒れて搬送され，発症後1か月でリハビリテーション病院である当院に転院となりました。子どもは2人おり，妻はパートで働いているものの収入は多くはありません。

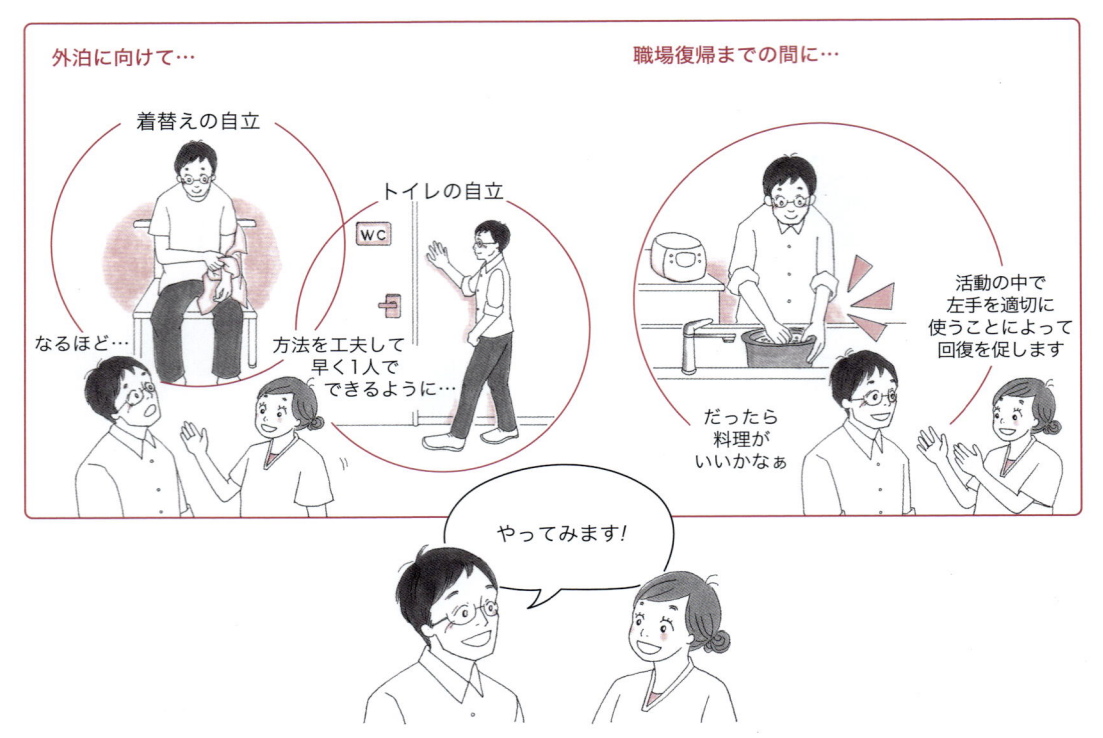

図2 開始前 その1：作業療法プログラム内容と本人の同意

タカノさんが働かなければ食べていける状況ではないので，本人も妻も早くよくなって，少しでも早く仕事に復帰しなければと考えていました。

しかし本人との面談で，自分の麻痺の回復が遅いことに気がついていること，また，仕事が忙しくてこの病気になったとも思っており，2～3か月先となる退院後すぐに，激務だった仕事に復帰するのは無理ではないかと考えはじめていることなどがわかりました。タカノさんは退院後数か月は，自宅で療養しながら様子をみて職場復帰するのが現実的だというイメージをもちはじめていました。

作業療法プログラムの内容と本人の同意（図2）

作業療法士とともに，まず，外泊するためにできるようになりたい作業と，2～3か月後の自宅復帰から職場復帰までに行うであろう作業は何かを検討しました。

タカノさんは，外泊のためには身の回りのことの自立が必要だと考え，また，これまで趣味で料理をしてきたことは自宅復帰後も役立つだろう

という結論となりました。作業療法士は，外泊のこともあるので，早く身の回りのことが自立することを念頭に取り組むよう提案しました。また，移動能力向上に合わせて（車椅子→歩行），家の環境をふまえてやりかたを適宜検討し練習していく必要があることも伝えました。料理については，できるようになることが主目的ではなく，当面は主に身体の麻痺の回復（運動コントロール改善）を目指すための手段として行っていくこと，また，回復に合わせて麻痺側を生活の場で適切に使用する方法を学ぶ内容のプログラムを提案しました。タカノさんも同意し，翌日から取り組むことになりました。

タカノさんは，前院ではベッドに寝て，あるいは座って身体や手足を動かす反復練習や平行棒内の歩行練習をするだけだったので，仕事に関係することは何ができて何ができないのかがまったくわからない状況でした。また，外泊で家に帰っても，身の回りのことすら手伝いが必要な状況のため「家族のお荷物になるだけではないか」と漠然とした不安をもっていたこともあり，料理を含めた作業療法プログラムの提案には満足し，決定後の表情はとても明るくなっていました。

「悠長に料理なんてしている暇はない！」──家族（妻）の反対（図3）

翌日，タカノさんは作業療法士に会うなり，「料理はしない」「なるべく多く手足を動かす練習をお願いします」といいました。話を聞くと，妻が夕方面会にきて，タカノさんが「明日から作業療法で料理をしてみるよ」と述べるや否や急に怒りはじめ，「悠長に料理なんてしている暇はないでしょ！ ともかく，早く手足が動くようにするっていうことだったでしょ！ しっかり訓練して，少しでも早く仕事に戻ってくれないと困るのよ。子どもだっているのに。そのための入院なんだから，しっかり手足を動かすリハビリをして！」といわれたとのことでした。

タカノさんは，「このような病気になり妻にとても心労をかけたことで，相当にストレスを感じているようだ。自分の考えはどうであれ，妻が思うようなリハビリをしなくてはならないと感じた」と述べ，なぜ料理をするのかの説明をすることもできないまま，料理を用いたプログラムをしないことを決めたのです。

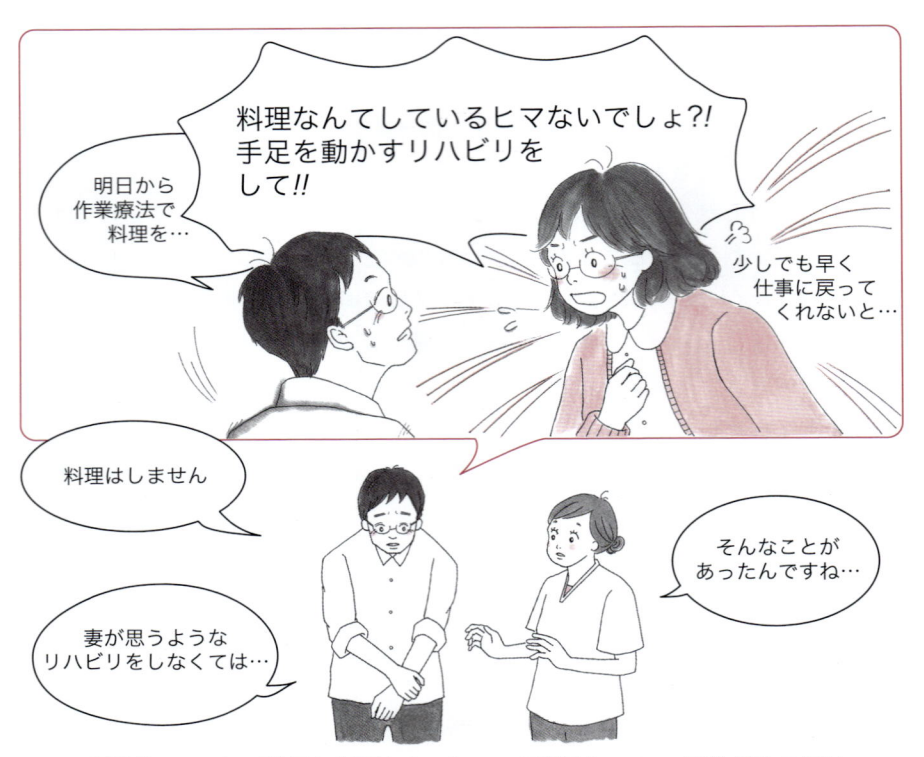

図3 開始前 その1：「悠長に料理なんてしている暇はない！」—家族（妻）の反対

　タカノさんの妻のように，作業を用いた治療・介入の効果について，一般の人は十分な認識がないことが多いので，治療・介入を行う前に，効果的であると考えられるプログラムをクライエントに拒絶され，提供することが困難になることがあります。もし作業療法士が，タカノさんのように「作業をしない」と述べるクライエントに合わせて，そのまま作業を用いない反復動作練習のみのプログラムを行うことになると，理学療法との違いが不明瞭になります。むしろ理学療法で行うべき内容しか作業療法で行っていないということなれば倫理的にも問題です。さらには，作業を用いた治療・介入が，脳の再組織化に効果があることを示唆する近年の研究知見に基づいても，タカノさんのような中枢神経系疾患による運動麻痺のあるクライエントにとって作業を用いないプログラムは最良とはいえません。しかし，「したくない」というクライエントに対し，その人にとって必要な作業であると考えられる活動であっても，強制的に行わせることはできません。とはいえ，「したくない」といわれたからといって何もしなければ，「クライエントの望むとおりのプログラムにした」と作業療法士が主張しても，クライエントや家族から「きちんとした説明がなかった」として，作業を用いないプログラムで成果が上がらなかった際には責任を問われるかもしれません。この作業療法開始の時期は，クライエントが「クライエントの専門家」として，作業療法士が「作業

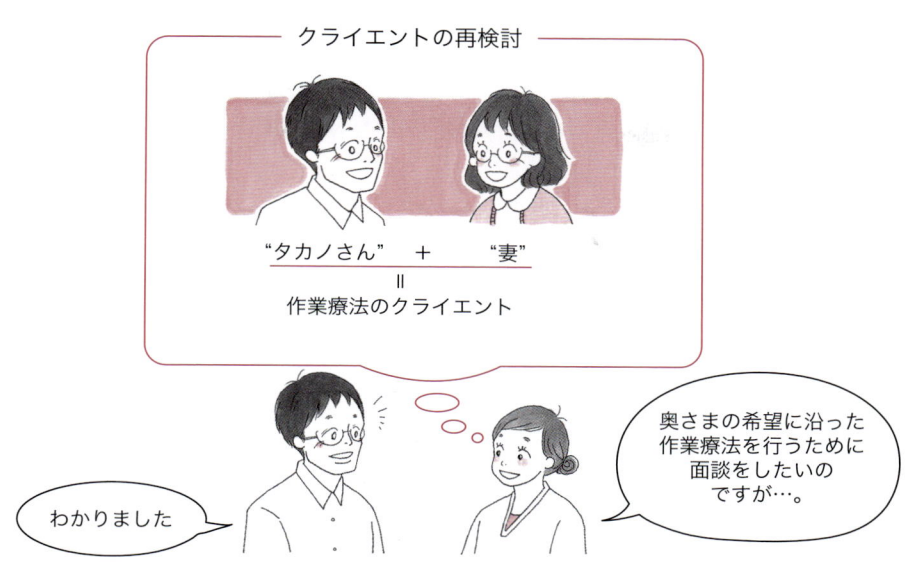

図4 開始前 その2：タカノさんと妻を「クライエント」として考える

の専門家」として，お互いの意見を述べ，話し合い，しっかりと協働して作業療法に取り組む体制を作るための大事な時期でもあるので，作業療法士は適切に技能を用いて，慎重に進めていく必要があります。

それでは次に，この困難をタカノさんの作業療法士はどのように乗り越えたのか，具体的にみてみましょう。

[事例] 開始前 その2

タカノさんと妻を「クライエント」として考える（図4）

作業療法士は，「料理はしない」と申し出のあった日は，タカノさんの心情を察して料理を用いたプログラムは実施せず，タカノさんが望む体幹・上肢の反復動作練習とトイレや入浴の自立にかかわる支援を行いました。タカノさん本人には，作業を用いた場合の運動コントロール改善の可能性と効果について説明をしていましたが，妻には直接説明をしていませんでした。そこで，妻の思いに沿う作業療法プログラムを計画するため，妻との面談がしたいことをタカノさんに伝え，了解を得ました。

この出来事が起こる前までは，タカノさんは自分の考えを述べる人だったので，"作業療法のクライエント＝タカノさん"と考えていましたが，タカノさん自身が，自分のリハビリテーションのプログラムを，「妻が思うよ

うなリハビリにしたい」と考えていることから，作業療法士は，"タカノさん＋妻＝作業療法のクライエント"としてしばらく取り組むことにしました。

タカノさんだけでなく，妻に仕事を絡めて，作業を用いた治療効果を説明する（図5，6）

　病棟の看護師に事情を話し，面会にきた妻に作業療法士が面談を希望していることを伝えてもらい，面談ができるように調整をしてもらいました。

　面談では，作業を用いない反復動作練習だけでは，生活や仕事で必要とされる複雑な動きが習得できないかもしれないこと，実際に生活や仕事上使用する道具や材料を用いた練習を行うことが脳の再組織化に効果的な可能性があり，麻痺の改善に役立つことなどを説明しました。また，実際の生活で行う予定の活動をふまえた練習は，楽しみながら行える部分があるので，遊んでいるようにみえることがあるが，実は単純な反復動作練習よりも動作的にも労力的にも大変なことが多い点など，具体例と研究知見に基づいた説明を行いました。また，反復動作練習であれば，自主トレーニングや理学療法でもできるので，回復の可能性を広げるためにも，作業療法では作業を用いたプログラムを試みることをタカノさんに提案していると伝えました。

　すると，妻は，「それであの人，急に料理をするって言い出したんですね…。料理をするって聞いて，最近落ち込んでいる感じもあって，私，てっきり病気に立ち向かわず，回復を諦めて，仕事への復帰の取り組みから逃げ出すのかと思ってしまって，怒っちゃったんです。料理なら私がするからって」と述べました。作業療法士はタカノさんがけっして逃げようとしていないことを，作業療法面談時の様子を伝えながら説明を行いました。

　また，作業を用いた方法は，作業療法室での身体の動きの回復を促進する練習だけでなく，普段の生活のなかで回復を助ける動きの仕かたを学ぶこととなるので，自宅復帰後の生活リハビリテーションの方法も習得できることも伝えました。さらには，仕事に戻るには，身体の動きだけでなく，耐久性，集中力，計画性などほかのさまざまな能力の回復も重要なこと，身体の動きが完全に回復する前に職場復帰することも考えて，以前と異なる身体状況でさまざまな活動をうまく行う方法を身につけるには，今のうちに簡単な作業から難しい作業へと段階的に挑戦し，仕事へと結びつけていく方法も効果的であることを説明しました。そのうえで，職場復帰までの間，タカノさんに自宅で何をしてもらいたいか，外泊時から

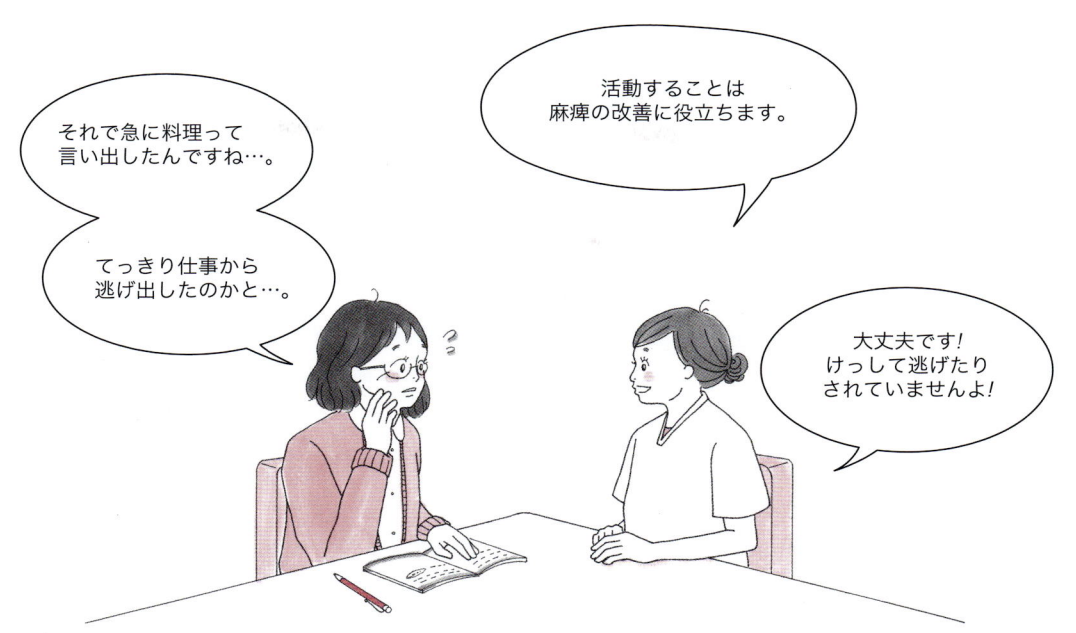

図5　開始前　その2：タカノさんだけでなく，妻に仕事を絡めて，作業を用いた治療効果を説明する①

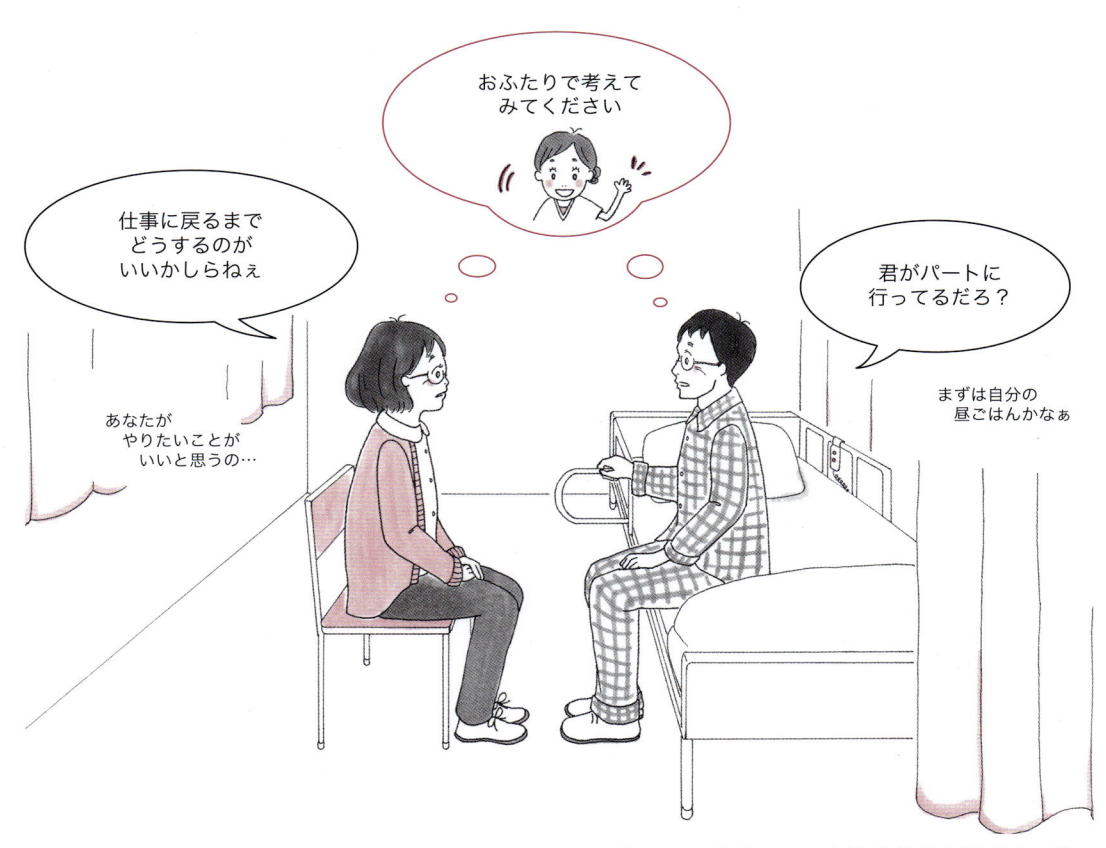

図6　開始前　その2：タカノさんだけでなく，妻に仕事を絡めて，作業を用いた治療効果を説明する②

徐々に始められることをあらためて妻にも考えてもらい，タカノさんと話をしてほしいと伝えました。

　作業療法士がタカノさんの仕事復帰に向けて，真剣に段階的なプログラムの計画を立てていることを理解した妻は，タカノさんと仕事に復帰するまでの間に，身の回りの活動以外にできるようになっているといいことについて話し合いました。その後，タカノさんから作業療法士に，料理をしながらの回復練習を行ってみたいという希望があらためて伝えられ，また妻からも，職場復帰に関する状況や情報が提供されるようになりました。

　この作業療法士は，先に述べた作業療法士に必要とされるさまざまな技能を用いて，作業を用いる治療・介入にかかわる困難を乗り越えています。まず，作業療法士は誰を作業療法のクライエントにすべきかを再検討し，“タカノさん＋妻＝クライエント”と考えることにしました。積極的に妻に作業療法目標およびプログラム作成に参加してもらえるよう働きかけることにしたのです。タカノさんは，作業療法士の説明により「運動コントロール改善と作業を用いることの有用性」について理解し，協働して作業療法プログラムの計画を立てることができていました。つまり，この作業療法士はタカノさんに「運動コントロール改善と作業を用いることの有用性」を“教育”する技能や“協働”する技能が十分あったのです。しかし，タカノさん自身は妻が納得するまで“教育”する，あるいは“協働”する技能をもち合わせていなかったので，作業を用いる治療・介入計画は中断されることになりました。作業療法士は，タカノさんの「妻の思うようなリハビリをしたい」という気持ちを理解するだけでなく，妻が夫の話を聞かないで怒る状況から，家族の将来の見通しが立たないために妻も不安やストレスを感じていることを推察しました。そこで，タカノさんに対し，妻を教育する技能を身につけるようなアプローチはこの困難を乗り越えるのに適切でないと判断し，タカノさんの退院後の生活の見通しを妻と一緒に立てながらプログラムを考えていくことが望ましいと判断したのです。これは，作業療法全体にかかわる“デザイン”技能があってこそできることだといえます。

　次に，実際の妻への働きかけですが，妻は，仕事を終えて子どもたちに夕飯を食べさせてから面会にきており，作業療法士は容易に妻に会える状況にはありませんでした。そこで，看護師に作業療法プログラムを決めるための重要な相談を妻にしたいことを説明し，面談設定をしてもらいました。タカノさんがしっかりしている人だっただけに，看護師からは現段階での妻との面談の必要性を疑問視

されたので，ここで作業療法士は"交渉"技能を必要としたといえます。面談では，妻に対して，作業療法とは何か，作業を用いることによる治療効果，仕事に対しての支援などに関する説明を行い（"研究知見を応用"する技能，"教育"する技能），作業療法への理解を深めてもらったのち，タカノさんが積極的に麻痺の回復を試みるために，また職場復帰準備のためにも料理をしてみようと考えたことや，妻の考えにも沿うリハビリテーションを行いたいと思っていることを伝えました（"代弁"する技能）。そのうえで，しばらくは作業療法プログラムの内容をタカノさんと妻で決めていけるような働きかけを両者にしました（"教育"および"調整"する技能）。この結果，タカノさんと妻は，職場復帰を念頭にどのような作業療法プログラムがよいかの意見交換ができるようになりました。妻も，作業療法士に直接意見を求めるようになりました。

　この作業療法士は，作業療法士として当たり前のことを行ったといえます。しかし，この作業療法士が用いた技能のうち，どれか1つでも十分なレベルに達していなかったら，作業を用いた治療・介入の開始には至らなかったかもしれません。一般の人に，心身機能の回復や発達，維持のために作業を用いた治療・介入を行うことが当たり前と思ってもらえるようになるまでには，まだ時間がかかりそうです。病気になったときに医師に薬を処方してもらうのが当たり前と思うように，病気になったときに作業療法士に作業を用いた治療・介入を受けることが当たり前と思ってもらえるようになるまでは，ここで説明したようなさまざまな技能をもち合わせ，駆使する必要があるといえます。

◆ 作業を用いた治療・介入中

　個人に対する作業を用いた治療・介入目的には，大きく分けると以下の3つがあると考えられます。
　①心身機能の維持・向上をねらう実践
　②作業遂行技能の維持・向上をねらう実践
　③心理的側面の変化をねらう実践
　集団に対する作業の場合，さらに，以下が加わります。
　④社会的側面の変化をねらう実践

　いずれの目的で実践を行うにしても，作業を用いるかぎり，完全に別々に扱うことはできません。常にこれら3つ（あるいは4つ）を多かれ少なかれ取り混ぜながら実践を行うことになるので，これら3つ（ないしは4つ）を扱う技能が作業療法士には必要です。
　作業を用いて心身機能の向上を目指すことになった，前出のタカノさんの事例で考えてみましょう。

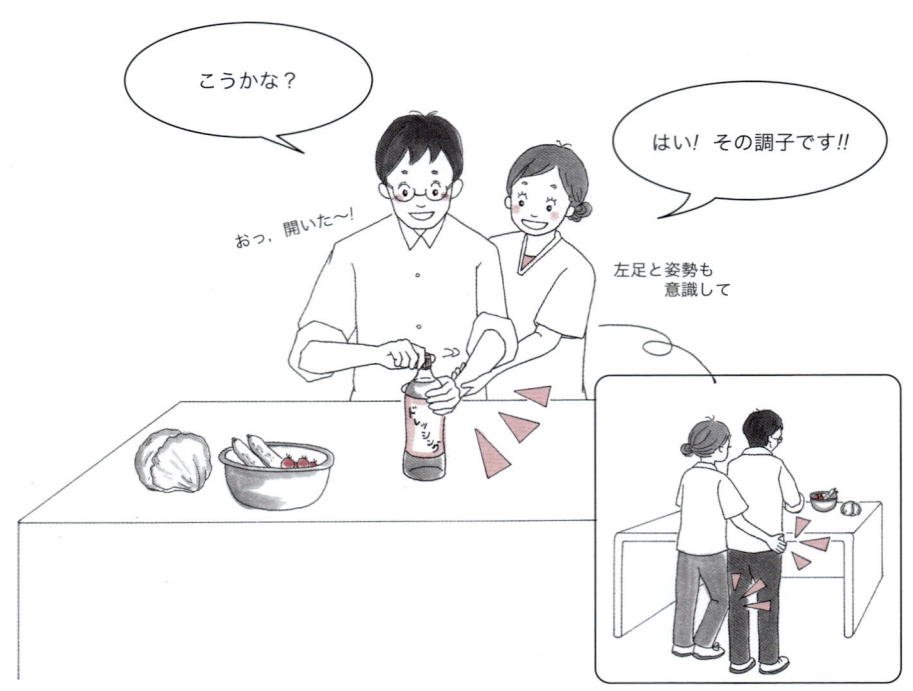

図7 治療・介入中 その1〔作業を用いた麻痺側（左）上下肢・手指の機能回復のための促通場面〕

[事例] 治療・介入中 その1（図7）

　作業療法士とタカノさんは，料理を用いて，タカノさんの運動コントロール改善のための練習を開始することになりました。

　タカノさんは，病棟では車椅子を使用して移動していましたが，すでに理学療法では平行棒内歩行練習を始めていたので，作業療法士は立位およびつかまり歩行にて料理をすることにしました。

　タカノさんは何もしていないときには，立位にて左右対称姿勢（上肢はカウンターの上に乗せて手指伸展位，手関節背屈位，前腕回内位，肩関節・肘関節軽度屈曲位）を保持することができ，また，体幹と下肢を左右対称に保持し，左手をカウンター上に保持したまま，右手を左右上下に動かすことも可能でした。しかし，右手で調味料の蓋を開けたり，包丁で野菜を切ろうとしたりすると，無意識に右方へと体重移動が起こり，それと同時に体幹が左へと回旋し，左側の体幹がカウンターから離れ，また左側に共同運動パターンが出現し（手指屈曲・前腕回外・肘屈曲・肩関節外転・伸展方向へと運動が起こり），左手はカウンターからすべり落ち，両手で

行う動作（左手で物を支え，右手で物を操作する）が行えなくなることがわかりました。

　立位にて，両手を用いる動作をしながら左手上肢の分離運動を促す練習を行うにあたり，右手で物を操作する際に右下肢へと体重移動しないで左右対称の姿勢を保持し，カウンターに対して身体を適切に位置づけ，それを維持するという作業遂行技能を習得する必要があると，作業療法士は判断しました。

　このタカノさんの事例のように，左上肢麻痺の回復のための治療，つまり運動コントロール改善のための練習を作業を用いて行う際には，作業のなかで，左上肢の運動能力を十分に発揮できるような作業遂行技能の習得がまず必要となります。つまり，作業療法士が心身機能回復のための治療を行う目的で作業を用いる際には，心身機能の回復を促す最良の運動を引き出すために，作業遂行技能を獲得するための介入も必要となることが多いのです。作業遂行技能評価と技能習得のための介入技能がともに高くなければ，効果的に心身機能回復のための治療ができないというわけです。

　次に，心理的な側面への評価・介入技能についても事例を通して考えてみましょう。

事例 治療・介入中 その2（図8）

　タカノさんにとって，作業療法場面で料理をするのは，料理好きで趣味として休みの日にしていたというだけでなく，退院後，子どもが学校に行っている間（9〜15時）にパート勤めをしている妻に対し，「自分のために昼ご飯まで用意させたり，昼ご飯を作りに職場から帰ってきてもらうのは申し訳ないから，自分でなんとかしたい」という思いがあったからでした。また，妻のパートが休みのときにしか外泊ができないのも情けない気持ちがあったようです。

　作業療法で，運動コントロール改善のために料理をしていたタカノさんでしたが，麻痺の改善とともに，自分の身体や左手の使いかたもうまくなり（作業遂行技能も高まり），料理をすることに自信がついてきました。また，外泊中も身の回りのことは1人でできる自信がついたようです。外泊中に，妻の職場から「急に人手が足らなくなった」と連絡があり，妻が昼

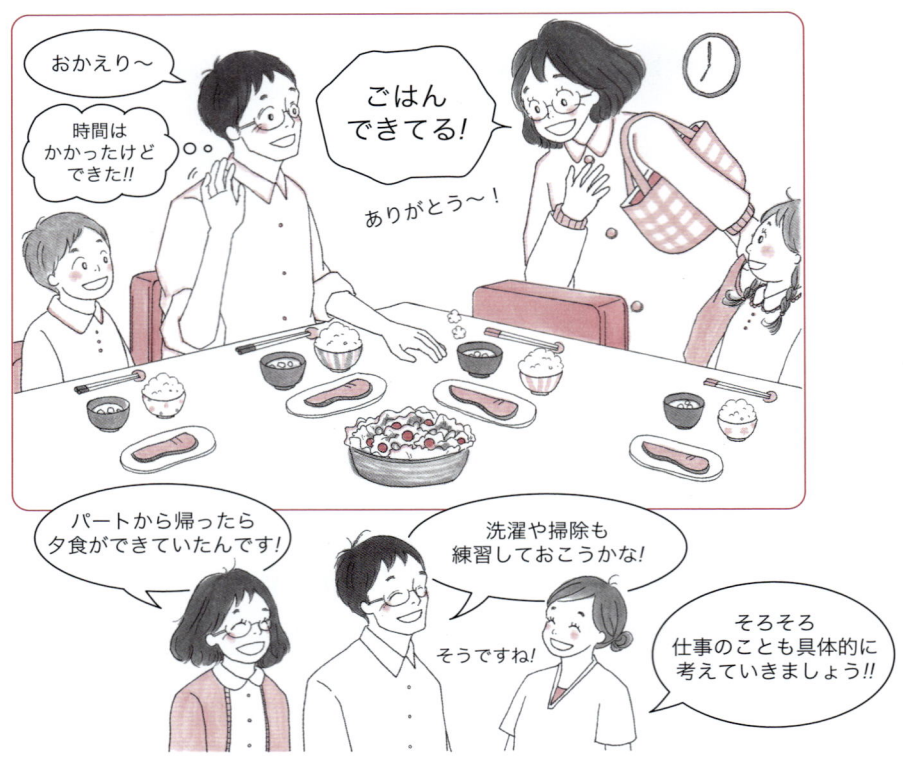

図8 治療・介入中 その2（作業療法の成果としての生活の再構築の始まりと次の目標設定）

から夕方までパートに出ることになった際に，妻の代わりに夕飯を作ってみたところ，時間はかかったものの無事に作ることができました。妻も「パートで疲れて帰ってから夕飯を作らなくてすんだ」と喜んでくれたとのことでした。

　その後，妻は作業療法士に，「退院後は，子どもも『パパのご飯おいしい』といっているし，しばらくは夫が家のことや子どもの世話をしてくれればいいなと思います。夫には職場復帰はしてほしいけど，あまり無理して再発しても困るし，夫が復帰するまではパートの仕事を増やせる見通しが立ったし，様子をみながら慌てずにやろうと思います」と述べました。タカノさんも，「退院後は，妻の代わりに家のことをしばらくやってみようと思っています。退院までに，料理だけでなく，掃除や洗濯，買い物なども少しここ（作業療法室）で練習しておくといいかと思っています」と述べました。

タカノさんのように，手足・身体の機能回復のために始めた作業であっても，うまくできるようになったときには，その意味が変わることは少なくありません。また，手足・身体の機能回復のために作業をしていたにもかかわらず，ある作業ができるようになると，ほかの作業を行う意欲へとつながることも多いのです。つまり，心身機能の回復にとらわれていた人が，退院後の自分自身の生活の現実的な見通しや，生活の再構築を考えはじめるようになるのです。

しかし，作業経験は人にいつも心理的に肯定的な変化を与えるわけではありません。タカノさんの場合も，作業療法開始1か月後には適切に身体や手足を動かすことが徐々にできるようになり，同時に安全に効率よくさまざまな作業ができるようになってきていましたが，いま自分ができることをふまえた仕事復帰を考えたときに，入院前に思い描いていたような形での復帰は到底無理だという現実に直面することになりました。回復を実感し作業がうまくできるようになる喜びを感じながらも，焦ったり，落ち込んだりすることもあり，心理的にはいつもよい状態であったとはいえませんでした。もしタカノさんが，トイレやお風呂などの身の回りの自立練習や歩行練習，手足を動かす単純練習しかしていなければ，高度なあるいは複雑な作業ができるようになるのにどのくらいかかるのか，いま自分がどの程度そのような作業ができるのかなどといったことがわからないので，この現実に直面することはもっと先になっていたことでしょう。

実は，タカノさんの作業療法士は，タカノさんがまだ若いため，できるだけ早く生活の再構築が促されることが重要ではないかと考えていました。また，タカノさんが，更衣やトイレなど身の回りのこと以外のさまざまな作業をすることを通して，自分の作業遂行能力を随時知ることで，仕事を含め，どの作業をいつ行うべきかといった現実的な選択が少しでも早く，タカノさん自身で行えるようになる支援こそが重要であるとも考えていました。一方で，脳の損傷部位や損傷の程度から，完全な回復は難しいこともわかっていたので，タカノさんが遅かれ早かれその事実に直面し，心理的にネガティブな状況になるであろうと予測していました。そこで，作業療法を開始してしばらくの間は作業を通して身体や手足の機能回復をねらうと同時に，具体的な生活イメージから思い描いていたような形での仕事復帰は難しいという現実に直面してもらい（早めに仕事に対する心理的な変化を促し），同時に1つひとつの作業が再びできるようになっていく達成感と有能感を感じてもらうことを目指していました。練習することにより作業ができる達成感と有能感が，障害を受け入れる過程の心理的なストレスを乗り越える糧となるように，挑戦する作業の難易度を適宜調整しながら作業療法プログラムの"デザイン"を試みていたのです（ちなみに，心理的変化にどのように配慮するかは，担当する作業療法士によって判断はさまざまだと考えられるので，別の作業療法士なら別のアプローチをしたかもしれません）。この"デザイン"する技能

の高さは，クライエントの退院後の生活を大きく変える可能性があります。

　作業は人に，行うことを通して，現実への直面を促します。作業は，人の感情を揺り動かします。価値観の転換が起こることで新しい作業に対して興味や意欲がわくことがありますし，新しい役割を見つけることで新しい自分を見つけ，楽しい気持ちや充実感を得ることがあります。一方で，現実に直面することで，時には抑うつ的になることもありますし，怒りが爆発することもあります。だからこそ，専門家である作業療法士が支え，作業を通して肯定的に自分をとらえられるようその人にふさわしい作業を見つけ，それを行ってもらうことでその人らしい生活が模索できるようにする必要があります。たとえ，作業を行う目的が心身機能の回復であっても，作業を行うことでクライエントの心理的側面へ何かしらの影響を及ぼします。クライエントのこうした心理的変化を常にとらえ，ネガティブな心理的変化を予防し，ネガティブな状態が継続しないように取り組み，その人らしい生活の再構築へと導く技能が作業療法士には必要となります。

　タカノさんの事例を通して，作業を治療・介入に用いる場面で直面する困難とそれを乗り越えるための必要な技能を示しました。作業をすることを通して，人は多様に変化します。その変化の過程をそばで共有できることが，作業療法士という専門職を担う醍醐味の1つでもあるし，難しさでもあると思います。生活の質を少しでも高めるために作業を用いて，心身機能および作業遂行技能の維持・向上を目指し，心理的・社会的側面の肯定的な変化を可能にする技能を高める努力が作業療法士には常に求められます。

文献

1) World Federation of Occupational Therapists : Definition of Occupational Therapy 2012 (http://www.wfot.org/AboutUs/AboutOccupationalTherapy/DefinitionofOccupationalTherapy.aspx)
2) 日本作業療法士協会：作業療法の定義，2018 (http://www.jaot.or.jp/about/definition.html)
3) 理学療法士及び作業療法士法(昭和四十年六月二十九日法律第百三十七号)，1965
4) World Federation of Occupational Therapists : Minimum Standards for the Education of Occupational Therapists, revised 2016 (http://www.wfot.org/ResourceCentre/tabid/132/did/841/Default.aspx)
5) World Federation of Occupational Therapists : WFOT Position Statement on Human Rights, 2006 (http://www.wfot.org/ResourceCentre.aspx)
6) 梅崎敦子，吉川ひろみ：作業に焦点を当てた実践への動機および条件と障壁．作業療法 27：380-393，2008
7) 橋本奈奈，齋藤さわ子：訪問作業療法における作業の可能化の支援上の困難．日本臨床作業療法学会(鹿児島)，2018

（齋藤さわ子，イラスト・谷　詩織）

第 4 章

作 業 療 法 の 物 語

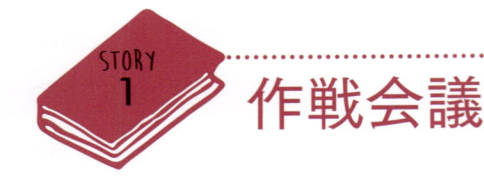

作戦会議

不器用なケンタロウくんの悩み

　ケンタロウくんは，小学校3年生の男の子で自閉症スペクトラム障害の診断*1を受けています。小学校では特別支援学級に在籍し，支援員から援助を受けながら普通学級にも参加しています。ケンタロウくんは，学校生活においていくつかの悩みを抱えていました。ケンタロウくんの悩みとは，①ハサミをうまく使えない，②自分の名前の漢字を書けない，③縄とびができない，④ドッジボールがうまくできない，というものでした。ケンタロウくんの母親および小学校教諭は，ケンタロウくんの「運動の不器用さ」に悩んでいました。

　そんなケンタロウくんと私は，放課後等デイサービス（40分/回の個別作業療法）でこれらの悩みを解決していくことになりました。その際に私はCO-OP（Cognitive Orientation to daily Occupational Performance, コアップ）1)という方法を用いました。CO-OPは，子どもができるようになりたい作業の問題に対して，問題解決方法を子ども自身で考え，解決していけるように作業療法士がかかわる方法です。

自分で考えてやってみる

　私はケンタロウくんの悩みを知り，目標について話し合ったところ，①ハサミ，②書字（氏名の漢字）から取り組むことになりました。まず，私はケンタロウくんに「問題を解決していく枠組み（流れ）」を紹介しました。具体的には，「目標を具体的にすること。そして目標に対して必ず作戦を立ててから取り組むこと。やってみてうまくいかない場合は作戦を変更しよう*2」と伝えました。ケンタロウくんと私は，問題解決する際に「作戦会議」と題した話し合いをするようにしました。

　実際にハサミでいくつかの図形（△・□・○など）を切ってもらうと，線に沿って切ることは難しく，手の動きもぎこちない様子でした。そこで作戦会議を実施し，目標は「図形の線に沿って切れる」とし，ケンタロウくんが導き出した作戦*3は「線をしっかり見る」でした。その作戦をもとにハサミで切ると，ケンタロウくんのハサミのスキルは上達しました。そのスキルは，何度繰り返しても再現でき，約2か月が経過しても継続していました。当たり前と思われる作戦も子ども自身で発見することがとても大切なのです。

　もう一方の書字では，実際に自分の氏名を書いてもらうと，氏名5文字のうち2文字の漢字を書くことができませんでした。作戦会議において目標は「自分の名前をすべて漢字で書ける」とし，作戦を考える際に私は書けない漢字に対して「この漢字は何に見える？」とケンタロウくんに尋ねました。すると，ケンタロウくんは図のように表現しました。図

---

*1：ケンタロウくんに関する補足情報として，知能検査であるWISC-IVは，IQ92（言語理解109，知覚推理82，ワーキングメモリー100，処理速度81）です.

*2：問題解決のための枠組みをCO-OPではGlobal Strategyとよび，「GOAL（目標）-PLAN（計画）-DO（実行）-CHECK（確認）」の流れを指します. 私とケンタロウくんの間では，PLANを「作戦」とよびました.

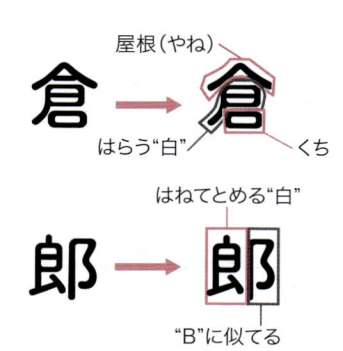

屋根（やね）

はらう"白"　くち

はねてとめる"白"

"B"に似てる

図　ケンタロウくんの書字に対する domain specific strategy（DSS）

の作戦を用いて自分の氏名を練習すると，すぐに書けるようになりました。ハサミと同様に約2か月後もスキルは継続し，その間の夏休みの宿題に記入する氏名は，すべて漢字で書くことができたと母親から報告を受けました。さらに，これらのスキルは学校生活においても使用することができました（スキルの般化）。

たとえば書字の取り組みから，他者にとって有効な作戦は，ケンタロウくんにとって有効な作戦ではないことがわかります。問題解決の方法は，誰かに教えてもらうものではなく，自分で考えてやってみて，作戦を発見した際に効果が発揮されるのです。

ほかの作業にも挑戦する

小学校では毎年冬に「なわとび大会」があり，ケンタロウくんはそれが苦痛で仕方ありませんでした。しかし，ハサミと書字の問題を解決したケンタロウくんは，「なわとび（前回しとび）」にも挑戦するといいました。実際になわとびを見せてもらうと，2回連続でと

ぶのがやっとでした。ここでも作戦会議を実施し，目標は「15回連続でとぶ」とし，ケンタロウくんがまず初めに立てた作戦は「① 手首を回す」でした。しかし，とべる回数は変化せず，作戦を変更することにしました。その後の作戦として，「② 脇を締める」「③ 同じ位置でとぶ」を試しましたが大きな改善はみられませんでした。しかし，「④ 足をくっつける」という作戦で4回連続でとぶことができました。この作戦に手応えを感じたケンタロウくんと私は，この作戦を使って自宅や学校で練習を重ねました。

1か月後に作業療法でもう一度なわとびを確認したところ「21回」連続でとぶことができ，苦手だったなわとび大会も，よい記録を出したいと前向きな気持ちになりました。また，4年生に上がるころには，「72回」連続でとぶことができ，さらには後ろ回しとびまでできるようになりました。

どちらかといえば臆病で自信がないケンタロウくんが，書字やハサミを通して「問題解決方法」を身につけることで，苦手ななわとびにも果敢に挑戦することができました。一方的に教えるのではなく，子どもを信じ，自分で考えてやってみる機会を子どもに提供することの重要性を，私はケンタロウくんから学びました。

文献

1) Polatajko HJ, Mandich A : Enabling Occupation in Children : The Cognitive Orientation to Daily Occupational Performance（CO-OP）Approach. CAOT publications ACE, Ottawa, 2004

（塩津裕康）

＊3：課題（または課題の一部）特有の戦略をCO-OPでは domain specific strategy（DSS）とよびます．DSS は子どもや状況によって変化し，数えきれないほど存在しますが，「身体の位置」「行為への注意」「課題の調整」「課題の知識」「動きを感じる」「動きの語呂合わせ」「言葉で手順暗記」に整理することができます．また，すべての DSS には「言語的ガイド」がつきます．言語的ガイドとは，遂行する際に計画した PLAN を口ずさむ（内言語も含む）ことであり，スキルの獲得に結び付けていきます．

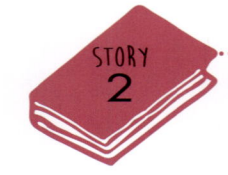

断わられても

「医療的ケアが必要な子は難しい」「前例がないから…」。この言葉は子どもが地域参加するときに，よく親御さんが受ける言葉です。その言葉を聞くたびに親は「何かやろうとするたびに断られ，壁にぶち当たる…」と思うのです。これは，絶望，落胆を繰り返しながらも居住地域の児童発達支援センターで集団活動に参加し，居住地の支援学校に入学することができたミナミ君とお母さんとのお話です。

ミナミ君は，出生体重 945 g の早産による超低出生体重児として生まれました。父，母，姉と住んでいます。脳性麻痺の診断を受け，そのほか，水頭症，視覚障害，聴覚障害を合併している重症心身障害児とよばれるお子さんです。作業療法士は，ミナミ君の入院時よりソーシャルワーカーからミナミ君の地域生活を支えてほしいとの相談を受けていました。自力呼吸は可能ではあるものの，時折全身の過緊張から呼吸を止めてしまうリスクがある状態での在宅生活の始まりでした。母親はミナミ君の出産を機に，やりがいを感じていた仕事を休職している状態でした。退院後は，週に 1 回の作業療法を開始し，母親が安心して子育てに向かえること，1 つひとつの課題を一緒に考えることを目標にミナミ君とのかかわりがスタートしました。

厳しい現実

ミナミ君の医療的ケアは，近隣の病院では対応が難しく，定期受診，手術，入院は隣県の大学病院に行かなければなりません。近く

の病院で医療を受けられないこともミナミ君家族を取り巻く課題の 1 つでした。夜中に救急搬送されることが続いたり，年に数回の入退院を繰り返すことはあったものの，少しずつ体重も増加し，3 歳になるころにはミナミ君の体力も随分とついてきました。意思が伝わる表情も増え，周囲で話をする人の声に何か耳を傾けるような，そんな姿も増えてきました。そのような時期に，母親からの願いとして，ミナミ君に集団生活を経験させたいというニーズが挙がりました。それはミナミ君の成長を願い，少しでも同年代の子どもたちとのふれあいの時間，刺激を受ける時間を作ってあげたいというものでした。さらに，そのニーズにはもう 1 つ，ミナミ君と離れる時間をもち，仕事をしたいという母親の思いも合わさっていました。

当時，ミナミ君の居住地には医療型の児童発達支援事業所はなく，車で片道 1 時間のところにある療育センターに月に 2，3 回通っていました。しかし，療育センターまでの道中，筋緊張が高まるたびに，車を停めて泣き止ませ，姿勢を調整しなければならず，ミナミ君にとっても母親にとっても長距離の移動は負担になっていました。そのほか，訪問看護サービスを週に 1 回受けていました。

ともにねばる

作業療法士は，ミナミ君が住む地域のなかで集団参加ができる方法を考えました。ミナミ君の状態像を整理し，ミナミ君に起こりうるリスクに対する対処法を母親と確認しまし

た。ミナミ君の医療的ケアの対象となるのが，吸引と胃瘻への注入でした。居住地の児童発達支援センターにミナミ君の情報を伝えたところ，「看護師がいないため難しい。看護師の募集を出しても応募がない」ということでした。受け入れ先にも，さまざまなニーズや特性をもった子どもたちがいます。さらにミナミ君のような重度のお子さんを受け入れたことがなかったため，「感染のリスク」「安全」「命を守る」ということを最優先に考え，すぐによい回答をもらうことができませんでした。

　母親からの，「看護師さんさえいてくれたら…」との言葉から，「訪問看護にきている看護師に地域の発達支援センターに行ってもらうことはできないだろうか？」と考え，訪問看護や事業所へ提案しました。母親とソーシャルワーカーとともにサービスについてもいろいろと調べました。訪問看護からは「訪問看護は家へ訪問するもので，事業所への訪問は事例がない」という回答でした。しかし，看護師や地域の発達支援センターの職員と情報交換を重ねた結果，事業所と訪問看護ステーション間の「医療連携」の契約によって，受け入れの可能性があると連絡を受けました。

「できない」が「やってみよう」へ

　ミナミ君が4歳を過ぎたころ，居住地では初めての事例として，ミナミ君のサービス利用時間帯に合わせて，看護師が児童発達支援センターを訪問し，1時間半からの利用が可能となりました。これまで，母親の提案や希望に対し，ことごとく難しいといわれつづけてきたことが乗り越えられた瞬間でした。当初は母親も同席のもとでのサービス利用でしたが，少しずつミナミ君の状態を職員も理解し，受け入れる時間帯の工夫をしてくれました。母親はミナミ君を預けて過ごす時間をもつことができるようになっていきました。

　地域に療育を受けられる施設が増えている一方で，重度の障害をもつ子どもの行き場が十分にあるとはいえません。これまで，その地域で生きていきたい，地域のなかで育てていきたいという親の思いに寄り添い，いかにそこにある資源や，サービスのなかで工夫できるのかを考えてきました。社会の変化の可能化を目指し，できる方法を考える。それも作業療法士の役割の1つです。

　その後，ミナミ君が就学先を決める際にも壁がありました。「肢体不自由が主たる障害のお子さんの通う学校は，○○支援学校です（市外）」「看護師は学校にいますが，通学バスには同乗できないので，バスの利用はできません」，その他にもいろいろと制約がありましたが，両親，学校，関係機関と1つひとつの条件について確認を重ねました。そして，今では無事に市内の支援学校に母親が送迎し通学しています。ミナミ君は，長期間学校を休むことなく，毎日笑顔を見せ，元気に通っています。そして，母親は今年に入り，ミナミ君の出産後，実に8年ぶりに前職に復帰し，忙しいながらも，やりがいがある仕事の時間を楽しんで生活しています。

（山西葉子）

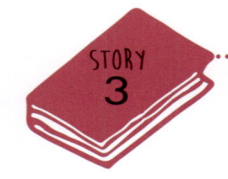

好きこそものの上手なれ

STORY 3

　マリオ君と出会ってもうすぐ10年になります。私が個別にかかわった時間は，わずか1時間が合計2回。作業療法士の資格をもつ担任の先生との連携により今回の事例として紹介できることを大変嬉しく思っています。医療福祉人材活用事業を利用し，この支援学校に作業療法士が訪問できる道筋を作ってくださったのもこの先生です。

　マリオ君が地域の公立中学校から支援学校高等部に入学し，2年生になった1学期ごろに，担任の先生からの相談事例として私は出会うことになりました（図1）。全身赤い服を着て背中を丸めて教室の隅に1人でうずくまるように座っている彼に，さてどのように話しかけようかと思案したのを今でも覚えています。

　担任の先生の相談は，「自分のクラスの教室に入らない，頑固に『自分はマリオだから，マリオとよんで』と，マリオとよばれなければ返事もしない，学校ではゲームキャラクターのマリオの絵を描きつづけている（図2）。今後どのように対応したらよいか？」というものでした。

　高等部1年生のときから担任を避けるように自分のクラスに入らず，あまり使われていない織機のある教室が自分の居場所と決めていたそうです。ある先生から注意を受けたことがきっかけで怒りが爆発し，近くにあった柵を足蹴りし折り曲げたときくらいから，「自分の名前はマリオだ」と訴えはじめたそうです。

1回目の作業療法

　無口に背中を丸くし指先にとても力を込め，マリオを描きつづける彼に，「うまいなあ…」と感心しながらも，「ずっと描いていると肩がしんどくない？」と尋ねると「しんどいねん」と意外にも素直に答えてくれました。「肩の力が抜けて楽にマリオが描けるようにしてみようか？」と，肩をさすりながら，しんどいながらもがんばっていることを認めると，心身とも緊張が緩和していく様子が感じとれました。担任の先生には，まずは彼が感じている「しんどさ」について傾聴し受け止める接しかたをお願いしました。

　1か月後の2回目の学校訪問時，マリオ君は担任の先生のいる自分の教室に入るようになっていました。担任の先生からは，「魔法のようだ」と喜んでいただきました。

2回目の作業療法

　まず，描いている絵が前より上達していることを褒め，生活の様子を教えてもらいました。「紫外線はだめ。太陽が嫌。太陽が出ると外出したくない」「眼はアレルギー。かゆい。鼻もアレルギー。鼻水出るねん」「スポーツは嫌いやねん。疲れるから」「ジーパンははかない。きついし，かゆいから。ジャージが動きやすい」「おじいちゃんが服を買ってきてくれる。赤いシャツ3枚と青いジャージ」「古本市場。自転車に乗って1人で行く。駅近く」「家での手伝いは，洗濯物を取り込んでたたむ」「食事はバーモントカレーが好き。中辛は大

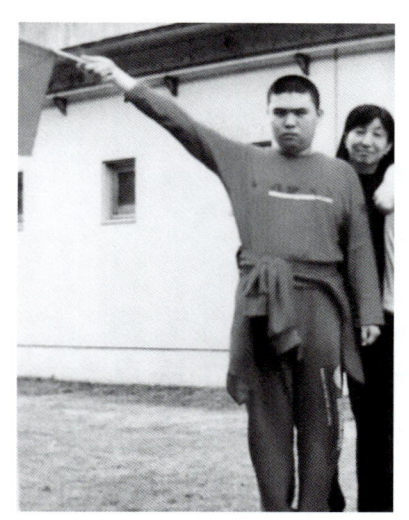

図1　体育大会で1人離れた場所にいる
マリオ君と彼を見守る担任の先生

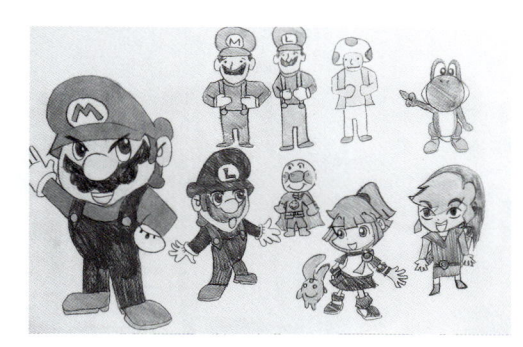

図2　高校生のときに描いたマリオなどの絵

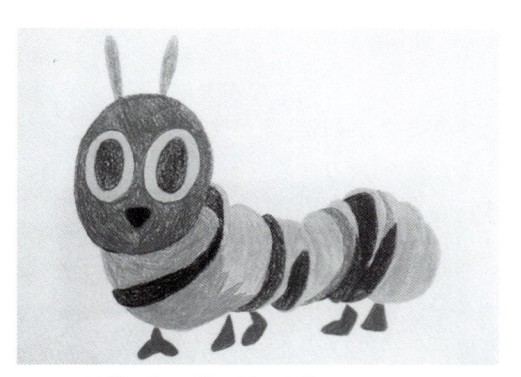

図3　幼稚園児の前で描いた「はらぺこあおむし」

人の味やん。作ったことはない。むずいやん」
「好きなのは，任天堂のゲーム，スーパーヒーロー，ウルトラマン。ゲーム本は30冊くらいあるで。インターネットでYouTubeとか，ゲームのサイト。よく見るよ」「将来の仕事は知らん。考えてない」

　マリオ君が好きな作業をしながら語ってくれた内容から，私はマリオ君への接しかたを担任の先生に以下のように説明しました。「言葉で表現することが苦手で，自分の気持ちや状況をうまく表現できないため理解してもらいにくい。そのような体験が積み重なり，イライラしやすいし，他者から誤解もされやすい。自分を防衛する手段として，ゲーム内のマリオが強くなったり，大きくなったり，生き返ったりするイメージと重ねているようにも考えられる。まず思いを聞き取り，気持ちや意思の伝えかたを教師がモデルとして示し，彼がそれを学べるようにかかわることが望ましい」。

　そして，マリオ君の得意な表現手段である「マリオの絵を描くという作業」を続け，さらに描くことが上手になることを目標にしてもらいました。また，クラスや学校の仲間が，褒めたり喜んだりするよう，配布物や掲示物のイラスト係をお願いしてはどうか，と提案しました。

マリオ君のその後

　その後の経過をマリオ君の成長に伴うエピソードとして担任の先生からうかがったので紹介します。高校の卒業式では，自分の言葉で「2年間担任の先生にお世話になったから，立派な大人になります！」と，多くの参加者が見守るなか，感動的なあいさつができたそうです。絵が本当に上手になり，皆がよく目

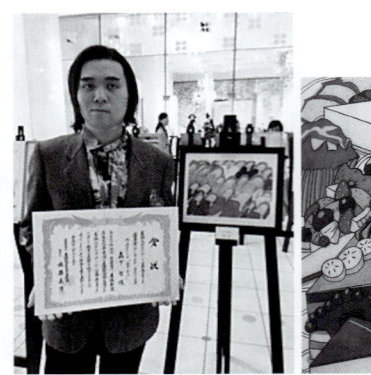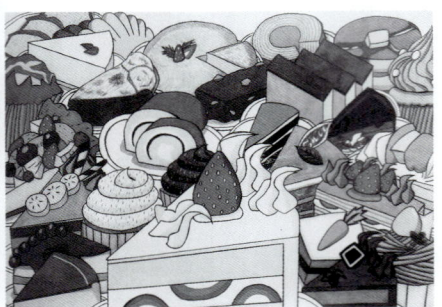

図4　現在のマリオ君と作品
彼の作品が表彰された展覧会での記念写真（左）と現在のマリオ君の作品（右）

にするので，学校全体が彼を知り，赤色の服を着た彼を「マリオ君だから」と受け入れるようになりました。

　やがて担任の先生は幼稚園の園長として赴任され，マリオ君を「絵を描くことの楽しさを伝える先生」として，昨年，園に招待し子どもたちに紹介しました。

　幼稚園児の目の前で，「ちょっと待ってね」と優しくいいながら，元気な子どもたちのリクエストに応え，マリオではなく「はらぺこあおむし」を描いてくれたそうです（図3）。それもこだわりのある色鉛筆ではなく，幼稚園にあったクレヨンで…。今では，幼稚園の廊下にはマリオゲームのキャラクターも含め彼の作品が展示され，子どもたちの会話や想像がふくらむ人気コーナーとなっています。

　最後に，現在のマリオ君と彼が描いている作品を紹介します（図4）。この事例が「彼」と彼が続ける「作業」，それを支える教師，そして，その意味を伝える「作業療法士」について考えてもらえる機会となれば幸いです。

（辻　薫）

STORY 4　マラソンへの挑戦

子どもは，日々の暮らしのなかでさまざまな作業に挑戦し，成功と失敗を繰り返しながら成長していきます。しかし，障害をもつ子どもの場合には，作業に挑戦する機会に巡り合えないことがあります。ここでは，マラソンへの挑戦をきっかけに，成功と失敗を繰り返し，社会福祉士になった事例を紹介します。

セイ君は，早産の未熟児として誕生し，出生時に脳性麻痺と診断されました。幼いころは母親とともに自宅から離れたリハビリテーションセンターへの入所と通所を繰り返しました。その後，家族と暮らしながら地域の幼稚園，小中学校を卒業し，定時制高校に通いながら地域の作業所にも通所していました。そして，中学校に入学した際に終了していた作業療法を，高校への入学をきっかけに再開しました。家族は高校卒業後のセイ君の生活を心配していました。

初回面接で COPM を行い，セイ君に「上手にできるようになりたいこと」や「挑戦してみたいこと」を聴きました。するとセイ君は，入浴に父親の援助を受けていること，電動車椅子で電車に乗って1人で高校に通っていること，勉強は好きではないが英語には興味があること，子どものころから水泳をしていること，知り合いがマラソンをしていてうらやましいと思っていることなどを語りました。これらの作業について話し合うなかで，私はセイ君に，人から勧められたことではなく，セイ君がしたいと思うことに挑戦するよう勧めました。その結果，マラソンに取り組むことになりました。次に私はセイ君に，大会への出場を目標に練習し，県内で行われるマラソン大会の車椅子部門への参加を勧めました。この大会の車椅子部門では5kmを50分以内で走ることが必要で，それを超えると途中で中止になるという厳しいルールがありました。セイ君も母親も心配そうでしたが，短距離から練習を始め，徐々に距離を伸ばし，毎回の距離とタイムを記録するという方法を提案し，約半年間練習をしました。セイ君は熱心に練習に取り組みましたが，大会までに5kmを50分以内で走ることはできませんでした。大きな不安を抱えながらの大会当日，大勢の参加者のなかでセイ君は，歯を食いしばり，諦めることなく必死に車椅子をこぎました。その結果，5kmを46分で完走することができたのです。ゴール直後のセイ君は，時間内に完走できたことが信じられないといった様子でしたが，徐々にその表情は笑顔でいっぱいになりました。マラソンをするという作業の遂行度と満足度は1から8へと変化しました。

その後，セイ君は他県で開催されるマラソンイベントに参加したいと考え，インターネットを使って会場までの行きかた，公共交通機関の種類や時間，会場周辺のホテルなどの情報を自分で集め，私と一緒に旅行計画を立てました。作業所の仲間にも声をかけ，参加者を募りました。一組の親子が一緒に参加することになり，私を含めた5人でマラソンイベントに参加しました。さらに翌年には母親の協力でマラソン教室に通い，父親とともに競技用の車椅子で県内のマラソン大会に出

場し，記録を大幅に更新しました（図）。

　次にセイ君と私は，英会話に取り組むことにしました。別のクライエントが実施していた英会話グループに参加したあと，セイ君は自ら民間の英会話教室に通いはじめました。セイ君には，海外に行くという夢があったのです。その後，セイ君はこの夢を実現するために，某企業主催のハワイ研修に応募することにしました。この研修は，障害をもつ青少年のリーダーを育成する目的で，ハワイに1週間ホームステイし，町や大学で研修を行うというものでした。書類審査や面接試験に合格し，1週間のハワイ研修に参加しました。

　卒業後の進路を決定するためにセイ君と私は職業訓練校や大学などを見学に行きましたが，セイ君の進路は決まりませんでした。そのようななか，ピアカウンセリングで知り合った人に勧められ，セイ君は他県の福祉系の大学を受験しました。大学への進学が決まり，セイ君は家族の協力を得て1人暮らしの準備をはじめました。セイ君が1人暮らしをするなど，家族のだれひとり予想していないことでした。

　1人暮らしを始めたセイ君に，話を聴きました。セイ君は「水泳は，体力向上には役立ったが楽しいものではなかった。マラソンは純粋に楽しめるスポーツだった」と語りました。幼いころからしてきた水泳は，身体機能向上のために家族から勧められた活動であり，セイ君にとってはスポーツとしての作業ではなかったのです。またセイ君は，「マラソンの練習は辛かったけど，辛いことから逃げる今までの自分を変えようと努力したら，うまくできた」と語りました。セイ君にとってマラソンは，人間としての成長を促し，自信を高めるという意味のある作業だったのです。さら

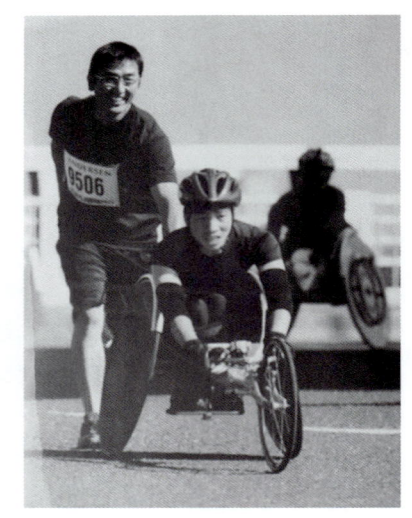

図　父親とマラソン大会に出場

にセイ君は「ハワイ研修に参加した経験から自分にもできるという自信がついた。ハワイ研修から大学進学が開けた。障害の有無は関係なく，可能性は一緒だと思った。やる前からだめだと思わずやってみて，できないことは工夫する。それでいろいろなことに対応できるようになったと思う」と語りました。その後セイ君は，直面したさまざまな困難を自分の力で乗り越え，社会福祉士の国家試験にも合格し，社会人として働いています。

　セイ君にとってマラソン大会での完走は，努力の結果が自信と満足につながった初めての作業でした。その後の作業経験の積み重ねが，ハワイ研修といったより困難な作業への挑戦となり，1人暮らしや大学生活を可能にし，社会福祉士になることへとつながったと考えます。1つのことを成し遂げたらもっとできるようになる。この経験からセイ君は，自分の人生を自分の力で歩む人になっていったのです。

（古山千佳子）

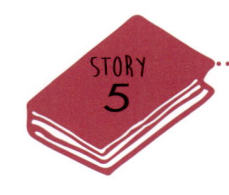

料理ができるためには

初めての挑戦―成功と挫折

ハルさんは，夫を支えて暮らしてきた主婦でしたが，脳出血を発症し，入院することになりました。料理が大好きで退院後もやりたい気持ちはありましたが，右半身の麻痺と，右肩に痛みがあり，「今はまだ早い」と思っていました。そのため，作業を通した練習よりも，マッサージや機能訓練で身体を治してもらいたいという気持ちが強くありました。また，入院する前までは，グラウンドゴルフや家庭菜園などを楽しんでいましたが，身体が思うように動かなくなってしまったため，今後はもうできないと思っていました。

作業療法士である私は，マッサージや機能訓練よりも，料理を通して身体を上手に使う方法を練習したり，痛みが出にくい方法を練習するほうが効率的であることを知っていたので，ハルさんに料理をやってみないか誘ってみました。

ハルさんは，麻痺が残っている状態で料理をできるのか半信半疑で，はじめは躊躇していましたが，実際にキッチンに立つと，張り切って包丁を握り，みそ汁を作りました。立位での作業が不安定であり，鍋や食材をもち運ぶときにふらついて台に手をついたり，食材を切る際にも作業台に寄りかかったりしていました。そして，右手での包丁操作も安定せず，うまく力をこめて食材を切ることができていませんでした。さらに，鍋を棚から取り出す際に右手を伸ばしたり，支える力が不足しており不安定でした。このようにいくつ

か効率の悪い行為はありましたが，とても集中して行い，一度も休憩せずに最後まで自力でやり切りました。ハルさんはとても満足そうでした。「包丁をもったのはいつぶりかしら」「手の力がまだ弱いけど，意外とできるわね」と，これまでの入院生活で見たことのないような素敵な笑顔を見せました。

しかし，張り切りすぎてしまったため，作っているときには感じなかった疲れがあとからどっと押し寄せ，ハルさんは，翌日には肩が痛くなってしまいました。そして，「やっぱりだめだわ。こんなになっちゃうんだもの。しばらく料理はお休みさせてください」といいました。とても暗い顔で，肩が痛くなるから，足と手が完全によくなるまではやりたくないとのことでした。

挫折を乗り越えて

ハルさんは料理に挑戦したことを後悔しているようでしたが，私はハルさんが，入院中に料理を経験することができてよかったと思いました。経験してみなければ，今の身体の状態でもみそ汁を作ることができることもわからなかったし，作ったあとにどれだけ疲労するのか，また痛みが出るのかもわからないので，対処法を探ることも，練習を積んでから退院することもできないからです。そして，もし入院中に料理の練習をせずに退院したら，退院後に料理に挑戦しない可能性や，挑戦したとしても，今回と同じように肩が痛くなってしまったら，その後は料理を断念してしまうことも懸念されました。

そこで私はハルさんに，料理をやってみて，これだけ疲れて痛みが出るんだと知ることができたことが大切だと説明しました。ハルさんが料理をするときの効率の悪さや，動きかた，姿勢の悪さが痛みの原因となっており，また，休憩もとらずに行ったことが痛みを助長させたのではないかと考え，それを伝えました。そして，痛みが出ないように料理をするためには，料理をしながらこれらを改善する必要があるということを伝えました。

ハルさんは半信半疑でしたが，やはり退院後に料理をしたいという気持ちが強かったのでしょう，1週間ほどそのような話し合いをしたのちに，ハルさんから「そろそろ料理をやってみようかしら」と話してくれました。私はとても嬉しく思いました。作業療法士としては，料理ができるようになるためには実際の料理を通した練習が一番効率がよいことを知っていましたし，作業を通した練習をせずに過ごす時間がとてももったいないと思っていたからです。

それから，ハルさんとは，料理の作業を通し，どのようにしたら効率よく鍋や食材をもち運ぶことができるのかを練習したり，話し合いながら鍋を置く位置を変えることで，鍋を取りやすくしたりしました。また，包丁で食材を切る練習をして，効率のよい身体の使

いかたを習得してもらいました。さらに，ハルさんは疲労しているにもかかわらずがんばりすぎて肩が痛くなってしまう傾向があったため，休憩の取りかたなどを練習しました。

すっかり自信をつけたハルさんは，外泊したときに，「これ作ってきたの！　食べてみて」「ちょっと大変だったけど，なんとかできました」と作りたかったジャムを作ってもってきてくれました。そのときの笑顔が忘れられません。

作業の広がり

もう1つ，ハルさんには大きな変化がありました。諦めていたグラウンドゴルフや家庭菜園に挑戦する気になったのです。「作業療法で練習するのに，マイクラブをもってきてもいいですか」というハルさんの顔には，「身体を治してもらう」という，患者としての受け身的な態度はありませんでした。

作業の練習を通して料理ができるようになった経験は，退院後の生活を想像することにつながり，さまざまな作業に目が向いていったようでした。自分の生活は自分で守る，そのための練習を作業療法士と一緒にするという考えに変化し，生活者としての主体性をもったように感じました。

（高崎友香）

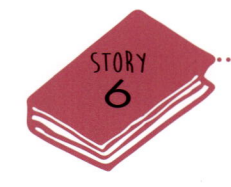

今はできなくても

急性期病院は，怪我をしたり病気になったりしたときに最初に入院する病院です。ここでは，私に大切な作業を教えてくれた，2人の物語を紹介します。

アサさんと焼きそば

アサさんは80歳台後半の女性です。小柄ですが，家では家事をすべてこなすパワフルな方でした。若いころは給食を作る仕事をしていました。ある日突然右半身が動かなくなり，トイレで動けなくなりました。脳梗塞と診断され，入院することになりました。

入院してしばらくの時期は，動ける範囲に制限がかかることが多いです。私はそんな時期に，アサさんの生活について，また作業について，たくさん話を聞きました。アサさんは家族のために料理を作るなど，大切な役割をもっていることがわかりました。また，化粧水をつけたり，リップクリームを塗ったりする習慣があることも知りました。そして，少しずつできることを増やし，いずれはまた孫のために料理を作りたいという気持ちがあることもわかりました。

私はまずアサさんと，左手を使って化粧水の瓶を開けたり，リップクリームを塗ったりする練習をしました。ポンッとリップクリームの蓋が開くと「開いたー！」と一緒に喜びました。

ある日，アサさんの孫に会いました。「（アサさんの料理）もう食べれんのか…」と寂しそうにいいました。そのエピソードをアサさんに話すと「あの子は優しくてなぁ。また（料理）できるかなぁ」と，アサさんは希望をもった面持ちでいいました。そして，私たちは料理の練習を始めました。釘付きのまな板を使って人参を切りました。「してみんとわからんもんだなぁ。もうできんと思っとった」とアサさんはいいました。孫はそれを見て「俺が右手で切るよりうまいで」といいました。その後，一緒にカレーと焼きそばを作りました。焼きそばは，アサさんが孫のために作ってあげていたメニューのうちの1つでした。

約1か月経ったころ，転院が決まりました。「左手でいろいろできるようになった」「（料理が）上手に作れるようになったら孫に食べさせてあげる」とアサさんはいいました。歩くことも，手を握ることも，腕を十分に上げることもできないという重度の麻痺が残っていましたが，アサさんは少し自信がもてたようでした。

しばらく経ったある日，アサさんがまた入院しました。腸の病気でした。リハビリテーション処方は出ませんでしたが，病室に会いにいくと「覚えとるよ。料理したの，楽しかったなぁ。あれが忘れられん」と懐かしそうに話してくれました。しかし，転院し，その後施設入所となった1年半の間，まったく料理はしていませんでした。アサさんと一緒に料理をした時間を振り返り，とても嬉しく，尊く感じる一方で悲しい気持ちにもなりました。少し手伝ってくれる人がいれば，アサさんは孫のためにまた焼きそばを作ってあげることができたかもしれないと思いました。

バンさんと野鳥観察

　バンさんは50歳台前半の男性です。大学時代に出会った奥さんと2人暮らしでした。脳梗塞で救命センターに入院したバンさんは，不安な気持ちでいっぱいでした。突然左半身が全く動かなくなり，左側の空間を認識しにくくなりました。動いてはいけないといわれ，ベッドから起き上がることもできませんでした。バンさんの状態は不安定でした。脳が腫れてくると今後危険かもしれない，医師からそう奥さんに説明されていました。

　バンさんと初めて会ったのは救命センターで，入院2日目のことでした。「私は作業療法という生活のリハビリテーションの担当なので，バンさんの生活についていろいろと教えてほしい」と伝えました。「趣味や楽しみはありますか？」私はバンさんの表情をうかがいながら尋ねました。心も身体も不安定なバンさんに，趣味について尋ねるのは躊躇する気持ちがありました。しかし，作業と切り離された状態であることが，バンさんにとってとても不利益に感じられました。バンさんにとって大切な作業がわかれば，心穏やかな時間を過ごすためのヒントが得られるのではないかと思ったのです。

　「自然が好きなんです」「大学で野鳥観察のサークルに入ってたんですよ」「（奥さんと）一緒に野鳥を見に行きますよ。僕が教えてあげたんです」．バンさんは，自分の大切な作業についてたくさん教えてくれました。私は，バンさんのところに野鳥の写真をもっていきました。「"キビタキ"ですね」写真を見てすぐにバンさんは答え，"キビタキ"の特徴を私に教えてくれました。

　一般病棟に移ったあと，バンさんとベッドに横並びに座り，体が倒れないよう支えながら，単眼鏡を使って病室の窓から川にいる鳥を見ました。単眼鏡は拡大率が低く，遠い川の鳥はなかなかうまく見えませんでした。その後，奥さんが家から双眼鏡と望遠鏡をもってきてくれました。車椅子に乗れるようになってから，望遠鏡を使って川にいる鳥を見ました。望遠鏡をのぞくと大幅に視野が制限されます。左側を認識しにくく，注意力が続きにくく，座った姿勢を保つことが大変なバンさんにとっては，とても難しい作業でした。「ちくしょう…。悔しい…」，バンさんは何日も挑戦し直しました。ある日，「あ！　見えた！」。ついに望遠鏡で川にいる鳥を見ることができました。「…嬉しいですね」，バンさんは涙を流していました。大切な作業だからこそ，できないと悔しくて，できたらとても嬉しい…。感情が大きく動くのを感じました。

　その後，野鳥観察についてバンさんはいろいろな話をしてくれました。そしてバンさんは大切にしている図鑑の1つを，私にくれたのです。図鑑にはたくさん書き込みがあり，バンさんが友人たちと大学時代に過ごした時間を感じとることができました。野鳥観察をしたり，図鑑を見たり，私が野鳥について尋ねると答えてくれたりするバンさんは，とてもいきいきとしていました。

　急性期病院は，多くの人にとって，今まで大切にしてきた作業と離れてしまいやすい場所です。"リハビリテーション"という大きなテーマの裏で，自分の大切な作業と離れ，苦しい入院生活を送る人がたくさんいます。しかしそのような生活のなか，大切な作業がバンさんを支えていたようにみえました。

（衣笠真理恵）

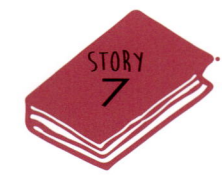

ダンスで回復

ナツさんは 60 歳台の女性で，息子と二人暮らしをしています。退職後はフォークダンスやフラダンス，絵手紙などをやりはじめ，週に 6 日は習いごとに行くなど，忙しく生活していました。フォークダンスの大会を約 2 か月後に控え，チームで練習をしていましたが，帰りが遅くなり，晩ごはんを作るために急いで帰っている途中で転倒し，右手橈骨遠位端骨折を受傷してしまいました。

作業療法士である私は，医師より，手術翌日から手の腫れをひかせ手関節や指の運動を改善させるようにと指示を受け，ナツさんに会いに行きました。病室にいたナツさんはベッド横でぐったりしており，私が手術で疲れたのかと尋ねると，「健康だと思っていたのに骨を折ってショック」「大会がもうすぐあるのに，出られないかもしれない。みんなに迷惑をかけてしまう」と落ち込み，今後についての不安を感じていました。また「こんなに痛いのなら，もうずっと動かしたくない」といいました。私は，痛みは今が一番強く，徐々に減っていくことや，手を高く上げたり運動することで腫れがひきやすく，動かしやすくなることを説明しました。ナツさんはうなずいていましたが，元気なくベッドに横たわったままでした。

説明を終えた私は，フォークダンスについて詳しくなかったので，どのような踊りなのかを尋ねると，大会の DVD を見せてくれました。16 人が 2〜4 人で手をつなぎ，ターンやステップをすると民族衣装のスカートがクルクルと回るような踊りでした。私が「とても

かわいいですね」というと，ナツさんは目を輝かせ，「そうでしょう」と嬉しそうでした。後ろで手を組む場面や，ターンする場面で手首や腕の動きが必要になりますが，手術した場所にかかる負担は少ないと判断しました。そこで主治医へ，ナツさんが 2 か月後の大会へ出場したい希望があること，骨折部に強い負担がかかる踊りではないことを伝えました。すると主治医より「骨折部分が安定している時期なので，出場してもよい。ただし，そのころにはリハビリが必要なくなるように，しっかり手が動かせるようになるよう練習することが条件」との許可をもらいました。

翌日，主治医の許可が出たことを知ったナツさんはとても喜び，チームメイトにすぐ電話をしました。その後，「動きをよくするってどうしたらいいの？」と私に詰め寄りました。手を心臓より高く上げることで，腫れや指の動かしにくさが少なくなると伝えると，聞いた途端に手を上げました。昨日も伝えたことだったのですが，初めて聞いたような反応をするナツさんに私は驚きました。昨日の時点での情報はナツさんにとっては必要なものとは聞こえなかったのでしょう。フォークダンスへのモチベーションが高いナツさんには，フォークダンスに結び付けて説明することが大事でした。作業療法でフォークダンスに取り組むことが，日常的な右手の使用を促し回復への近道になると考えました。そこで私は，手を高く上げるためにフォークダンスの練習をしてみないかと提案してみました。ダンスに取り組んでいくことに対しナツさんは

納得し、「フラダンスのほうがゆっくり動かせるし、指も使うのよ」と私に提案しました。そこで、フラダンスをすることになりました。フラダンスの動きがぎこちない私に、丁寧に動きやその意味を教えるナツさんは、とても明るい笑顔を浮かべていました。ナツさんの変わりように私は驚きました。初めて会ったナツさんは暗い表情でベッドに寝そべっていたのに、今はいきいきとした表情でフラダンスを踊っているのです。骨折した状態は変わらず、痛みもあるはずですが、明確な目標ができたことで数時間前と行動が大きく変わったのです。

3日目には、病室で一緒にフォークダンスを踊りました。初めはやっぱり踊りづらく、「うまくいかない」とナツさんはイライラしていたので、私は何が難しいのか尋ねてみました。腕が重たい、手を組んだまま上下に動かせない、腰に手を当てにくいなどといった意見が挙がったので、どうすれば上手にできるか考えてみることとなりました。ナツさんと一緒に、踊りのポーズである腰に手を当てる姿勢をとり、何が違うのかを見比べてみました。ナツさんは手首の曲がる範囲が違うことを発見し、「だから先生は手首が動くことが条件といったのね」と納得していました。私はどの程度動くと腰に手を当てられるのかを知るために、ナツさんの左手首の角度を測ってみると65°という結果でした。ナツさんは65°まで動くことを目標に、部屋でも積極的に手を動かすようになりました。腫れや手の動きを毎日記録したところ、1週間後には腫れが3cmも減り、関節の動く範囲も10°から50°へ改善していることがわかりました。それを伝えるとAさんはとても喜び、「腰に手をもっていきやすくなった」「書類のサイン

を書いたりテーブルを拭いたりするのも楽になったの」とダンスや日ごろの動きのやりやすさの変化を実感していました。

病棟の看護師から、ダンスが上手になっているといわれたナツさんは、さらに練習に熱を入れるようになりました。ほかの作業療法士からは「ナツさんって元気な人ね。手関節の角度もいいし、早く自宅に帰れそうじゃない?」といわれるなど、骨折の回復も手の動きも順調でした。ナツさんは抜糸後すぐに退院し、作業療法をするために病院へ週に1回、家から通うようになりました。手術後5週が経過したころにはチームのフォークダンスの練習に参加できるようになり、主治医から太鼓判をもらって、念願のフォークダンスの大会にも出場することができたのです。

ナツさんは作業療法を振り返って、「大会に出たいというモチベーションがあってがんばれたのがよかった」「楽しかった」「やりはじめるとできるようになることが増えていって驚いた、もっとやろうと思った」といい、大会に出られたのは入院中に踊りの練習ができたからだといってくれました。ナツさんとのかかわりを振り返って、私の役割はダンスの相手をしたり、主治医に許可を求めたり、ナツさんがダンスを行いやすい環境を整えたこと、必要な機能は何かを評価したこと、一緒にダンスを楽しむことだったと感じました。ナツさんは自分で考え、解決策を見出すことができる人でした。その力を発揮できるよう手助けすることで、ナツさん自身が趣味のダンスなどを通し、自分で回復するための作業を見つけ、目標を達成することができたのです。

（二宮真裕美）

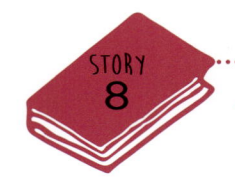

偉大な書道家ふたたび

人は過去から未来に続いていく自分の人生物語のある一点を生きています。しかし，病気や障害などによって，これから進む物語だけでなく，これまで歩んできた物語もわからなくなり，暗闇に放り出されたような状態になるときがあります。作業療法士は，クライエントの作業にまつわる物語を喚起し，物語の分析と統合を行うことで，クライエントとともにそのクライエントが歩んできた作業の物語をあらためて浮き彫りにします。このアプローチは「作業ストーリーテリング」[1,2]とよばれます。クライエントが生きてきたこれまでの作業の物語の筋書きが明確になると，これから未来に向けてどのような物語が展開されていくのか，もしくは展開したいのか，クライエントと作業療法士の双方にとって次第に明らかになっていきます。未来志向的に作業の物語をつむいでいくこのアプローチの過程は，「作業ストーリーメイキング」[1,2]とよばれます。作業ストーリーテリングから作業ストーリーメイキングに至る一連のプロセスは，作業的存在としてのクライエントを支援する道標を作業療法士に提供します。

しかし，誰しもが雄弁な語り手とは限りません。クライエントに代わって重要な他者が語り手となってクライエントと一緒に作業ストーリーテリングを行うことで，作業ストーリーメイキングにまで至った事例を紹介します。

通所リハビリテーション開始に至るまでのアサダさん

アサダさんは70歳台後半の男性でした。自衛官として勤めながらボランティアで習字を教えていました。退職後，妻と自宅の一部を使って習字教室を開設しました。習字や文化関連の多くの団体で役員を務めてきました。脳梗塞後，要支援となりデイサービスを利用しはじめました。その4年後，頸椎症性筋萎縮症となり，両上肢の筋萎縮が始まりました。習字ができなくなっていくにつれて臥床傾向となり，全身の廃用が進行していきました。3年後，ほぼ1日中ベッド上で過ごすようになり，右踵部に褥瘡ができました。気分の落ち込みと食欲不振が強くなり，精神科に通院することとなりました。要介護3となってケアマネジャー（以下，CM）が変更になり，当施設の通所リハビリテーション（以下，通所）を利用することとなりました。この時点で体重は40.5 kg，BMIは17.3でした。私が担当作業療法士となり，週2回（利用開始後6か月目からは週3回），通所での作業療法が始まりました。

作業療法評価

アサダさんは日常生活の大部分で全面的な介助を要し，Barthel Index（BI）は15点でした。四肢や手指の筋萎縮および関節拘縮が進行していましたが，関節可動域や筋力を測ろうとすると，「痛い！」「鬼ババア！」などと怒り，実施が困難でした。ボールを軽く握った

り離したりすることは可能で，握力は右5kg，左4kgでした。

アサダさんは，習字が全くできなくなったあとも習字協会の役員として会議に出席することは続けていました。しかし，この年は初めて，その会議への参加も断念しました。妻は，アサダさんが行きたいといえば背負ってでも連れていくと話しましたが，アサダさんは「無理だ」と諦めており，アサダさんの落ち込みは一層強くなっていました。

作業療法第1期

妻を介した作業ストーリーテリング（通所利用1〜3か月目）

私は，習字がアサダさんにとって重要な作業であったことは知っていましたが，それを失ったアサダさんがこれからどのような作業に結び付くことを目指していくべきなのかはわかりませんでした。アサダさんに作業にまつわる話を聞こうとしますが，アサダさんは声を出すのも疲れるといった様子でした。歩行練習などを行った際に「大変だ！　鬼ババア！」などと私にいうことはありましたがその他の発話はほぼなく，私を含めて他者と目を合わせることもほとんどありませんでした。

私は，アサダさんの作業の物語を知るためには，妻の助けが必要だと考えました。そこで，月1回，リハビリテーション会議を開催する必要のあるリハビリテーションマネジメント加算を導入することをCMに提案しました。CMと妻の同意が得られ，CMとともにアサダさんの自宅を月1回訪問し，「リハビリテーション会議」の一環として妻から話をうかがうようにしました。

アサダさんがどのような作業を行ってきた方なのかを妻に尋ねると，アサダさんが書道家としていかにすばらしかったのか，写真や作品を持ち出して毎回繰り返し語りました。私は，アサダさんの作業の物語を象徴するキーワードとして，"偉大な書道家"という言葉を使ってフィードバックしていました。妻は嬉しそうに大きくうなずき，さらにアサダさんの"偉大な書道家"としての物語を語りつづけました。アサダさんは妻の横でベッドに座り，発話はないものの俯いたまま穏やかにその様子を見守っていました。初めは，写真の中で自分の字が彫られた石碑のそばに笑顔で立つアサダさんの姿が私の目には別人のように映っていましたが，少しずつ，目の前のアサダさんと妻の語る"偉大な書道家"のアサダさんとが重ね合わさっていきました。アサダさんも，"偉大な書道家"としての振る舞いの片鱗を少しずつ見せるようになっていました。通所時，アサダさんは私と目を合わせたり，片手を上げて挨拶したりすることが増えていき，暴言も聞かれなくなっていきました。

作業療法第2期

作業ストーリーメイキング（通所利用4〜7か月目）

妻の語りを通してアサダさんのこれまでの作業の物語を体感することで，今後のアサダさんにとって望ましい作業的な生活とはどのようなものかについて，アサダさんと私の双方が敏感になっていました。アサダさんは通所時，ほかの利用者の習字作品や手工芸作品を眺めていることもあり，芸術的な作業への情熱を今ももちつづけていると推察されました。そこで，現在のアサダさんの身体状況でも実施できる芸術的な作業として絵手紙を提案しました。アサダさんは毎回20〜30分か

けて1枚ずつ絵手紙を描くようになりました。絵手紙は，アサダさんが通所時に主体的に行う唯一の活動になりました。

自宅訪問時，アサダさんは「おお，どうも」と声を出して私を迎え入れてくれるようになりました。妻にアサダさんの絵手紙作品を見せると，妻は，アサダさんが墨画をやっていたことや俳句の才能もあったこと，そして，結婚前には遠距離だったために妻と文通していたことを語りました。「お父さん（＝アサダさん）は筆まめで，1日に2通くれることもあったの」「私には手紙ないの？」と妻がアサダさんに催促すると，アサダさんはにやりと笑いました。次の通所時，アサダさんは真剣に絵手紙の絵柄を選び，妻のために詩も添えて絵手紙を描きました。「ほら，やる」と妻にぶっきらぼうに渡すと，妻は非常に喜び泣き出しました。アサダさんは下を向いて笑っていました。それ以降，毎回作成する絵手紙のうち，お気に入りの作品を妻に贈るようになりました。

作業療法最終評価

BIは35点，握力は右11kg，左10kgに向上しました。うつ状態が軽快し，精神科への通院は終了しました。体重は49.7kg，BMIは19.1で右踵部の褥瘡は完治しました。通所時，穏やかな表情が増え，ほぼジェスチャーのみだった意思表示に発話が伴うようになりました。通所時の絵手紙作成が習慣化し，自分の言葉を添えて妻に絵手紙を贈るようになりました。

クライエントの作業的な生活を支援するために，作業的存在としてのクライエントを知ることが重要ですが，クライエント自身が語ることが困難な場合もあります。本事例では，アサダさんに代わって妻がアサダさんの武勇伝を語っていくことで，アサダさんは"偉大な書道家"としての自分を再体験していきました。

作業療法士は，作業ストーリーテリングを通してその人の価値や性格を明らかにし，作業のなかでそれがいかに形づくられたかを理解し，作業的存在としてのその人の個性を十分に認識します[1]。そして，物語は単に過去の出来事を振り返ることにとどまりません[2]。これらからその人が何を行い，何者になっていくのか，未来の物語の構築である作業ストーリーメイキングにつながっていきます。この一連の過程を通して，アサダさんは絵手紙という新しい作業と結び付き，"筆まめな夫"として妻に絵手紙をプレゼントするような新しい作業の物語がつむがれていったと考えます。

文献

1) Clark F, Ennevor BL, Richardson PL：作業的ストーリーテリングと作業的ストーリーメイキングのためのテクニックのグランデッドセオリーアプローチ．佐藤　剛（監訳）：作業科学—作業的存在としての人間の研究，pp407-430，三輪書店，1999
2) Crepeau EB, Cohn ES：Narrative as a key to understanding. In：Schell BAB, Gillen G, Scaffa ME (eds)：Willard & Spackman's Occupational Therapy, 12th ed. pp96-102, Lippincott Williams & Wilkins, Philadelphia, 2015

（髙島理沙，坂上真理）

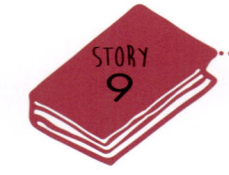

食事は楽しむもの

ナカタさんは70歳台の女性で夫，息子の3人で暮らしていました。ある暑い夏の日に急に動けなくなり，屋外で倒れてしまいました。救急車で病院に搬送され，高熱と全身の痛みがナカタさんを襲いました。安静にしているうちに体重が急激に増加し，100 kg近くになりました。診断名は，肝硬変と認知症でした。原因ははっきりとしませんでしたが，ナカタさんは顔のかゆいところに少し手を伸ばす以外にできることがなくなりました。目の見えにくさ，耳の聞こえにくさもありました。

その後，急性期の病院からリハビリテーション専門病院に転院し，ほとんど回復しないまま，入院期限の日に自宅に退院することになりました。

ナカタさん一家が住むアパートは1階にあり，外から自宅に入るには折り畳み式のスロープを二つ組み合わせる必要がありました。玄関から入ってナカタさんの部屋に入るには右に90°曲がる必要があり，2, 3人の人手が必要でした。部屋に入ってからベッドに取り付けられている移乗リフト（図）で車椅子とベッドの間を移乗しました。ナカタさんにとってリフトでの移乗は初めての体験でした。手すりを使った上半身の寝返りは少し可能でした。リフトを使うために体の下にスリングシートを敷くのですが，全身の痛みが強いのでナカタさんは悲鳴をあげていました。

退院してから通所リハビリテーション（以下，通所リハ）を使うことになりました。初日，車椅子ごと乗ることができる車両の運転手，介護福祉士，作業療法士が迎えに行きました。3人がかりで30分かかり外に出ることができました。ナカタさんは入院前に履いていた靴が入らなくなり，裸足でした。そこで，夫の大きなサンダルを履いて通所リハに向かいました。

ナカタさんは身体の痛みがあり，不機嫌でした。「私はこんな身体なんです。目も見えないし，耳も聞こえないんです。何もできませんよ」と作業療法面接で話しました。もとは朗らかで社交的だったそうです。ナカタさんはしたい作業，できるようになりたい作業が思いつかない様子でしたが，することを期待される作業として，作業療法士は食事が1人でできるようになることを提案しました。入院中も自宅でもベッド上で食べさせてもらっていました。通所リハではテーブルで7, 8人の利用者と一緒に食事をとります。ナカタさんがほかの利用者と車椅子に座り，食事をとることができるようになれたら，食べる楽しみだけではなく，社交などの作業が発展するのではないかと推測しました。しかし，ナカタさんは入浴に時間がかかり，ほかの利用者が食べ終わった時間に食事をはじめていました。また，ほかの利用者と同じテーブルだと低すぎて，スプーンをもった手を食器に伸ばし，食べものを乗せても口まで運ぶことができませんでした。

2回目の利用時は高さが調整できるオーバーテーブルを使いました。これで自分で食器を見ることができ，手を伸ばすことができるようになりました。食べものが乗ったス

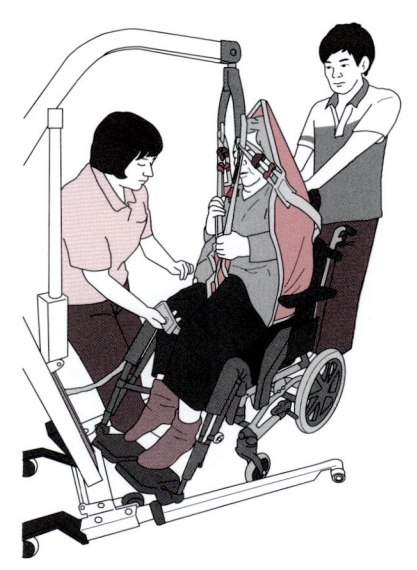

図　移乗リフトを使うナカタさん

プーンを口までどれくらい運べるか作業療法士は評価しようとしました。しかし，ナカタさんは「こんなに身体が痛いのに！　もう今日限りできません」と強い口調でいいました。作業療法士は，食事は楽しむものということをうっかり忘れていたことに気づき，謝罪して今日の献立を説明しながら食事介助をしました。2回目以降は，介助することで食事を楽しんでもらいながらスプーンに食べものを乗せてナカタさんに1〜2回口に運んでもらいました。最初は目の焦点が食べものに合わず，口までスプーンを運ぶ途中で手が震えていました。徐々にナカタさんが自分で食べものを口まで運ぶ回数を増やしました。ナカタさんは右利きでしたので，左手で軽い食器をもってもらい，そこから食べものをすくって口に運ぶ練習も始めました。ナカタさんは食事の練習を嫌がることなく，むしろ食べられるようになったことを喜ぶようになりました。ある日，担当以外の作業療法士が食事練

習につきました。ナカタさんは「自分で食べられるよ」と最初からスプーンを握って食べはじめました。こうして練習を積み重ねるうちにナカタさんは7〜8割は自分で食べられるようになりました。

　介護，看護職員の技術が向上し，入浴にも時間がかからなくなったため，ナカタさんはほかの利用者と一緒に昼食がとれるようになり，会話も楽しむようになりました。隣に座っているお世話好きな利用者は，職員が少し席を外した間にナカタさんのために食器を動かし，スプーンに食べものを乗せるなどの手伝いをするようになりました。

　ナカタさんは身体の痛みは依然ありましたが，「ここに来るのが楽しみ」というようになりました。このころには靴と靴下が履けるようになりました。また，髪が伸びて恥ずかしいけど今の身体のままでは美容院に行けないと作業療法士に相談しました。作業療法士は訪問理容・美容を紹介しました。次に通所リハにきたときにはナカタさんは変身していました。前向きで朗らかなナカタさんの一面がみられるようになり，他利用者や職員がナカタさんの周りに集まるようになりました。

　作業療法士がこのことを本にまとめたいと申し出たとき，自分も何か書きたいので字を書く練習をしたいといわれました。太柄の握り手をつけた鉛筆で書字の練習を始めました。

　ナカタさんの体重は80kg台にまで減りました。送迎は1人の職員で10〜15分程度でできるようになりました。ナカタさんの今の目標はもっと体重が減ったら目や歯の治療に行くこと，お孫さんに会いにいくことだと話しています。

（村井真由美）

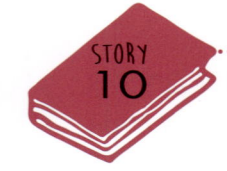

マジックに命を注ぐ

当デイサービスには，名物の光景があります。それは，キタ氏による「マジックショー」です。キリッと伸びた背筋に軽快なトーク，普段のキタ氏からは想像ができない姿です。非日常が繰り広げられるマジックショーに，いつも利用者やスタッフは心躍る時間を過ごしています。

キタ氏は中学生のころより腕を磨いてきたマジックの達人です。独学で学んでいましたが，二十歳を過ぎたころには師匠に習いながら，活躍の場を広げていたようです。相方とコンビを組んでからは大掛かりな舞台にも挑戦し，TV出演も果たし，順風満帆なマジック人生を歩んでいました。本職の傍ら，マジックを続けていました。

キタ氏の転機は62歳のとき。突然の脳梗塞でした。左上下肢に麻痺を呈し，思うように歩くことも，手を握ることも困難となったのです。「もうマジックはできない…」，そのことが一番に脳裏をよぎりました。

そんなときに，作業療法士である息子がいました。「父さんにはマジックで人を喜ばせる力がある」。息子は幼いころから，父がいつも自宅で練習していたマジックを見ていました。また，マジックの相方が，マジックの道具を病室にもってきてくれました。待ってくれている人や舞台がある。キタ氏はマジックの世界へもう一度戻る決意をしました。

まずは，コインを握ることから始めたそうです。手掌の中でコインを扱うことはマジックの基本であり，中学のころから磨いた技でした。もう一度，一から始めよう。その想いが徐々に実っていき，よく病室でマジックを披露していたといいます。

しかし，退院後に過酷な運命がキタ氏を待っていました。自宅周りを杖で歩く練習をして，よく転んでいたそうです。そして毎年のように脳梗塞を繰り返し，自宅に引きこもる生活が何年も続きました。再びマジックから遠ざかった生活でした。そのようなとき私はキタ氏に出会いました。

当デイサービスは1人ひとりが大切な作業を思う存分行えるように，作業療法士が創設しました。キタ氏は開設と同時に通所してくださることになりました。

出会った当時のキタ氏は，クールな印象で言葉数も少なく，運動も体操もしたがらず，施設内を気ままに歩いて過ごしていました。集団での活動にも全く参加せず，いわゆる一匹狼のような存在でした。キタ氏との面接ではCOPMを実施しましたが，「しっかりと歩けるようになりたい」とばかりを口にしていました。「リハビリのセラピストはマッサージやストレッチをする人」という認識があったようにも思います。まさか自身にとっての大切な作業が，リハビリになるということは思いもよらなかったのではないでしょうか。キタ氏にとって元気の源となる作業をつかみたいと考えた私は，よく一緒に散歩をし，自然な会話のなかで信頼関係を築き，自分の役割も伝えていきました。あるとき不意にキタ氏は名刺を取り出し，「自分はマジシャンだ」と教えてくれました。私はハッとし，すぐに，「これだ！」と思いました。キタ氏は最初の脳

梗塞の際にマジックで自分を奮起させ，退院時にマジックショーをしたこともいきいきと話してくれました。

　私は，キタ氏が自分を取り戻し元気になる方法，それはマジックを披露することにほかならないと確信しました。キタ氏と私の心と身体が動きはじめた瞬間でした。

　作業療法は，「マジックを披露する場所を作る」ことでした。まずは毎月，キタ氏と一緒に利用者の誕生日会を企画しました。そこでお祝いのマジックを披露する役割をキタ氏に担ってもらいました。誕生日会はキタ氏とともに作り上げた最初の行事でした。キタ氏は視力が低下しているため，手に染みついた記憶を頼りにマジックを行います。誕生日会に向けて，私と一緒にマジックのおさらいをし，サポートが必要な箇所を事前に確認しました。誕生日会当日，姿勢をキリッと正してハットをかぶり，磨いた技とトークで盛り上げる姿はマジシャンそのものでした。気づけばどんどん勘を取り戻し，予定を大幅に超えて1時間近く立位でマジックを行っていました。こんなにもマジックという作業がキタ氏を元気にするのだということを目の当たりにしました。また，誕生日会の回を重ねるごとに，嬉しい誤算もありました。周囲の利用者が準備にかかわってくれるようになったのです。書道の達人の利用者が字幕を書いてくれるなど，活動が広がっていきました。本物のうどんが出現するマジックのとき，キタ氏が早起きして，うどんのだしをとっていたので家族も驚いていました。そのあと「学生の歓迎会」「新入職員の歓迎会」「マジック講座」など次々に企画を立てました。そして，相方とのコンビも復活し，満を持した「クリスマスマジックショー」では大掛かりな道具（空中

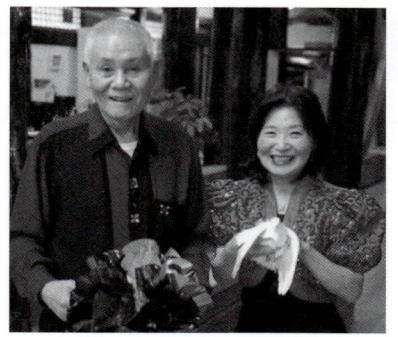

図　「クリスマスマジックショー」終了後のキタ氏（左）と相方

浮遊や鳩出現にナイフ刺しなど）にも挑戦しました。昔着ていた豪華なタキシードに身を包み，家族や孫も見守るなか，華麗にマジックを行うことができたのです。私自身も胴体を切断されたり，結婚指輪を粉々にされたりするなど，マジックの世界を堪能することができました。終了後はふらふらになりながら「僕は人の役に立っているかな」と尋ねるキタ氏の表情はいきいきと自信に満ち溢れ，とても誇らしくみえました（図）。

　キタ氏は通所を開始してから5年間，一度も病に倒れることなく元気に通所されています。外部のマジック講師も再開され，毎年開催されるマジック大会には理事として出席しています。キタ氏はマジックというかけがえのない作業をとおして，自身も周囲も元気にしつづけているのです。

　私が作業療法士として実践したのは「マジックを披露する場所を作る」ということ。それに向けて一気に身体と心が動き出す，その瞬間を生み出し，立ち会えることこそが作業療法の醍醐味です。クールなキタ氏の表情がいきいきと輝くマジックショーを，観客の一人としていつも楽しみにしています。

（福満まり子）

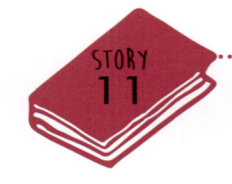

赤いスマートフォン

アキさんは，40歳台後半の女性で，夫と2人暮らしをしています。3人の子どもを育て，7人の孫に恵まれた若い「ばぁば」です。しかし，アキさんは40歳台半ばで広範囲の脳出血を患い，重度の左片麻痺となりました。発症時は意識障害が強く，4か月の入院生活のことをほとんど覚えていません。

退院時のアキさんは，経管栄養で食事をとり，寝返りや起き上がり，排泄など，生活のすべてに介助が必要だったため，夫は仕事を辞めて在宅療養生活を選びました。夫は，入浴介助を毎日するなど献身的でした。しかし，几帳面な性格により，掃除などに時間がかかり，夫の1日は介護と家事に費やされていました。アキさんは，1日のほとんどをベッドで過ごし，テレビを見る以外は何もしていませんでした。週2回の訪問理学療法と週1回の訪問作業療法では，関節可動域の拡大練習や，筋力強化練習，座位練習，移乗練習，食事練習などをしました。在宅生活2年目に意識障害が改善し，介助での経口摂取や，長下肢装具による歩行練習が徐々にできるようになりました。しかし，理学療法士たちが行った環境調整や介護指導を，アキさんの夫は採用しませんでした。

私は，在宅生活4年目のアキさんに，5人目の作業療法士として出会いました。アキさんは，新しい担当が来る前日，いつも不安で眠れない方でした。初回の介入で，「困っていること」や「できるようになりたいこと」を聞くと，アキさんは困った表情で，視線を夫へ向けました。夫を交えて話をすると，食事と車椅子移乗の自立を望んでいることがわかりました。実際の状況を評価すると，車椅子への移乗などは，夫による全介助でした。自身で食事をとろうとすると5分未満で疲れてしまい，食事のほとんども夫による介助でした。ベッドから離れる時間は，昼食と入浴を合わせた3時間のみでした。すべてに介助が必要な生活状況は，退院後から変化がありません。また，非麻痺側である右半身にも，筋力低下や筋持久力の低下，関節可動域制限があり，生活不活発病が生じていました。特に，足関節の制限が強く，両側とも軽度の尖足になっていたため，踵が着かず，立位すら難しい状態でした。アキさんの食事と移乗の自立を阻害していたのは生活不活発病だったのです。

アキさんの初期評価を終えた私は，アキさんには生活を変えるかかわりが必要だと感じました。そこで，アキさんと夫に生活不活発病の知識を教え，少しずつ生活を変えていく必要があることを伝えました。さらに，私が生活を変える方法を提案しても，最終的に決定するのはアキさん自身と夫であることを伝え，難しい理由があれば気軽に教えてほしいといいました。

「好きなことをしながら車椅子で過ごす時間を増やしてみませんか？」と提案すると，アキさんと夫は，困った表情になりました。アキさんは，「何をすればよいかがわからない」といいました。夫は，「アキさんを車椅子に乗せる時間が作れない」と答えました。私は自分の提案が拒否されたと思いながらも，

詳しい話を聞くことにしました。すると夫は、アキさんが車椅子に乗っていると、オムツ交換のたびにベッドへ移乗する頻度が増え、時間的な介護負担が増えてしまうといいました。夫は、アキさんが不快にならないように、オムツを頻回に替えることを心掛けており、清潔を保つための介護に時間を費やしていました。「色々な介護の仕かたを教わったが、持ち上げたほうが早い」と夫は言いました。これまでの介護指導が採用されなかった理由は、ここにあったのです。そこで私は、時間短縮を優先した介護方法を提案するようになりました。

アキさんに費やしている介護の時間が減らなければ、夫の協力は得られないことがわかりました。そこで、昼食前後の時間に何ができそうか、アキさんと相談することにしました。アキさんは何も思いつかず困っていたため、私は生活不活発病をアキさん自身で治す自己ストレッチを提案しました。アキさんは「やってみます」と答えたため、さまざまな自己ストレッチを試しながら、良い方法を一緒に考えました。車椅子で壁に近づき、右足の裏を壁に押し当てる方法が、アキさんの尖足の改善に効果があることがわかりました。

また、アキさんの部屋には孫の写真が飾られていたため、孫がきたときに何をしているか聞きました。アキさんは「ベッドで寝ている」と答えました。私は、アキさんが孫と遊ぶために、折り紙を作ることを提案しました。アキさんは不安そうな表情で「折れないと思う」と答えましたが、片手での折りかたを見せると、一緒に取り組むことができました。折り紙でカメラや、飛び跳ねるカエル、手裏剣などを作りました。サンタクロースやリースなど、孫へのプレゼントも折り紙で作りま

した。アキさんは、息子と孫がきたときに、車椅子へ座って過ごすようになりました。4歳の孫は、「ばぁばと折り紙する」といって遊ぶようになり、アキさんはとても喜びました。

ある日、アキさんの家に伺うと、夫のものではない赤いスマートフォンがありました。夫は、「いやー、やられました」と出費が増えた不満をいいましたが、アキさんが自己主張をして嬉しかったようでした。アキさんは、子どもたちと連絡が取りたくて、自分用のスマートフォンを買ってほしいとお願いしたそうです。私は、「スマートフォンを使って、ほかにやりたいことはありますか?」と聞きました。アキさんは、音楽を聴いたり、携帯小説を読んだりしたいと話しました。今まで受け身的だったアキさんから、やりたいことを話してくれるようになり、私も嬉しい気持ちになりました。それからは、アキさんの希望に沿って、スマートフォンを使ったり、孫の写真を撮ったりする練習を行いました。

その後、アキさんから、「ご飯が1人で食べられるようになりました」と嬉しそうに報告がありました。私は、訪問時間の関係から食事の練習に直接かかわっていませんでした。食事の自立は、アキさん自身が自分の生活を変えるために努力するようになった成果だったのです。さらにアキさんは、小学生の孫が1人で遊びにきてくれたことや、携帯小説を毎日読んでいることを嬉しそうに話してくれるようになりました。私が、一番印象に残っているアキさんの言葉は、「朝、起きるのが、楽しくなりました」です。私は、アキさんの生活を変える作業療法を行うことができて、本当によかったと感じました。

(中越雄也)

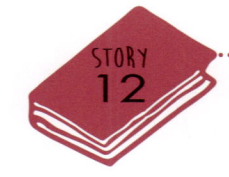

患者から作業をする人へ

「カナダ作業遂行測定（COPM）は精神科では使うのが難しい」という意見を聞いたことがあります。妄想などの病的体験に左右され現実検討ができず，意欲が低下しているため自分で考えて決めることができないことが理由だそうです。精神科でかかわるクライエント（CL）は本当に自分で考えて決めることが難しい人たちなのでしょうか。

作業が奪われる環境

入院作業療法でかかわる CL の多くは，鍵のかかる病棟に入院しています。自由な外出ができず，もちものの持ち込みにも制限があります。これは自傷他害の可能性がある CL を守り，安全・安心な環境下で治療を受けるための仕方のない規則であるとされています。10 年，20 年といった長期間にわたり入院している CL はその人にとって大切な作業に取り組むことができていない，作業剥奪状態にあるといえます。

病棟ではルールがあり，CL はそのルールに従って生活します。1 日のスケジュールも病院が決めたものをこなしていきます。決められたルールに沿って生活している患者がよい患者，問題のない患者として評価されます。結果として自分で考えるのではなく，決められたルールに沿って生活していく習慣が身についていきます。しかし，社会での生活は自分で考え，生活を組み立て，行動しなければなりません。入院によってそうした機会を奪われた CL は退院後に困ってしまいます。

作業療法士のジレンマと新たな挑戦

精神科作業療法は集団プログラムが中心です。集団プログラムでは作業療法士 1 人が最大で 25 人の CL を担当します。そのような状況では，プログラム終了後の振り返りも十分にできません。集団の中では，CL にとって意味や価値がある作業に取り組むことは難しく，アプローチすることができない状況にあるのです。

当院では作業療法介入プロセスモデル（OTIPM）を基盤とした個別プログラムを実施しています。OTIPM とは，その人にとって大切な作業を基盤にした個別アプローチで，近年注目されている介入手法の 1 つです。

作業療法室はフレンチレストラン

ムツキさんは，入院前にフレンチレストランで調理師として働いていました。ムツキさんにとって，お客さんの「おいしかったです」という言葉や笑顔が，調理師をしていてよかったと感じる瞬間でした。しかしある日，統合失調症を発症し，生活が一変しました。生きがいを感じていた調理師の仕事を奪われ，家族とも離れ離れの生活となってしまいました。入院生活は退屈で，意味や価値を感じることのできないもので，1 日の時間のほとんどをベッドの上で寝て過ごすようになりました。作業療法の集団プログラムにもほとんど参加していませんでした。そんなムツキさんを多くの医療スタッフは意欲のない，なまけものの患者であると評価していました。

私は「ムツキさんにとって重要な作業は何か」をCOPMを活用しながら確認しました。個別プログラムではシェフとして働いていたときに作っていたメニューを思い出しながら料理を作り，スタッフにご馳走する機会をもつことになりました（図）。メニューは「鯛のムニエル—うにクリームソース，ポムパイユ添え」です。聞いたことのないメニューにとまどっている私に，ムツキさんは「ポムはジャガイモ，パイユは藁という意味なんよ，細く切ったジャガイモが藁みたいに見えるじゃろう」と教えてくれました。完成した料理をおいしそうに食べるスタッフを見て，ムツキさんは「やっぱり料理は楽しい」と幸せそうな笑顔を浮かべていました。そのときムツキさんは精神疾患を抱えた患者ではなくフレンチシェフで，作業療法士やスタッフは医療従事者ではなく，フレンチレストランのお客として料理を楽しんでいました。

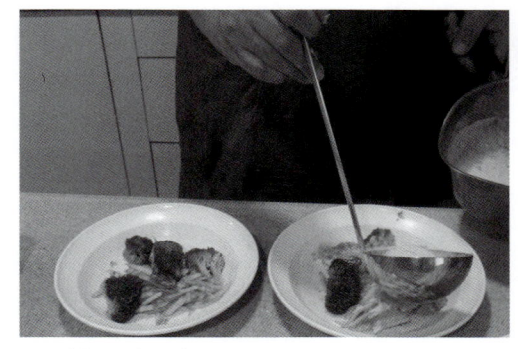

図　料理を振る舞うムツキさん

クライエントは作業療法士？

ヤヨイさんは入院中の治療プログラムに不満を感じていました。退院や退院後の生活を見据えた取り組みをしたいと考えていたヤヨイさんにとって，集団プログラムは意味を感じられないものでした。ヤヨイさんは入院によってできなくなってしまった調理に取り組むこと，入院している間に多くの人が活用するようになったインターネットの利用方法を覚えることを希望しました。当初はとまどっていたヤヨイさんでしたが，どうしたらもっとうまくできるようになるのかを考えながら取り組んでいくうちに，簡単な料理ができるようになり，インターネットを活用して好きな音楽の情報を検索できるようになりました。プログラムを振り返って「こうして実際に作業に取り組むことで，思い出したり，学んだり，自分の状況に気づけたりする。このプログラムがあればみんなもっと早くに退院できるようになると思う」とプログラムの魅力を熱く語るヤヨイさんは，まるで作業療法士のようでした。

患者から作業をする人へ

CL中心の作業療法では，プログラムは作業療法士によって患者に提供されるものではありません。CL自身が考え，どのように取り組んでいくのかを決め，作業に取り組み，自分で気づいていきます。作業療法士はそのサポート役です。日本の精神科医療のなかではいまだに多くの人が入院しており，多くの作業療法士が入院部門で働いています。CLを入院から退院へとサポートしていくためには，CLが自ら考え作業に取り組む作業中心の介入が有効であると考えます。CLを精神疾患を抱えた患者としてとらえるのではなく，作業をする人ととらえ，サポートしていくプロフェッショナルが医療の現場である精神科病院にも必要で，それこそが作業療法士の役割ではないでしょうか。

（今元佑輔）

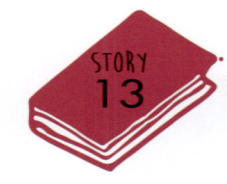

STORY 13 ギターから変わった

　ここでは，心神喪失などの状態で重大な他害行為を起こした精神障害者の治療を行う医療観察法病棟において，重篤な統合失調症の病状から長期の入院生活を送っていたナツオさんに作業療法士がかかわり，ギターを弾くという作業を通して，一緒に社会復帰を目指した経過を述べます。

ナツオさんについて

　ナツオさんは統合失調症を患う 30 歳台の男性です。高校生のころに"自分が何者かに監視されている"と強く感じて日常生活がうまく送れなくなり，統合失調症と診断されました。その後，ナツオさんは精神科病院への受診を続けながら高校を卒業し，都会の専門学校に進学しましたが，統合失調症が再発したことで中退し，郷里に戻ることになりました。その後はアルバイトを始めてもうまくいかず，次第に自宅に引きこもるようになりました。このころ，自分の判断で服薬と受診をやめてしまったことで統合失調症が再発し，病状は急速に悪化していきました。そして，これまで献身的に支えてくれていた母親に対して，「母はニセモノで，自分をどこかに売り飛ばそうとしている」という被害妄想を抱き，母親を殺害する事件を起こしました。その後の精神鑑定で，ナツオさんは心神喪失状態とされ，X 年に当院の医療観察法病棟に入院となりました。

ナツオさんとの出会い

　前任の作業療法士が異動となったため，私は X＋3 年からナツオさんの担当作業療法士として，専門的多職種チーム（multi-disciplinary team；MDT。精神科医師・看護師・臨床心理士・作業療法士・精神保健福祉士の5 職種で構成される）の一員として，ナツオさんにかかわることになりました。ナツオさんは病状が一向に安定せず，被害妄想が原因でスタッフに衝動的な暴力を振るうことがあったため，3 年もの間，治療がまったく進展しない状態でした。しかし，クロザピン（難治性の統合失調症治療薬）の投与によって病状に改善がみられため，もう一度，社会復帰に向けたかかわりが検討されることになりました。

　しかし，MDT の他職種は，これまでのナツオさんへのかかわりに疲弊しており，無力感を強めていました。そこで，私は治療を進展させるべく，ナツオさんがどんな思いを抱いて日々を過ごしているのか，今後はどんな生活を送りたいと考えているのか，面談でそれらを尋ねてみることにしました。ナツオさんは初めは警戒した様子でしたが，私が興味・関心のあることや今後の希望など，健康的な側面に着目した質問をするうちに少しずつ心を開いてくれるようになりました。ナツオさんは「退院はしたい。でも，この病気のせいで，地域で暮らす自信がない」との思いや，「この病気になる前，高校生のころに友達とバンドを組んで，ギターを始めた。楽しかっ

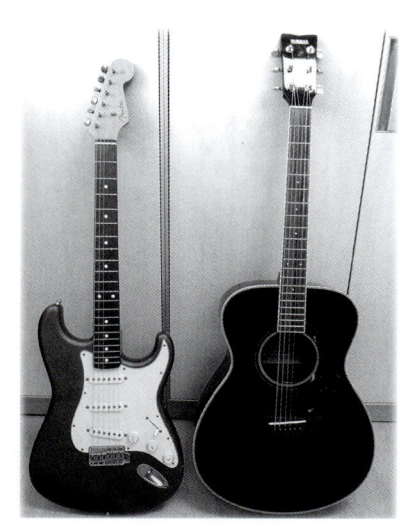

図　ナツオさんのギター

たな」「できたら，ギターをもう一度弾いてみたい」との希望を話してくれました。

ナツオさんにかかわるうえで考えたこと

　私は，ナツオさんがかつて行っていた作業であり，強い興味・関心を抱いているギター（図）を演奏できる機会を設けることで，ナツオさんの楽しみややりがいを引き出し，関係性を築けるのではないかと考えました。そのうえで，治療に対する動機づけを高めることができれば，ナツオさんの希望である地域生活の再開に向けて一緒に取り組んでいけるのではないかと考えました。私のこうした考えをMDTの他職種に伝えて同意をもらい，チームの方針として治療を進めていくことにしました。

地域生活の再開に向けたナツオさんとの協働

第1期：ギターを通したナツオさんとの関係性の構築（介入開始～6か月）

　かかわりの始めとして，ナツオさんに私との個別作業療法プログラム（マンツーマンのかかわり）でギターの演奏が行えることを伝えると，「本当ですか！」と感激し，毎回ギターの演奏を楽しむようになりました。その後，パラレルな場での集団作業療法プログラムに参加を促すと，ナツオさんはここでもギターの演奏を行いました。すると，多くのスタッフや他対象者がナツオさんのギターを称賛してくれました。ナツオさんは何とも嬉しそうな表情をして，「みんなにギターを聴いてもらえてよかった…。嬉しい」と話していました。

第2期：ナツオさんの変化に伴う治療の進展（6～24か月）

　この体験以来，ナツオさんは目に見えて意欲的になり，運動プログラムや認知矯正療法（neuropsychological educational approach to cognitive remediation；NEAR。記憶や注意といった認知機能の向上をはかる）に参加し，また退院後の生活を見据えた家事訓練として，自分の病室の整理整頓や掃除機がけ，洗濯，調理などに取り組むようになりました。こうしたナツオさんの変化は，これまでのかかわりに疲弊していたMDT他職種の意識を変化させ，ナツオさんの可能性を信じてかかわるようになりました。

　その後，ナツオさんは院外に訓練の場を広げ，公共交通機関を利用した外出訓練に取り組みました。しかし，初回の外出訓練で高校

生を見かけた際，ナツオさんは「あいつら，俺の悪口をいって，笑ってます」と訴えて，ひどく不穏になりました。この出来事から，私は「どうすれば楽しく安全に外出ができるか」という視点で，ナツオさんと一緒に対策を練りました。こうして，ナツオさんは「ガムを噛む」「CDプレーヤーで好きなメタル（音楽）を聴く」「頓服薬を飲む」「スタッフに相談する」といった外出時の病状悪化防止プランを作り，その後はこのプランを用いて外出訓練を重ねたことによって，少しずつ安定して外出できるようになりました。こうした改善を受けて，ナツオさんが退院後に受診する指定通院医療機関が決まり，ナツオさんとMDT，指定通院医療機関のスタッフらによるケア会議が開かれました。ここで，ナツオさんは「退院して1人暮らしがしたい」と希望を述べ，今後は単身生活に向けた準備が進められることになりました。

第3期：地域移行と地域定着に向けて（24〜30か月）

ナツオさんとMDTは，外出訓練の機会を活用して，退院後に住むアパートを探しました。また，単身生活に必要な家具や電化製品を購入して住環境を整え，アパートでの外泊訓練を実施しました。当初，ナツオさんは慣れない外泊訓練から病状を悪化させることもありましたが，外泊訓練を重ねることで自室の整理整頓や食事の準備，指定通院医療機関への受診も可能となり，おおむね単身生活を送る力が身につきました。こうして，2年半に及ぶかかわりによって，ナツオさんは地域移行を果たし，現在は指定通院医療機関の受診に加え，精神科デイケアへの通所と精神科訪問看護の支援を受けながら，単身生活を続けています。ナツオさんは退院に際して，「もう一度，地域で暮らせることができて嬉しいです」「二度と事件のようなことを起こさないためにも，通院と服薬は欠かせません」「ギターを弾くことができたこと，あれから変わりました」と話してくれました。

ナツオさんへのかかわりにおける「ギターを弾く」という作業の意味

意味のある作業とは，「個人や集団や地域にとって，個別的な意味があり，納得のいく経験を促すために選択され，遂行される作業」と定義されます[1]。ギターを弾くという作業は，ナツオさんが健康であったころに行っていた作業であり，強いやりがいと楽しみを感じさせることから，ナツオさんにとっての「意味のある作業」または「人生を代表する作業」であると考えられます。ギターを演奏して他者から称賛を得られたことは，ナツオさんが自分自身を肯定的にとらえる機会となりました。こうした自己肯定感の高まりによって，退院に向かってさまざまな治療に取り組む動機づけが生まれ，地域での生活を再開させることにつながったと考えられます。ナツオさんとのかかわりを通して，作業がもつ力の大きさを感じることができました。

文献

1) エリザベス・タウンゼント，他(編著)，吉川ひろみ，他(監訳)：続・作業療法の視点―作業を通しての健康と公正，p441，大学教育出版，2011

（南　庄一郎）

妻が仕事に行くために

ハルオさんは，40歳の男性でC7の脊髄損傷による不全麻痺で，10年間近くベッド上生活を送っていました。ハルオさんには障害福祉サービスのヘルパーさんからの地域包括支援センターへの相談によって，かかわることとなりました。

ハルオさんは，30歳のとき仕事仲間と飲みに行き，仲間たちが酔った勢いでハルオさんの胴上げをしたところ，受け損ねて地面に落下し，脊髄損傷となりました。その後，急性期病院や回復期病院でもリハビリテーションを受け，車椅子生活レベルにまで回復しました。しかし，ハルオさんは障害を受けたことがショックで，リハビリテーション治療に対しても拒否的で治療時間以外はほとんどベッド上生活を送っていたとのことです。退院後もベッド上生活を送っていました。受けていたサービスは，入浴車とヘルパーによる更衣や整容，体位交換，排泄介助などの身体介護のみでした。妻と2人暮らしで，妻はハルオさんの介護のため仕事には就けず，生活保護を受給しての生活でした。

作業療法士がかかわったときのハルオさんの状態は，基本的動作はほとんど全介助で，除圧マットを使用し，ベッド上生活でした。また，日常生活活動（ADL）も全介助の状態で，生活に対しての意欲はみられず，諦めている様子が発言からうかがえました。

ハルオさんの望む生活

ハルオさんに「元気になったら，どんな暮らしがしたいのか」と質問しても，「自分が飲みに行った結果，このようなことになり，仕事もできなくなり，若いころから妻には介護の生活を送らせ，迷惑な存在になってしまっている。もうだめだ」との発言が多く，望む暮らしを聞き出すことはほとんど無理でした。一方，会話のなかには，「妻は仕事にも行きたいと思っているようだが，自分の介護ばかりの生活を送らせ，本当に申し訳ない」との妻への謝罪の言葉が多く聞かれました。

これらの発言から，ハルオさんは「妻を介護から解放し，仕事に行けるようにしてあげたい」と思っていることが推察されました。そこで，ハルオさんに，日中車椅子生活ができるようになれば，通所サービスを利用できるため，妻はその時間にパートの仕事に行けるようになることを，具体的に提案しました。ハルオさんは「そんなことは無理だ」と言い張りましたが，ヘルパーからの応援や妻から「もう一度がんばってみようよ。少しでも仕事に行けるようになれば生活も楽になるしね」との発言に促され，本人の同意が得られることとなりました。

ハルオさんの奮闘

最初の1か月

まず，ハルオさんに車椅子座位を1人でできるようになってもらうために，当面は電動ギャッチベッドの電動背上げを利用し，できるかぎり座る時間を増やすこととしました。次いで，スリングに上肢をかけ，身体を起こす練習をすること，上肢をベッドに付け，身体を左右に揺らすことをお願いしました。作

業療法士の訪問はマンパワーの問題で月1回しかできなかったため，最初の1か月の宿題として取り組むよう依頼しました。

2か月目

本人の取り組みもあり，2回目の訪問時には起立性低血圧も改善され，日中はベッド上座位が保たれてきていること，暇があれば，上肢を使って身体を起こす練習や左右のバランス練習をしていたこともあり，バランスを崩した際の座位バランスのとりかたや上肢を活用した立ち直りもできるようになっていました。上肢の筋力も改善していました。

次の練習課題として，スリングを利用した長座位のまま前方へのいざる動作，上肢のプッシュアップを利用した後方へいざる動作の練習と，1日2回のヘルパーの訪問に合わせた移乗介助による車椅子座位の練習，コックアップカフを装着したプッシュホン電話の利用練習，スプーンの操作練習を依頼しました。

3か月目

3回目の訪問では，プッシュアップでのいざる動作や日中の車椅子座位保持，電話をかけることや食事動作がほぼ1人でできるようになっていました。

次の練習課題として，スリングやいざる動作でのベッドから車椅子への移乗方法の練習，および車椅子駆動方法の練習を依頼しました。あわせて地域包括支援センターとは，玄関からの外出に向けた住宅改修および通所サービスの調整を行いました。

4か月目

自分で車椅子を駆動し，外出もできるよう

になり，週5回の9〜16時までの通所サービスの利用も開始されました。あわせて，妻がフルタイムで仕事に行けるようになり，生活保護から脱却することもできました。

その後の展開

あとでわかったことでしたが，ハルオさんの妻の叔父が市会議員で，市議会でハルオさんのことに触れ，障害者の自立支援対策として作業療法士の市役所への配置の必要性を提案し，市役所に作業療法士が採用されることとなりました。

また，ハルオさんの家は市営住宅でしたが，地域包括支援センターとのチームになったことで，退去するときにスロープなどの取り外しができることを条件に住宅改修を進めることができました。

さらに私自身も，今回のヘルパーとの連携を通して，ヘルパーが関与する自立支援の方法を教えてほしいというヘルパー協会からの依頼で，研修の講師をすることになりました。

クライエントの望む生活（願い）は作業療法士が治療として使う作業になるということ，実現できるかもしれないという動機づけができれば，方法を教示するだけで行動に結び付くことを教えられました。また，支援の方法を周囲の人にも伝えることで，作業療法を知り，地域を動かすという貴重な経験を得ました。1つの事例から学ぶことは多く，クライエントの作業を知ることこそ，作業療法士にとって，もっとも重要な成長のエッセンスになるものと考えています。

（村井千賀）

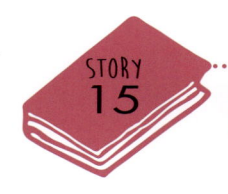

経営パートナー

大切な作業を一緒に探す

　アキオさんとの出会いは，アキオさんの自宅での訪問作業療法でした。アキオさんは50歳台の男性で，会社を経営していました。自宅での様子は，退院したばかりで，在宅生活に慣れることで精一杯のようでした。アキオさんの話を伺うと，脳出血後の後遺症の改善を希望されており，生活のなかで右手や右足がしっかりと動かせるようになりたいということでした。

　アキオさんの部屋を見回してみると，たくさんの音響機器やパソコン周辺機器が揃えられていました。アキオさんは昔から機械いじりが好きで，自分で音響機器やパソコンを組み立てることもあったということでした。アキオさんは音響機器それぞれの音の違いについて熱心に話をされ，いきいきとした表情をされていました。

　アキオさんからの影響か，アキオさんの娘も音楽に興味をもっていて，歌うことやギターなどの楽器を演奏することが好きだという話もありました。

　アキオさんは当初，手に力が入りづらいものの，手指の握り離しや肩を90°程度まで上げることができていました。作業療法の開始時に，生活のなかで反復して運動を行うことが麻痺の改善に効果的であるという話をし，日常の生活において手を使う提案と工夫をしました。

　作業療法を展開するうえで大切なことは，クライエントと生活目標を共有することで

す。もちろん麻痺の改善はとても大切なことですが，作業ができるようになるということや，生活の質（QOL）が向上するということが作業療法においてもっとも重要なことだからです。

　そこで最初にできそうだったことが，麻痺側でのドアの開閉，電気のスイッチや蛇口の操作，薬の袋をつまんで開けること，両手で軽い荷物をもって運ぶことでした。まだこの時期には，アキオさん自身から「何かをしたい，できるようになりたい」という具体的な作業の話はありませんでした。

　一方で，アキオさんは私の提案を受け入れ，生活のなかで積極的に手を使うようになりました。最初に提案した行為ができるようになると，自ら新たな生活場面で手を使うようになり，「できるようになりたい」という作業も見つかりました。私の行った脳卒中者の研究では，作業をしたいという欲求が作業再開のきっかけとなること[1]や，作業を行うなかで得られる有能感が新たな作業への挑戦や発展を促す[2]ということが明らかになっています。

自分の作業を取り戻す

　アキオさんは，病前のように自分で音響機器やパソコンを組み立てることを生活目標として挙げました。作業療法では，右手でドライバーを操作してパソコンの部品を取り替えるなど，より難易度の高い行為を行えるようになってきました。時には，パソコンの重い部品を1人で持ち運ぼうとして転倒したこ

ともあったようですが，最終的には1人でパソコンを組み立てることができました。次の目標は，娘にギターを教えること，一緒にギターを弾くことだそうです。アキオさんは，娘と同じ趣味をもてることに喜びを感じているようでした。

また，車の運転も再開することができました。自分で車を運転し，自身で経営する会社に行くこともできます。会社の従業員の励ましもあり，アキオさんはほぼ毎日出勤し，時には出張にも出かけます。今では，アキオさんは経営者としての自信を取り戻し，全国を飛び回っています。

パートナーとしての協働

私が起業しようと考えていたころ，アキオさんから話をしたいという申し出がありました。アキオさんは自身の病気やリハビリテーションの経験から，人の役に立つことがしたいと話してくれました。

当たり前にできていたことができなくなった辛さや悲しみ，なかなか以前のような生活に戻れないもどかしさと葛藤，少しずつ病前の生活を取り戻していく実感や喜びなど，多くの想いを話してくれました。そして最後に，もし起業するのであれば，協力したいという申し出がありました。

アキオさんは，作業療法には生活を取り戻す力があると感じているようでした。作業療法士と一緒に目標を共有し，できることが増えることは，生活の豊かさにつながります。このことが，同じ境遇の人を救いたい，人の

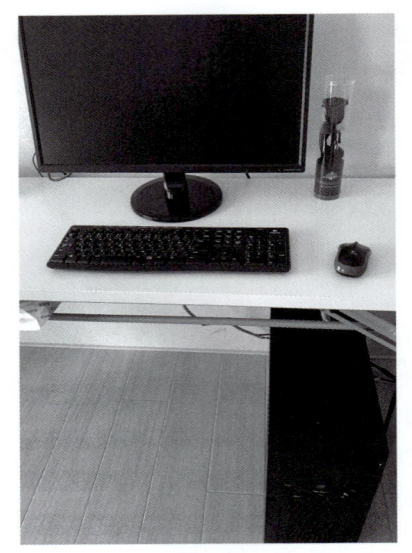

図　アキオさんが組み立て，会社に寄贈してくれたパソコン

役に立ちたいという想いを強くしたのです。

このときから，私たちの関係は，クライエントと作業療法士ではなく，経営のパートナーという関係になりました。経営に関する助言や相談はもちろん，会社で用いるパソコン周辺機器などを提供してくれています（図）。今では，経営者セミナーなど，経営者の集まりがあるときにも声をかけてくれ，多くの人とのつながりを作ってくれています。

文献
1）　福田久徳，他：病後の作業再開を可能にした背景．作業療法 30：445-454，2011
2）　福田久徳，他：脳卒中者の作業と作業遂行の発展プロセス．作業療法 32：221-232，2013

（福田久徳）

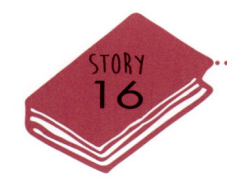

おかず交換の時間

私は，閉じこもりの高齢者と交流する機会があり，時に作業療法の支援を行ってきました。高齢者の閉じこもりは，1週間に1回未満の外出頻度の状態を指しており，閉じこもり予防や改善のために生活行動範囲を維持したり，外出頻度を増やしたりすることが推奨されています。しかし，私はなぜ閉じこもりが問題なのかが理解できず，推奨事項を実践することにも疑問がありました。その最中，答えのヒントをくれたのがユキさんとの作業療法でした。

大腸がんを患って閉じこもりになったユキさん

ユキさんの生活する町は東北地方の県の中でももっとも奥まった山間地域にあり，冬は豪雪地帯として有名な場所でした。車で町を走ると田畑がたくさんあり，多くの人が農作業をしていました。私がユキさんに初めて会ったのは，梅雨もあけた7月の終わりでした。ユキさんの自宅は，町の中心から少し離れた集落にありました。いわゆる日本家屋の大きな家でしたが，数年前に夫ががんで亡くなり，また娘が町内に引っ越したため，1人で暮らしていました。夫が亡くなったあとも生活様式が変わることはなく，日中は田畑に出かけたり近所の友人と一緒にお茶のみを楽しんだり，夕食時にはおかずの交換をしたりしていました。また，冬は畑仕事の代わりに手芸を日課として行っていました。そんなある日，ユキさんは体調不良を訴え，病院で精密検査を行った結果，大腸がんであることが

わかり，直後に人工肛門の手術を受けることになりました。人工肛門の術後は良好で全身状態も良好でしたが，退院後に近所の会合に参加しなくなったり，近所の人もユキさんが畑に出てくるのを見かけなくなってしまいました。今回，「日常生活のなかで取り組めることを見つけてほしい」という目的をもって保健師より作業療法士へ訪問指導の依頼がきました。

ユキさんとの作業療法

ユキさんの第一印象は，商店街や田畑で出会う高齢者と変わらない，どこにでもいる女性でした。ユキさんの家は塵ひとつなく，手入れが隅から隅まで完璧なまでに行き届いていて，私はとてもよい印象をもちました。しかし，この好印象がいかに安易なものであったのか，のちに痛感させられることになります。

まずはじめにユキさんに，外出しない理由について尋ねました。ユキさんは外出していないという認識はありましたが，人工肛門から不意にガスが出てしまうこと，その際にとても大きな音を立ててしまうことがとても恥ずかしいと話し，「とてもではないけれども外には出られない」といいました。そこでさらに，ユキさんに1日何をしているのか尋ねました。ユキさんは1日の大半をテレビを見る時間にあてていましたが，どんな内容の番組が好きなのか尋ねても「ただ，ボーッとつけているだけだからね」と答えるだけでした。また，以前は畑作業のあとに近所の人とお茶

のみをしていたが，今は敷地外に出ること
も，友人と顔を合わせる機会もないとも話し
ていました。その理由は，いつどこに人がい
るかわからないし，そのときに人工肛門から
音が出てしまうことを想像すると耐えられな
いというものでした。同じ町内で生活する娘
さんは1週間に数回，仕事帰りにユキさんの
自宅に立ち寄り，買い物を届けたり洗濯を手
伝ったりしてくれているとのことでした。こ
のように，ユキさんの生活は，大腸がんによ
る手術後に大きく変わってしまいました。

　ユキさんと日常生活について話をしていた
ときに私は，ユキさんが外出するわけでもな
いのに雨戸の開け閉めを朝晩していること，
食事を3食とも作っていることについてよ
り深く知りたいと思い，その背景や理由を尋
ねました。ユキさんの答えは次のとおりでし
た。「雨戸の開け閉めをしなくなったら，本当
に閉じこもりになってしまうし，近所の人も
心配するでしょ。そうなると，人に会わない
といけなくなるじゃない」「(料理について)食
事の準備は自分がやらないと死んでしまうと
いうのもあるけど，料理は好きだし得意だか
ら続けたいというのもあって」。このやりと
りから，ユキさんは見かけ上は外界から切り
離されたように見え，意図的に友人との交流
を避けた状態にしているものの，地域コミュ
ニティの中で今も生活していること，料理が
好きで今後も続けていきたいということがわ
かりました。

　話の最後に「お部屋，きれいにされていま
すね！」となにげなく口にしたところ，ユキ
さんは「ほかにすることがないからね。毎日
午前と午後に同じところを何度も拭いている
し，掃いているから」と寂しそうにいいまし
た。それを聞いたとき，一瞬時間が止まった

ことを今でも覚えています。ハッと我に返
り，ユキさんに「することがないのなら，手芸
などはされないのですか？」と尋ねると「あれ
は，冬にやるものだよ。夏にはできない」とい
うきっぱりとした答えが返ってきました。

おかずの交換の再開

　私は，もともとユキさんが夕食のおかずの
交換をしていたことを保健師からの情報で
知っていました。私との会話のなかでも料理
が好きであることが確認できましたので，友
人との交流再開のきっかけとして「おかずの
交換の再開」を提案してみました。

　ユキさんはこの提案に非常に前向きでした
が，人工肛門から不意に出る音や臭いが心配
で難しいだろうと考えていました。そこで，
はじめに「友人とのおかず交換」について，ユ
キさんと一緒に以前の様子を振り返り，何時
ごろ，何を，誰に渡していたのかを整理して
みました。すると，ユキさんは日中のお茶の
みで友人たちとたくさん話をしていたことも
あって，夕食のおかず交換自体はほんの数分
で行っていたことを思い出しました。そこ
で，おかずをもっていく最適な時間を知るた
めに，人工肛門から音や匂いが出た時間とそ
の直前に食べた料理のメニューを記録するこ
とを提案したところ，ユキさんはその提案を
受け入れ，実践することになりました。する
と，作業療法の訪問指導後，1週間も経過せ
ずに友人とのおかず交換を再開することがで
きたそうで，そのことを保健師に嬉しそうに
話していたとのことでした。ユキさんは保健
師に「記録してみてわかったんだけど，匂い
とか音が出ているのは1日のほんの数回な
のよね。最近は出かけられる時間も長くなっ
たのよ」と話されたそうです。

自分らしいと思える作業

そして，季節が夏から秋，冬へと変わったある日，町のある施設でものづくりサークルに通うユキさんと再会することができました。ユキさんは夏に会ったときと様子は変わりませんでしたが，友人と楽しそうに和裁の巾着袋を製作する姿をみたとき，私はとても嬉しくなりました。この感情は，ユキさんが外出できたことや生活行動範囲が広がったことではなく，友人と楽しそうに巾着袋を作る様子をうかがえたことによるものだと思います。この町は豪雪地帯であるため，冬は町民全員が閉じこもり状態になり，ユキさんや多くの町民が「冬はすること（田畑での作業）がないから手作業（ものづくり）をするんだ」と話をしていたことを思い出しました。ユキさんにとって冬に友人とものづくりをすることは，以前の自分に近づいたと実感できる出来事だったのではないかと思います。

この体験以来，私は外出できるようになることも大切なことだが，自分らしいと思える作業が行えるよう支援することがなにより大切だと考えるようになりました。

（石橋　裕）

資格の壁

　29歳のハナさん（女性）は，16歳より一度も外出・外泊することなく，精神科病院に入院していました。ハナさんには，頼れる身内はおらず，天涯孤独でした。ハナさんは統合失調症と軽度知的障害の診断を受けていましたが，病状は比較的安定していました。主治医から「退院してみたら？」と促されていたようですが，ハナさんは「主治医が退院しろと脅かす。怖いわ」と自信がない様子でした。私たちは何度となく病院へ通い，ハナさんを囲んだカンファレンスを開いて，退院後の生活のありようやサポートについて根気よく話し合い，彼女の不安を和らげる努力をしました。最終的に，私たちの運営するグループホーム（以下，GH）と就労支援施設（以下，就B）が退院先になることで，ハナさんも了承してくれました。

13年間の長期入院を終えて

　ハナさんのGH生活は，目新しいことだらけでした。なにせ中学卒業と同時期から入院し，社会生活に必要な事柄は，親や学校，もちろん病院からも教わる機会がなかったのですから。統合失調症や軽度知的障害の問題よりも，13年もの間，長期入院していたことで剝奪された時間や作業のほうが問題でした。はじめての自炊，洗濯，金銭や薬の管理，携帯電話の使いかたも一から覚えていきました。それまで，決まった時間に寝起きし，選ぶことなく食事や入浴が提供され，限られた日中活動に従事することだけに慣れていたハナさんにとって，GHの暮らしは毎日が挑戦の連続でした。カーテンを取りつけたり，切れた電球の球を替えたり，晴れた日に布団を干したり，スーパーの安売りをねらうことも新鮮でした。些細なことで混乱しパニックになることもありましたが，ゆっくりと状況を説明することによって対処できるようになっていきました。

　私たちの運営するGHは，一般マンションの数室（空室）を活用したものであったため，障害者入所施設というより，ケア付き賃貸住居というほうが適切なものでした。ハナさんは，自ら指定日時にゴミを出すことや，自治会清掃にも参加することが必要でした。ハナさんは2年かけて徐々に退院後の生活に慣れていくことができました。

「働いてみたい」

　ハナさんは生活保護を受給しており，自分で所得を得ることがありませんでした。GHでの暮らしに慣れたころ，ハナさんより「私も働いてみたい，何ができるかわからないけど…」と相談を受けました。そのうちハナさんから，小さいころは祖母の世話をしていたこと，祖母は介護を必要としていたので自分も手伝っていたことを話してくれました。ハナさんとの相談を重ねたあと，ハナさん自身が介護業務を目指すことに強い不安があることから，まずは社会適応訓練事業を使って，老人施設内の清掃の仕事を体験してみることになりました。清掃の仕事では，施設内の廊下やトイレの清掃から行い，衣類の洗濯とたたみ，慣れはじめたころから居室内や食堂の

清掃を順に行うようになりました。ハナさんも「お年寄りに『ありがとう』といわれると嬉しい。やりがいがある」と話すことが増え，時には，食堂まで車椅子を押して介助したり，トイレに行こうとするお年寄りを見つけると「大丈夫ですか？　介護士さんをよびましょうか？」と声をかける様子もみられるようになりました。時折，複数の仕事が重なると混乱し，パニックになることもありましたが，そのつど，職場の上司からフォローしてもらうことで乗り越えることができていました。そのころには，ハナさんから「私も介護士になりたい」と希望が聞かれるようになっていました。

資格の壁

　介護士の資格を取得するためには，講座の受講と受験が必要であり，生活保護を受給していたハナさんには，その教育資金がありませんでした。また，中学卒業以後，勉強したことがないことや知的面でも弱みがあったため，一般的な研修進度についていくことの難しさも予想され，介護士資格取得は困難な状態でした。そこで私たちは，介護士資格の取得につながる方法がないか多方面〔健康福祉事務所（保健所），市役所，福祉系大学，介護施設，県庁など〕に相談しました。そのなかで，訪問介護員養成研修（2018年現在は介護職員初任者研修課程）は，一時的に養成事業者の認証を得ることが可能であることがわかりました。私たちは，ハナさんを介護士に養成するための実行委員会を設立しました。研修進度・費用・研修環境，カリキュラムを再編し訪問介護員養成研修事業の認証を得たのです。ほかの養成研修と差別化するために「訪問介護員養成研修（ピアヘルパー等養成研修）」という名称とし，障害者手帳を所持しながら訪問介護員になりたい人だけでなく，福祉系大学の学生にも，低額（教科書代のみ）での受講を許可しました。

自らつかんだ新しい人生

　ハナさんの資格取得を応援するため，通常2か月程度で修了するカリキュラムを9か月に再編しました。近隣の老人施設の職員や養成校教員が低額で講師をしてくれました。ハナさんやほかの障害者手帳の所持者が受講しやすいように，福祉系大学生が隣に座るなど工夫して，互いに協力し合う環境づくりに努めました。実技実習や施設実習も，協力し合いながら乗り越えました。修了試験には受講者全員が合格することができました。

　ハナさんは社会適応訓練事業でお世話になった老人施設に介護士として就職し，自らが希望した生業につくことができました。労働所得を得ることができるようになったため，生活保護の受給も終了し，給与と障害年金のみで生計を立てられるようになりました。その後のハナさんは，介護現場で働くなかで職場恋愛をし，結婚を機にGHを退所することになりました。今は子どもにも恵まれ，母親になりました。家事や子育ては居宅介護（家事援助）を利用しながら，日々奮闘しています。

（宮崎宏興）

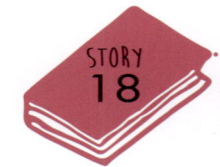

偶然が生んだ覚悟

21歳のソラさん（男性）は，精神科デイケアに通っていました。ソラさんが主治医に「そろそろデイケアを卒業して働いて（就労施設に通って）みたい」と相談したことが，私たちとの縁が生まれるきっかけでした。

私たちの勤務する地域活動・相談支援センター（以下，センター）へ母親といっしょに相談に来たソラさんは，広汎性発達障害の診断を受けていました。目線が合わず，会話も途切れがちで，質問に「うん」または「わからん」と返答するのがやっとでした。母親が「中学くらいから不登校で自室に引きこもりがちでした。自室では，よく自分の頭を拳で叩いたり壁に打ちつけたりしていました」と話してくれました。また，家族以外の人前で食事をとることができないとの訴えもありました。理由はわかりませんでした。

私たちは，ソラさんがスポーツを好んでいることを知りました。しかし，休日になると，家でゴロゴロ寝ているだけでした。「疲れて休んでいるの？」と尋ねると，「何していいかわからなくてイライラするから寝ている」と教えてくれました。

まず一緒にやってみよう

ソラさんをいろいろな作業に誘ってみました。ものづくり作業，駅舎の清掃作業，カフェのバックヤード作業など，ソラさんを誘って体験していきました。6か月間ほど過ごしたころ，徐々にカフェのバックヤード作業に参加意思を示すことが多くなり，「お客さんに『ありがとう』といわれると結構嬉しい

な」と自ら口にするようになりました。ただ，その反面，「俺がんばりすぎなんかな，わからんな」と口にする機会も増え，私たちは，ソラさん自身が理解（想像）しにくい内容には了承してしまう（やってみるといってしまう）傾向を確認できました。これは，ソラさんが将来，就労するうえで，とても大切な情報だと考えました。また，カフェのお客さんの流れや，ふとした状況（たとえば，お客さんが荷物置き場を探している振る舞い）に即座に気づき，対応しようとすることもありました。ほかの人より早く（多く）周囲の状況に気づくことができるために，有能に見える反面，気遣う量が増えていることも，就労するうえで大切な情報でした。もっとも重要な情報は，ソラさんは1人で裁量をまかされる仕事は混乱しやすいものの，誰かの補助的役割を担う仕事は働き心地がよく，安心して力を発揮できることでした。

「やってみたいこと」が
新たな出会いと結び付ける

私たちと縁ができてちょうど1年半が経ったころ，ソラさんは「子どもが好きだから，子ども相手の仕事に就きたいな」といいました。そこで，好きなスポーツと子どもとを結び付けて，子どものサッカー教室の手伝いをしてみることを検討しました。ただ，それだけでは所得を得ることには結び付かず，今後どのような形で仕事に就けるのかについて暗礁に乗り上げていました。

ちょうどそのころ，私たちのセンターで，

映画の上映会をすることになりました。ソラさんをボランティアスタッフとして誘ったところ，快く了承してくれました。映画の上映会に関する事前会議では，行政職員，医療関係者，認定こども園関係者，障害者支援団体などが参加しており，ソラさんも私たちとともに会議に同席していました。会議を重ねるなかで，ほかの会議参加者との交流も少しずつ生まれていきました。映画の上映は盛況に終えることができ，その際にできた縁で，ソラさんは認定こども園（以下，園）にて，仕事体験（職場実習）の機会を得ることができました。

6か月間の仕事体験では，園児の朝の迎え入れ，遊びと運動，製作の準備，給食の準備と見守り・下膳，お昼寝の準備などを行いました。ソラさんは，平日午前の実習として契約していました。ソラさんは人前で食事をとることができなかったため，昼食をまたがないように時間を設定しました。

偶然が生んだ覚悟

実習の開始当初は，仕事の流れがわからず立ち尽くす姿が目立ちましたが，日を追うごとに，園の先生を補助するような働きぶりをみせるようになり，順調に定着していきました。実習が数日過ぎたころ，園児から「ソラさん，なんで給食を食べないの？」と質問されることが増えてきました。ソラさんは「お腹へってないんだよ」と何とかかわしていました。

ある日，園児たちが育てたジャガイモを収穫してポテトチップにして食べるという時間がありました。ソラさんは園児といっしょに

ジャガイモの皮をむいたり，スライスして，ポテトチップスをつくる担当になりました。その時間は，ソラさんも園児もとても楽しそうでした。ポテトチップスができあがり，園児たちが食べ出したころ，1人の園児がソラさんのほうへ走り寄ってきました。「ソラさん，これ食べて。僕らが育てたんだよー」そういって，ソラさんの口元へできたてのポテトチップスをもっていきました。私たちは一瞬「困ったな」と思ったのですが，ソラさんは「すごいね，ありがとう」といって食べました。それを見た途端，ほかの園児も一斉にポテトチップスをソラさんの口元にもっていき，ソラさんはそのすべてを笑って食べたのです。

その日の実習の終了後，私たちはソラさんに「食べられたね？」と尋ねると，「いや，仕事だから」とソラさんは少し照れ笑いをしながら答えました。私たちの"給食は食べられないから"という配慮は不要な保護的思考だったのかもしれません。ソラさんは，自らの力と偶然の出来事で，自分の課題を乗り越えていくことができました。

可能性を探しながら進んでいく

仕事体験が6か月経過したあと，ソラさんは園に本採用されることになりました。現在も保育士補助として勤務を継続しています。「ずっとこの園で働くことが目標」と語るソラさんを，園の関係者のみなさんも応援しています。ソラさんは，保育士の資格をとることを夢に抱いてこれからも働いていくことでしょう。

（宮崎宏興）

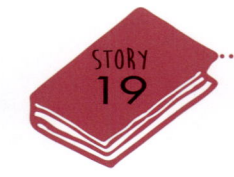

培ってきた知識や技術

　私が非常勤で勤めていたグループホームに70歳台の女性ミナさんが入所してきました。ミナさんは3年前に脳梗塞を発症し，物忘れや見当識障害など認知症の症状がありました。3年間の病院や老人保健施設での生活で無気力な状態になり，グループホームに入所後は自ら活動に参加しようとすることはなく，不安な様子でフロアを徘徊したり，ベッドで横になって過ごすことが多くありました。

　ある日，ミナさんを貼り絵のグループ活動に誘うと，しぶしぶ参加し，何とか始めてくれました。色紙を線に沿ってハサミで切ることはできるのですが，すぐに手を止めてしまったり，貼る場所を教えても，すぐにどこかわからなくなったりしました。そして「できない」といい，席を立って部屋を出て行き，うろうろと歩きはじめました。不安そうな表情をしているミナさんを呼び止め，どこへ行くかを尋ねると，「迷子になっちゃったの。父や母が探してると思うの。うちは○○駅のそばにあるの。早く帰りたい」といい，悲しそうな顔をしていました。ミナさんの両親は，25年前に他界しており，いるはずもないのですが，自分を探していると言い張り，会いにいこうとしていました。私は，ミナさんが現在いる場所がどこかわからず，また知らない人ばかりがいる状況のなかで不安と戦っており，無意識に子どものころに両親と生活していた場所，つまり安心して過ごすことができる場所を探しているのではないかと感じました。

　そこで，ミナさんをソファに誘い，子どものころの生活について聞くことにしました。

　ミナさんは，5人兄弟の末っ子であり，両親にとてもかわいがられて育ったことや，野山で花を摘んで遊んだりしていたことを話してくれました。また，20歳台で結婚し，2人の子どもを育て上げたこと，呉服屋で販売や着付けの仕事をしていたことを話してくれました。働きながら子育てをしていたので，趣味のための時間はなく，毎日家事や育児に追われていたことや，編みものが好きで子どものセーターを編んでいたことも話してくれました。このときのミナさんの言葉には抑揚があり，時折笑顔もみられました。

　数日後，相変わらず机上での活動に意欲を示さないミナさんに，編みものを提案しました。最初は「しない」といったのですが，マフラーを編んでいる女性の隣に座ってもらい，3人で話をしていると「上手ねぇ。私も昔はよく編んでたの。子どもに着せると喜んでたわ」と，にこやかにいいました。そこでミナさんに，編みかけのマフラーと棒針を見せ，誘いました。私は断られると思っていたのですが，ミナさんはすんなりと受け入れ，道具を使って上手に編みはじめました（図）。手が覚えているといった様子で，とてもスムーズでした。私は驚き，「すごいですね。どうやって覚えたんですか」と尋ねると，ミナさんは「母から習ったの」と教えてくれました。それが事実であるかは定かではありませんが，メリヤス編みの腕前はかなりのものでした。網目が端まで行き，次の段に移るときだけ少し援助が必要でした。私が編みかたを尋ねると，「ここに，これ（棒先）を通して，こう編むの」

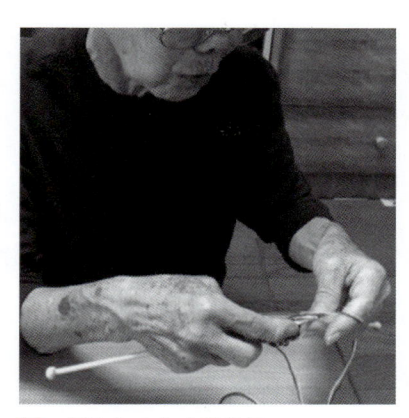
図　編みものをする様子

と優しく教えてくれました。思わずその手つきを褒めるとミナさんは、「昔の人はみんなできるわよ」と謙遜しながらも嬉しそうでした。

後日、ケアスタッフが集まりミナさんの生活支援について話し合いをしました。私はそのなかで、ミナさんが無気力な状態から少しずつ、意欲を示すようになってきているので、正月の行事に向けて着付けをしてもらうことを提案しました。スタッフからは失敗して逆に生活意欲を失うおそれがあるとして、反対する意見が出ましたが、最終的に着付けの知識があるスタッフがそばにつきながらサポートする形で挑戦することになりました。

12月下旬のある日に着物を準備し、若いスタッフの着付けをミナさんに依頼しました。するとミナさんは想像以上に関心を示しました。小道具を見せると「これが帯紐で、これが足袋ね」などと、驚くほど名前を覚えていて、「私がしてあげるよ」といいました。いざ、着付けを始めると、「襟元の白いのが広いとおかしいから、ここを狭くするの」などと、若いスタッフに教えるようにして進めていきました。その姿は、まるで着付けの先生のよ

うで、自信に満ちあふれていました。長年培ってきた、昔の知識や技術は今も残っており、スタッフの手をほとんど借りずに、着付けを完了することができました。入居者の前でその腕前を褒められたミナさんは、照れながら「仕事っていうのは、張り合いがあっていいわね」と笑顔を見せていました。

この日を境に、ミナさんに芽生えた自信をさらに強化するために、料理にも挑戦してもらうことになりました。野菜を洗ったり、包丁で切ったりすることはとても上手にできました。これも長年ミナさんが家事をするなかで培ってきた知識と技術であり、十分に能力を発揮できる部分でした。ジャガイモの皮をむくときには「もったいないから薄く剥くほうがいいのよ」などと一緒に料理をするスタッフに、まるで母親が子どもに教えるように話しかけていました。そこで、夕食のみそ汁づくりの際に、野菜の下ごしらえをできるだけミナさんにしてもらうようケアの方針が立てられました。

このように、編み物をしたり、夕食の手伝いをする作業を生活のなかに織り交ぜていくこと、また季節の行事で着付けの機会を設けることで、ミナさんがお世話をされるばかりの存在から人の役に立つ存在へと変わっていきました。それに伴い、「帰りたい」といって徘徊する頻度が減少していきました。私は、認知症の人は新たなことを学ぶよりも、今まで培ってきた知識や技術を教えるほうが簡単であり、その残された能力を生活のなかで発揮できるよう支援することが作業療法士の1つの役割であることをミナさんから学びました。

（西田征治）

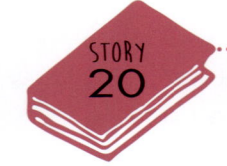

花を咲かせるコツ

STORY 20

洋蘭はとても華やかで美しい花ですが，育てるのがとても難しい花です。ナミさんは洋蘭を育て，美しい花を咲かせることが得意な70歳台の女性でした。2人の息子の子育てが一段落してからは，脳梗塞の後遺症により記憶と理解力が低下したご主人のお世話をしながら，庭でさまざまな花を育てていました。

ナミさんが膵臓がんと診断されたとき，すでにがんは手術ができないほどに進行していたため，外来で化学療法を実施することになりました。しかし，ご家族の希望で，ナミさんには，膵炎だと説明されました。化学療法を受けながらおよそ1年間，自宅でご主人との2人暮らしを続けていましたが，食欲不振と全身倦怠感が増悪し，本人の希望により入院となりました。肝臓への転移も見つかり，主治医より家族には余命3か月だと説明されました。

入院してからのナミさんは，誰ともしゃべらず，抑うつもみられたため，主治医より作業療法に照会がありました。

私が初めて病室に訪問したとき，ナミさんはウトウトと傾眠しており，話しかけてもあまり反応がありませんでした。目を開けてもその表情は険しく，困っていることを尋ねると「なんにもできんようになってしまった」「身体が思うようにならない」「リハビリのことは先生におまかせします」といい，またすぐに目を閉じてしまいました。初めて会った私のことを警戒し，拒否している感じがしました。看護師からの情報では，夜間の不眠が続いており，日中は寝ていることが多いとの

ことでした。上下肢とも廃用と低栄養による筋力低下と軽度の関節拘縮がみられました。全身倦怠感が強く，食事とトイレ以外はずっと仰向けに寝たまま過ごしていました。

同じ姿勢で臥床して動かないことで身体がだるく，治療をしても悪くなっていくことに強い不安を抱え，納得のいく説明をしない医療職に不信感を抱いているようにみえました。まずは身体の重だるさを軽減し，ナミさんとの関係を構築することが大切だと考え，ベッド上でストレッチやマッサージを行いながら話しかけてみました。

ストレッチをしているとき，ナミさんは目を閉じていても表情は険しく，入院前の生活について尋ねると，「もう忘れた」と話を打ち切られてしまいました。そこで，いつもベッドの脇に座り心配そうにナミさんをのぞき込んでいるご主人に，尋ねてみました。ご主人がナミさんの子育て中のエピソードをとても嬉しそうに話していると，ナミさんは時折「もう！」とか「そんなこと！」といらだった様子をみせましたが，話を打ち切ることはありませんでした。

ナミさんの趣味が洋蘭を育てることで，子育て中はよく歌を歌っていたと聞いたので，3回目の訪室には花瓶に挿した花とラジカセを持参し，童謡を流しながらストレッチを行いました。ナミさんは，童謡に「懐かしい」と初めて笑顔を見せて，ストレッチには「気持ちいいわ～」といいました。それからは毎日，花を一枝ずつ，ナミさんのお部屋にもっていきました。そして，作業療法室ではポーチュ

ラカやハイビスカスなどを育てていること，なかなかうまく育たなくて困っていることを話しました。そのうちナミさんは「言いたいことがうまく口から出ないのよ」「足がすっかりダメになった，なんでだろう？」と，私に話してくれるようになりました。また，「足の力をつけたい」と希望され，ベッド上での筋力トレーニングも開始しました。

車椅子に座ることを勧めてみましたが「今は，まだいい」と，断られました。「作業療法室で育てている花です」と枕元に花瓶を置いてみましたが，「かわいいね」といったきりでした。

数日するとナミさんが「一緒に作業療法の部屋に行ってみようか」と言い出しました。入院してからずっとベッドに寝たきりだったナミさんにとって，初めての病室からの外出でした。作業療法室に着くと，ナミさんはプランターに植えられた花のところに行き，「枯れた花や葉を取ってやると，次の蕾がよくつくのよ」といいながら枯葉を取り除きはじめました。「ちょっと水が足らんね」と，じょうろに水を汲んでくるよう私にいって，植物に水をやりはじめました。病室でのナミさんの様子とはまるで違ういきいきとした表情やてきぱきとした動きに，「これが本来のナミさんの姿なんだな」と思いました。「花をうまく咲かせるコツを教えてほしい」といわれたことを気にかけていて，「今日なら行けそうだ」という日を待っていたのかもしれません。

その日を境に，ナミさんの生活は一変しました。ナミさんは毎日，ご主人と一緒に作業療法室にくるようになりました。花の手入れをするだけでなく，ほかの患者さんがしているのを見ては，「私にもできるかしら」と，風

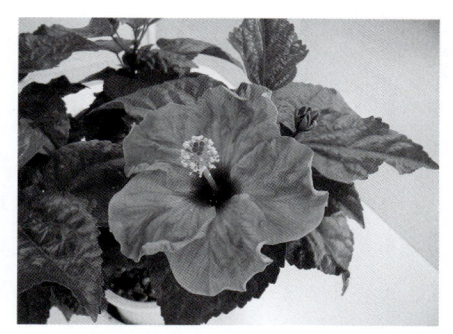

図　大輪の花を咲かせたハイビスカス

鈴や貼り絵などの作品づくりにも取り組むようになりました。人のことを気にかけ，うまくできない人を手伝うなど，作品そのものよりも，誰かの手伝いや世話をすることに価値を感じているようでした。

「また歩けるようになりたい」と，歩行器を使った歩行練習も開始しました。「疲れるね」といいながらも，歩いているときは明るく晴れやかな表情でした。休みの日に「花に水をやらんといけんと思って」と，ご主人と2人で作業療法室まで歩いてきて，私や病棟スタッフを驚かせたこともありました。

ベッドから起き上がることが難しくなったナミさんの病室に，作業療法室の花をもっていくと「やっと咲いたね」と満足そうに笑顔を見せました。リクライニング車椅子で屋上に行き，ナミさんが暮らしてきた街を一緒に眺めました。それまで，家族のことはあまり話さなかったナミさんでしたが，「主人のことが心配だけど，息子がちゃんとしてくれるから安心よ」と話されました。その日の夜，ナミさんは亡くなりました。

なかなか開花しなかった真っ赤なハイビスカスは，ナミさんの葬儀の日に初めて大輪の花を咲かせました（図）。

（三木恵美）

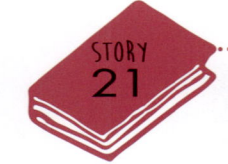

STORY 21 終活からの新たな人生

　私が非常勤で勤務する社会福祉法人は，地域貢献事業としてさまざまな活動を行っています。その1つとして12の講座からなる終活講座『くわのみ終活カレッジ』があります。そこでは，自分の逝きかたを考え，選び，決定する過程が，人生のラストステージをよりよく生きることにつながるという"終活"を，地域住民に広げることを目的として行われています。

　講座を通して自分の人生を振り返り，残りの人生を自分らしく生きるためには何が必要なのかを考え，これからの生きかたや逝きかたを"わたしの花道ノート"（エンディングノート）に書き記していきます。"人生の棚卸し"のページではこれまでのライフイベントを書き込みながら，これからやりたいこと，やり残していることを考えていきます。そして，これまでに経験してきたさまざまなことで，"好き"なこと"嫌い"なこと，"得意"なこと"下手"なことを思い起こして書き出していきます。"下手"だけど"好き"なことは同じレベルの人と楽しめばいい，"得意"で"好き"なことを生きがいにして社会貢献したらいい，"嫌い"なことは上手に人に頼ったらいいし，好きな人にまかせればいいと考えて，残りの人生をどう生きるかを考えてもらいます。みなさんなかなかすぐには書けません。「得意なことね〜…」と考えこむ方が多いのですが，「ちょっとなら自慢できることありませんか？」と尋ねると「草取りするぐらいかしら」「漬物づくりぐらいかな」「縫いものはまぁまぁ得意かな」と少しずつ出てきます。

　サツキさんは70歳台の女性です。定年退職後はいろいろな習いごとをしました。社交ダンス，ゴルフ，アマチュア無線，コーラス，そして着物のリメイク教室に通いました。どれも楽しかったけれど，作品として残る裁縫（着物のリメイク）が一番楽しかったそうです。しかし，趣味で楽しむだけではなく，もともと老人介護の仕事をしていたこともあり，何か人の役に立つことをして老後を過ごしたいと考えていました。そのようななか，近所の友だちと一緒に受講した終活講座で，好きで得意なことで社会貢献ができると学び，それならやはり自分は"裁縫"だと気がつきました（図1）。

　年をとると人と話す機会が減ってきて，家にいたら誰とも話さなくなっていくので，集まる場所を作りたいとも考えていました。そういう話を終活講座で仲間とするなかで，裁縫しながらおしゃべりできる場所を作れたら楽しいだろうなと考えるようになりました。そのことを施設に相談すると，部屋を貸してくれることになり，必要なミシンやアイロンも準備してもらえたことでソーイングカフェが始まりました。

　サツキさんは，作るものを考えて型紙を作ったり，裁縫の初心者には教えたりという先生役になりました。最初はみんなで集まって縫物をするだけだったのが，そのうちお菓子作りが得意な人が和菓子をもってきてみんなに作りかたを教えはじめ，漬物が得意な人は漬物をもってくる，料理が得意な人は作った料理をもってくる，野菜づくりが得意な人

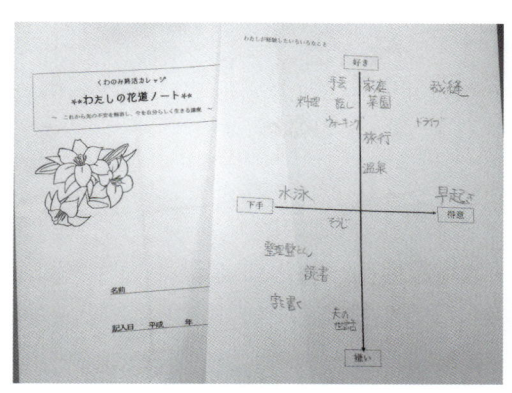

図1　わたしの花道ノート
サツキさんの "わたしが経験したいろいろなこと".

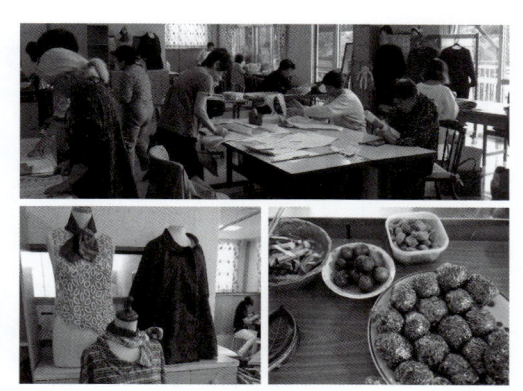

図2　ソーイングカフェ
裁縫が一段落するとお茶会が始まる.

は作った野菜をもってくるようになり，遂にはお茶会が始まりました．参加者もどんどん増えて，毎週1回集まって，裁縫して，おしゃべりして，みんなで持ち寄ったものを食べながら交流する会になりました（図2）。

　サツキさんは，みんなにもっと上手に教えたいという気持ちから，手芸教室に再び通いはじめました。「もう教わることはないでしょう？」と私が尋ねると「こういう教えかたではわかりにくいなといったことも勉強になるし，伝える場所があるから張り合いになって，もっと上手になりたい，知りたいと向上心が出てくるのよね」と笑顔で答えました。

　活動が3年目に入った今年，サツキさんがソーイングカフェを始めたきっかけや活動内容を語り，それを私が書いて本にする「聞き書き」を行い，ソーイングカフェの活動を紹介する本を一緒に作りました。この本づくりの作業を通して，あらためてこの活動を振り返ったサツキさんは，ソーイングカフェのような活動をもっと広めていきたいと考えました。「去年ちょっと怪我をして休んでしまって気持ちが落ち込んで，いろいろなことが面倒くさくなってしまったけど，そういうとき

も心配する仲間がいて，待っててくれるからまた元気になって，残った時間を有効に使おうという気持ちになれたんです。この活動は仲間がいたからできたんです。だからもっとほかの地域にもこの活動を広げたいですね」「ほかの地域の友人にここでの活動を紹介して，型紙をあげてお手伝いをして，こういう活動が広がっていくことで，お互いの交流を通して型紙の交換などできたらよいですね」と目を輝かせて将来の夢を語ってくれました。私はサツキさんから，人は何歳になっても夢を抱いて成長し，社会に貢献することができるということを教えてもらいました。

　終活講座受講後に，新たな自己実現の場として，絵手紙が得意な人を中心とした絵手紙教室も発足しています。喫茶店を始めた人やシニア海外協力隊に参加した人もいます。老後の人生に不安を感じていた人たちが，終活講座を通して「自分」をみつけて生きかたを決めること（自分にぴったりの作業をみつけること）ができれば，人生のどの時点からでも幸せに生きることができると思いました。

（野尻明子）

プランターから花壇へ

「園芸をやってみよう！」

　私は重度の身体障害者が入所して介護を受けながら生活する施設に就職しました。作業療法士になりたての私は，まずCOPMを使って，利用者全員から「したいこと」や「できるようになりたいこと」を聞いていきました。そのとき，1人の利用者が「子どものころ，療育施設で行った園芸が楽しかったから，またやりたい」と話してくれました。重度の身体障害があっても，工夫をすれば多くの利用者が園芸を楽しめるのではないかと思った私は，希望者を募って園芸を始めようと考えました。

　ポスターや声かけで園芸に興味をもって集まった参加者は5人でした。それぞれが育てたい花や野菜の種を選び，自分のプランターに種をまきました。各自が自分の好きな時間に中庭にきて，責任をもって水やりをしてもらおうと思いました。しかし，中庭には地面に埋め込まれた蛇口しかありませんでした。重度な身体障害があり，車椅子を使っている参加者にとっては，使いにくい蛇口でした。参加者の居室と中庭も離れており，部屋から水をくんで運ぶのも一苦労でした。そこで私はプランターの横に，じょうろと水をくんだペットボトルを置いておく台を設置しました（図1）。参加者はペットボトルの水をじょうろに移し，水をやることができるようになりました。空いたペットボトルは横のカゴに入れておいてもらうようにしました。空のペットボトルが溜まったら，私が水を入れて，ま

た台の上に置いておくようにしました。

ふくらむ園芸への思い

　できた野菜は参加者と一緒に料理をして食べました。咲いた花は写真に撮ったり，押し花にしました。参加者は作った料理をほかの利用者に振る舞ったり，撮った写真や押し花の作品を飾って他者に見せました。参加者が園芸について楽しそうに話すので，ほかの利用者も園芸に興味をもつようになりました。参加者も自分の料理や写真で人が喜んでくれるので，もっと園芸が好きになりました。

　興味をもったほかの利用者が園芸に参加するようになり，参加者はどんどん増えて13人になりました。園芸で楽しい経験をするうちに，参加者の意欲もどんどん高まっていきました。最初は私が主導していた園芸でしたが，いつの間にか利用者のほうから私に，「今度はこれを植えたい」「もっとたくさんのプランターで育てたい」「プランターではなくて，花壇で花を育てたい」と要望を伝えてくるようになりました。5個だけだったプランターは20個以上に増えました。参加者の思いを施設管理者に伝え，花壇も作ることになりました。花壇の形は参加者と一緒に考え，ハート型の花壇が完成しました（図2）。

　私がこの施設に就職した当初，作業療法士に期待されていたのは機能訓練でした。私は周囲の期待にこたえていないのではないかという思いから，園芸をすることに最初は遠慮がありました。しかし参加者たちが私の背中を押してくれたのです。

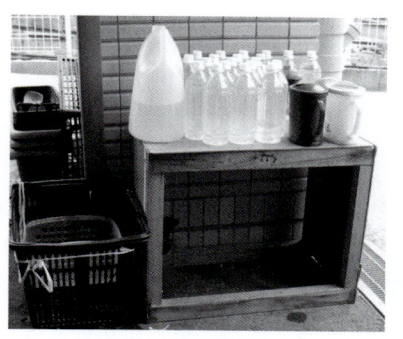

図1 参加者が自分で水やりができるように設置したペットボトル置き場

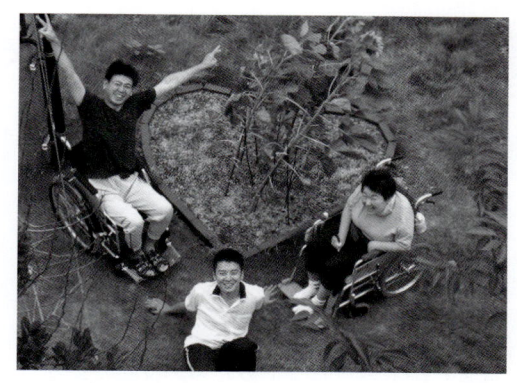

図2 参加者とアイデアを出し合って作った花壇

みんなで楽しむ

プランターも花壇も増え，たくさんの花や野菜が中庭を彩るようになりました。そして，施設を訪れた家族も園芸に興味をもつようになっていきました。家族は花や野菜の苗を買ってもってきてくれたり，参加者と一緒に手入れや収穫を楽しみました。ミニトマトを育てていたある参加者は，「遊びにきた孫が喜んで収穫して，緑のトマトまで全部採られてしもうた。来年も育てんといけんね」と笑顔で話してくれました。

介護職などのほかの職員も参加者と一緒に園芸を楽しむようになりました。施設のレクリエーションの時間には，参加者と介護職が中庭に出て，一緒に種まきや草取りをしました。さらに施設管理者からは，「車椅子でも土に触りやすいように，高さのある花壇を作ってはどうか」という提案が持ち上がりました。参加者と職員がアイデアを出し合いながら，花壇の設計から設置まで行い，ついに2段の花壇が完成しました。参加者も職員も種まきや草取りが楽にできるようになり，根の張る

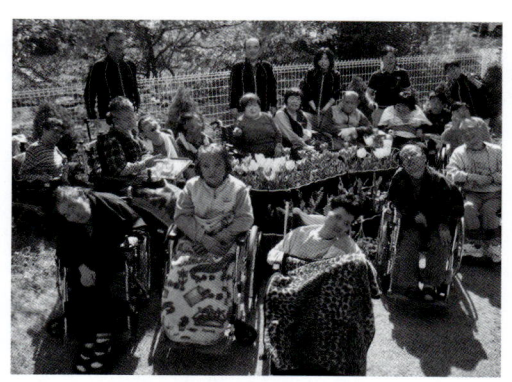

図3 みんなで作った花壇にチューリップが咲き，記念に撮った写真

花や野菜も育てられるようになりました。そして，完成した花壇にチューリップの球根をみんなで植えました。翌年の春，花壇いっぱいにチューリップの花が咲き，記念写真を撮りました（図3）。

私たち作業療法士は，その人がいきいきと輝く作業を一緒に創っていける専門家です。人がいきいきと取り組む作業には，他者を魅了し巻き込み，作業に適した環境を創り出す力があることを実感しました。

（高木雅之）

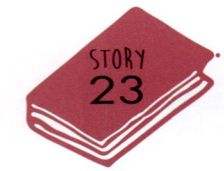

思いに合う働きかた

働く思いはあるけれども働くことにつながらないとき，それが障害のある人の場合，本人の準備がなされていないと判断されることがよくあります。この場合，本人がまず変わることが求められ，そのための支援が始まります。しかし，働く前にハードルを設けるこの発想は，本当に効果的といえるのでしょうか。私は，働きはじめたあとに起こってくる変化が影響を与え合うような，さらにそこで生まれる変化の力を生かして，地域が動き出すような支援へと発想を変える必要があると考えてきました。つまり，働きかたを工夫することで働きやすさにつなげ，早い段階で当事者が働きはじめ，会社は雇用や仕事提供を開始し，そこで作業の力を知る体験をしながら進めていく実践です。私は，この社会の作業的問題の解決に向けて，作業の知識を基盤とする作業療法士らしい実践を提案したいと思い，プロジェクトを立ち上げ，取り組んできました。

広がる作業の影響力

ある日，30歳台の男性オカさんが，このプロジェクトへの参加を希望してきました。社会不安障害と診断を受け，また睡眠にも問題がありました。私は，まず働くことへの思いについてオカさんから話を聴きました。中学校卒業後は引きこもり，「社会では何もしてないです」と話しました。また，心配をかけてきた母親の体調が最近悪いことで，自分が早く働きに出なければと考えて，行政機関に相談に行ったと，この機会に懸ける思いを話し

てくれました。仕事についての質問では，「何でもしたい」と答えたので，教育機関での事務補助の仕事をするようになりました。月に計4時間程度，教員と事務員から依頼された仕事を丁寧にやり遂げていました。プロジェクトでは，オカさんと話す機会を作り，「働く思い」と「働きかた」とのつながりに焦点を絞り，振り返りと未来の行動を重ね合わせる問いかけを継続しました。オカさんは徐々に「体を動かすような仕事」「黙々とできるような仕事」「人のためになるような仕事」「介護の仕事」といった希望や，「できているかがわかるとうまく働けるのですが…」といったように，自分の思いに合う働きかたについての考えを話すようになりました。開始から半年ほど経過したときでした。

このオカさんの変化のおかげで，「体を動かすような」というオカさんの思いに合う，回転寿司の厨房の仕事の情報が入りました。オカさんが，関心を向けたためすぐに店長のもとを訪れ，「働く機会を生かしてさまざまな変化につなげること」，そして「当事者と会社の双方にとって，やりやすい方法を工夫すること」というプロジェクトについて説明し，話し合いました。その場で店長は，「やってみましょう」と話し，相談の結果，働く時間を「週8時間程度」と短めの時間に調整し，さらに，オカさんが仕事のしやすさとして語った「できているかがわかること」への対応として，確認の時間をとるなどの対応策の提案がありました。働きかたの工夫により，すぐに働きはじめることにつながりました。

またこの変化が，オカさんが厨房での食器洗いを学ぶ機会へとつながり，継続して働く機会にもつながっていきました。そして，この機会により，オカさんの経験に基づく振り返りが可能になり，「自分自身に変化を感じています」「やれそうな気がします」「プレッシャーを感じますが自分にとってよいことがたくさんあると思います」などと，自分の行いと結果とのつながり，自己効力感，そして肯定的な見かたを経験することで，自分の行いから感じている予想以上の手応えについて語ることが増えていきました。

作業の力を知る体験

作業をすることによる影響力は，その後もさらに広がっていきました。オカさんは，「夢が目標になってきました」と，ハローワーク主催の介護職の就職相談会に1人で参加しました。そして私は，ある会社の人事担当者に会うことになり，はじめての面会で，オカさんがまだ準備ができていない問題点について質問を受けました。そこで，オカさんの思いに合う働きかたの工夫が，さまざまな変化につながり，ひいてはオカさんを変えていく可能性について例を挙げて説明し，発想の転換と，働くことの影響力を生かしてもらう視点を強調しました。実際に経験したことのない状況で，人事担当者は半信半疑の不安な気持ちであったと思われますが，職場として対応しやすい時間や仕事内容を工夫することへとつながり，オカさんはこの職場で働きはじめることになりました。

オカさんが働きはじめてしばらく経過したある日，人事担当者も参加する打ち合わせがありました。その場でオカさんが私からの問いかけに対し，「とても充実しています。身体はすごく疲れているんですけど，ゆっくり寝られるようになりました」「わからないことを聞けるようになりました」と，働くことで自分の生活や職場でのよい変化につながっていることについて語ってくれました。この発言を聞いていた人事担当者の表情から，当初抱いていた不安な気持ちがなくなっていくのを感じました。

その後，オカさんは，上記の2社で，それぞれ週3日，1日4〜5時間程度働きながら，その合間に働きかたの工夫に焦点を当てた打ち合わせを定期的に取り入れています。回転寿司では厨房のほぼすべての仕事をこなし，もう一方の会社の仕事量とのバランスをとる働きかたを，また，もう一方の会社では介護職として勤務しながら，さまざまな人，場面，仕事内容に慣れる働きかたを工夫しています，オカさんは，「自分で決められるようになりました」「すべてが順調だと思います」「何かすることってものすごく効果がありますね」と，作業の力を知る経験をしながら，自分の思いに合う働きかたを実現しています。

作業療法士らしい実践を支える作業的知識

このプロジェクトでは，働くことがその人にとってどのような変化を及ぼすのかについて，主に，働くことの意味，課題達成，心身のエネルギーの管理，働きかたの工夫，仕事の選択，働きかたの自己選択の肯定といった点を視野に入れながら，実践に取り組んでいます。今後は，精神障害のある人の健康を支える作業的知識を深めながら，社会の作業的問題の解決に貢献できる作業療法士らしい実践を探求していきたいと考えています。

（港　美雪）

マレーシアで籐細工

　1987（昭和62）年7月末，私は青年海外協力隊の62年一次隊マレーシア派遣の友人たちとクアラルンプールに降り立ちました。生まれて初めての海外，2年間帰国できない，作業療法士として何ができるだろう，と期待と不安を抱いていました。

　私の派遣先はマレーシア第2の都市ペナンにある，世界中の国々に福祉施設を展開するイギリス発祥のチェシャホームでした。入所者は子どもから大人までいて，社会保障制度がきちんと整っていないマレーシアにおいて，地元の有力者が協力し合い民間の福祉施設として運営していました。私の仕事は，その施設の入所者を評価し，作業療法計画を立案し，施設のカウンターパートに指導するというものでした。幸いなことに61年三次隊（一次前の隊）で理学療法士が派遣されていて，心身機能のことは彼にまかせることができました。

環境のまったく違う国での作業療法

　この環境で何ができるのか，はじめは手探り状態だったため，まず，さまざまな作業ができるよう机を運んでもらったり，椅子の高さを調整してもらったりと環境を整えてもらいました。その過程は順調に進んだわけではありません。片言のマレー語と適当な英語しか話せない，日本からやってきた小さな作業療法士（Occupational Therapistというと一応は通じますが，そのころマレーシア国内に作業療法士は30人ほどしかおらず，ペナンには1人しかいませんでした）のいうことな

どなかなか聞いてもらえるものではありません。そして国民性なのでしょうか，「こうしてください」と頼み「OK」という返答が返ってきても，実行してもらうまでに1週間以上かかることはざらでした。そのうちに，向こうも私のいうことや，やりたいことを理解してくれるようになり，私もどういえば（誰に頼めば），一番効率よく動いてくれるのかがわかるようになると，スムーズに事は運んでいきました。

籐細工の作製で評価を得る

　成人の施設入所者は，社会保障が行き届かないなりに，自分たちで自立していく道を模索して，たくましく生きていました。疾患はポリオが主で，下肢機能に問題はありますが，上肢機能や知能面に問題はない人が多く，普段は施設の外で，手でこげるように改造した自転車を操り，宝くじ売りなどをして小遣い稼ぎをしていました。しかし，就労は難しい状況でした。そこで，この人たちが収入を得ることができないだろうかと考え，マレーシアが原産で，安価で手に入る籐で作品を作って売ってはどうかと思いました（図）。日本からもってきた籐細工の本に載っている作品を，最初のページから順番に作りはじめ，最後の大物のバスケットを完成させるころには，かなりの腕前になっていました。作品は，施設のバザーで売って高い評価を得ることができました。

大量作製に挑戦

　ある日，施設の理事長の妻（彼女はたびたび施設を訪れ，私を友人に紹介してくれたり，家に呼んでくれたりする人でした）から，入所者の籐細工作品に興味をもっている人がいて，その人が新しいホテルを開業するにあたり，カトラリー用に籠をほしがっているという話が持ちかけられました。入所者に伝えると，皆「やってみたい！」と口々にいいました。製品にするからには同じ規格で大量に作製しなければいけないため，発注者の要求に応えられるか不安に思っていた私を尻目に，話は順調に進んでいきました。

　その後，籠のサンプルがやってきたので，作りかたを皆で考えました。どうしても大きさにばらつきができてしまいます。そこで大きさをチェックしやすいように，空き箱に印をつけたものをつくり，どの工程になったら大きさを確認するのかを3段階で示しました。加えて納品の期日もあったため，今までのように気ままに作ることはできません。自分の空いた時間を使ってしていた作業を，それぞれの技能に合わせ，何日までに何個作製するというノルマの設定をして，声がけをしていきました。入所者にとっては初めての経験でしたが，期日も守られ，寸法のずれは多少あったものの，許容範囲ということで合格点をいただき，無事納品できました。施設の厚意により，収益はわずかな事務手数料を差し引いただけで，全額本人たちへと還元されました。

難易度の高い作品にも挑戦

　このことは，入所者や施設の職員の大きな自信となりました。次に，極細の籐を使って，

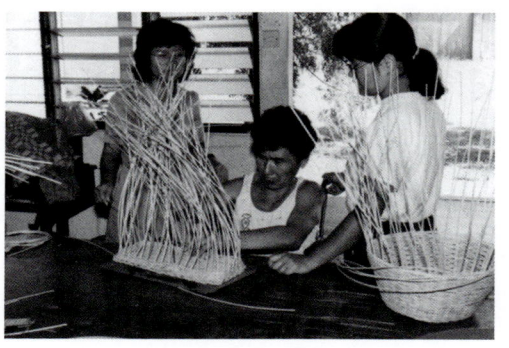

図　カウンターパートと入所者と筆者
（ペナンチェシャホームにて）

イヤリングを作るという注文がきました。より細かい繊細な作品なので，はるかに難易度の高いものでした。しかし，皆挑戦する気持ちをもって取り組みました。小さな作品でかなり大量の注文でしたが，お互いが競うように作製していきました。入所者がお互いに「今日は何個できた」「これはちょっと大きさが合っていないから商品として出せない」などと，嬉しそうに話し合っているのを聞き，最初は面倒くさそうに籐の編みかたを習っていた人たちが，仕事として認められることで，こんなにも変われるんだと感動しました。施設の運営を担っていた理事たちも，施設入所者が販売可能な商品を作れる人たちであることを誇らしく思ってくれ，いろいろな場所で広報してくれました。おかげで，不定期ではあるものの籐の商品の注文が入るようになりました。

　言語・文化・宗教などまったく異なった環境にあっても，作業のもつ力はどの国，どの地域でも同じです。今回の経験を通して1人の人間として作業に向き合う力を与えてもらったと感じています。

（望月マリ子）

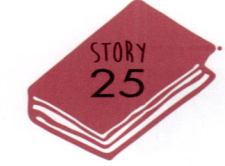

死ぬのを待つだけのはずが

訪問作業療法で出会ったキヤマさんは山林地域に住む50歳台後半の男性で，脊髄小脳変性症と診断されていました。これまで従事してきた「山林で木を切り出す」という作業から退いており，初めて出会ったときは，自宅のいろりの前に胡坐をかいて座っていました。彼の横には物静かな雰囲気の妻がいました。仕事はできなくなっていましたが，セルフケアはなんとか1人で行っていました。

難病の方は医療費助成対象であり，保健所がその申請先です。私は，県保健所に勤務していましたので，申請者の氏名，疾患名，住所などその個人情報を得ることができ，それによって訪問活動を行っていました。

困ることは何ですか？

「キヤマさん，困ることは何ですか？　何がうまくできたらいいと思いますか？」これは，私が訪問時に必ずクライエントそれぞれに尋ねていることです。以前，訪問同行者の保健師に「あなたは作業療法士なのに，この人の身体を見て，何ができないかがわからないの？」と聞かれたこともありますが，わからないことはありません。しかし，困ること，できるようになりたいことは人それぞれですから，必ず聞いています。

さて，キヤマさんからの返事は，「別に困ることも，やりたいこともない。自分にはできることもない。あとは死ぬのを待つだけですから」というものでした。

一瞬返答に困りましたが，同時に私の頭のなかに「木材，積み木，能力OK，近所に知り合いの作業療法士が働いている肢体不自由児の施設」という言葉が浮かび上がりました。つまり，磨くと積み木になる材料は身近にある，キヤマさんの座位は安定しているし，やすりを使って，木を磨くことはできるはずと判断しました。そして，できたものを活かす場所。それは近所にある子どもの施設とそこで勤務する友人（作業療法士）でした。作業，能力と個人因子，それから社会資源（環境因子）の存在が同時に浮かび，それらを線でつなぐことができました。

「積み木をつくろう！」

そこで，「キヤマさん，ご近所に障害をもった子どもたちの施設があるでしょう？　そこに私と同じ仕事をしている人がいて，その人が，子どもたちのために積み木がほしいといっていたんですよ。ここには木材があるし，ここで（いろりの前）一緒に積み木を作ってくださいませんか？」と話してみました。キヤマさんは，「あそこには足の悪い子らがおるなあ。子どもなのにかわいそうや。わかった。どうやって作ったらいいのかを説明して」と申し出を承諾してくれました。

私はキヤマさんに，施設で積み木が必要なのかどうかわからないにもかかわらず「必要だ」といってしまいました。そのときは，ただじっと時間を過ごすだけで，何もできないと思っているキヤマさんに，何かできることを提供しなければと思っていました。本人がやりたいと思ったことではなかったし，木材に携わってこられた方に，やすりで木を磨い

て，積み木をつくることが本当によいことなのかはわかりませんでした。しかし，訪問活動は定期的に行えるものではありませんでしたし，そのとき置かれた環境で何か成果を示さなければなりませんでした。キヤマさんの気持ちが少しでも動くことが，訪問でのプログラムや私を受け入れる前提条件ではないかと考えたのです。

根回しと根拠づくり

やすりで木材磨きができることを確認し，キヤマさんのご自宅をあとにした私は，すぐにその友人（作業療法士）にことの経緯を簡単に説明し，「積み木ができあがったら，もらってほしい」と協力を要請しました。「積み木ができたらもらうよ。もっとあればいいなと思っていたから」と依頼を受け入れてくれただけでなく，私がキヤマさんにお願いしたことが根拠ある事実になりました。強引で，倫理的にも問題があるかもしれませんが，この作業療法には必要なプロセスでした。

「おじちゃん，ありがとう」

時折キヤマさんを訪問して様子を確認し，時には一緒に積み木づくりに参加しました。キヤマさんの妻は相変わらずいろりの前のキヤマさんから少し離れたところに静かに座っておられましたが，その表情はにこやかでした。私は色をつけることも提案し，キヤマさんと一緒にやってみたりもしました。

できあがった積み木を早速施設に届けたところ，しばらくして子どもたちが，「おじちゃん，積み木を作ってくれてありがとう」と手紙を送ってきました。子どもたちの自発的な行動だったのか，作業療法士の後押しがあったのかはわかりませんが，キヤマさんの次の

ステップへの大きな動機づけになったことは間違いないと思います。

「死んでいる『ヒマ』なんかないわ！ 次の『仕事』をもってこい！」

その後の訪問で，キヤマさんは，子どもたちが手紙を送ってきたことをとても嬉しそうに報告してくれました。私は，この作業療法が，本当に効果があったのか確認してみることにしました。「キヤマさん，あとは死ぬのを待つだけとおっしゃっていたのに，無理なお願いを聞いて積み木を作ってくださってありがとうございました。お待たせしてしまいました。あとは，どうぞその日を待っていてください」と伝えました。見かたによっては危険な発言だったと思います。

キヤマさんは，「死んでいる『ヒマ』なんかないわ！　次の『仕事』をもってこい！」と，怒鳴りつけるようにいいました。私の期待どおりの返答でした。

病気のために仕事をリタイアせざるをえなかったキヤマさんは，自分の存在価値を見失っていました。しかし，積み木づくりをすることで障害をもった子どもたちを喜ばせることができ，自分の存在の意味をあらためて確認したのだと思います。たしかに病状は進行しますが，自分の役割があることで最後の日まで生きていることを実感できるのだと思います。キヤマさんにとっての「死」は，「自分の役割がないこと」だったのではないでしょうか。

その後，キヤマさんの積み木づくりはレベルアップして，はめ込み式パズルを作るまでになりました。

（辻　郁）

第5章

悩める作業療法士が
開く扉

何もしていないようにみえる

　第4章では，作業療法で起こった心に残るストーリーを紹介しましたが，執筆者のなかに「作業療法士は何もしていない」という人もいました。読者のなかにも，「たまたまクライエントがすばらしかっただけで，作業療法士が何をしたのかわからない」と思う人がいるかもしれません。では，第2章と第3章の内容と照らして，作業療法士が使った知識と技能を明確にしていきましょう。

作業権を守る

　基本的人権には，教育を受けたり，仕事をしたり，生活を楽しむといった作業をする権利が含まれています。世界作業療法士連盟（WFOT）は，2006年に作業権についての文書を発表しました（3章2の表2→95頁）[1,2]。第4章で紹介したすべての事例で，作業療法士がクライエントの作業権を守ったということができます。

　不器用な子どもが上手に文字を書けるように作業療法士がかかわることは，子どもの教育を受ける権利を守ったのです（「作戦会議」→120頁）。作業療法士は，診断名をもつクライエントの作業権を守っただけではありません。障害児の母親や，障害者の妻が仕事を再開できるようになったのは，作業療法士がクライエントの家族の作業権も守ったからなのです（「断られても」→122頁，「妻が仕事に行くために」→149頁）。

　長期間にわたる精神科病院への入院は，作業権の剥奪になります（「資格の壁」→156頁）。病院でリハビリテーションを受けても，退院後に訪問リハビリテーションを何年も受けても，介護されるだけの生活を続けていた人もいます（「赤いスマートフォン」→142頁）。こうした作業剥奪の状況に気づくことができるの

も，作業療法士の特性です。「人は誰でも，作業を通して自分を成長させ，よりよい人生を生きることができる」という作業療法士の信念が，作業剥奪のような不公正に気づかせるのです。

　「患者は治療を受けるもの」「利用者はサービスを受けるもの」という信念からは，作業を通していきいきと変化する姿をイメージすることはできないでしょう。高齢者は断捨離や遺産相続をするもの，終末期の患者は死を受容するもの，という固定観念を覆す力が作業療法にはあるのです（「終活からの新たな人生」→164 頁，「死ぬのを待つだけのはずが」→172 頁）。作業ができることで，人は健康になり幸福になるのだという作業療法の考えが，思いがけない嬉しい変化を起こしていきます。

　2007（平成 19）年に，厚生労働省の担当者は，「作業療法士が何をする人か国民がわからない」と述べました（→68 頁）。生活行為向上マネジメントは，日本国民に作業療法をみえるようにするために開発されました[3]。日本作業療法士協会がリーダーシップをとったこと，「生活行為聞き取りシート」や「興味・関心チェックシート」といった道具ができたこと，都道府県の作業療法士会を巻き込んだ研修会が行われ，事例報告集が出版されたことから，作業権を守る作業療法実践が増えつつあります。

環境にかかわる

　作業ができるか，できないかは，環境に左右にされるので，作業療法士は環境にかかわります。クライエントへ直接的なケアをしていないところで変化が起こるので，作業療法士が何もしていないようにみえるのです。

　作業療法 10 の戦略のなかには，物理的・人的環境を調整するための 3 つの戦略があり，作業が成功するように準備するという戦略もあります（→39 頁）。アメリカ作業療法協会（AOTA）の実践枠組みにおける作業療法領域 5 側面のうちの 1 つが文脈と環境です（2 章の 3 の表 2→60 頁）。作業遂行と結び付きのカナダモデル（CMOP-E）を構成する 3 要素の 1 つも環境です（2 章の 2 の表 3→49 頁）。環境にかかわることは，作業療法にとってとても重要なのです。

　作業療法士は，クライエントの環境について，家具や道具といった狭い範囲から，社会全体や歴史的な位置づけといった広い範囲にわたって考えることができます。クライエントの作業の可能化のために，物や人，機関や制度などにかかわるとき，作業療法士の知識と技能が発揮されるのです。

　子どもの気持ちを先生に伝えたり（「好きこそものの上手なれ」→124 頁），クライエントの就職先に説明しにいったり（「思いに合う働きかた」→168 頁）するな

ど，クライエントの代弁をすることは重要です。

　作業療法士は，自分のことをうまく表現できないクライエントの行動を，さまざまな場面で観察し，周囲からの情報を統合して，クライエントの思いを推察することができる知識と技能をもっているのです。疾患特性，生活歴，異なる環境での行動の違い，さまざまな作業に対するクライエントの態度などを総合して，作業療法士はクライエントの思いを推測します。さらに，その推測が正しいかどうかを，継続的に検証していくのです。

　作業療法士は，人と環境と作業とをセットでみなければならないことを知っています[4]。医学モデルは人が正常に機能するかどうかを判断するためには有効ですが，その人が特定の環境で特定の作業をするときにどうなるか，本人がその作業のやりかたに満足するかどうか判断するために必要なのは，医学モデルではなく，作業療法理論です。

　すべての作業療法理論が環境を含めて考えることを提案しています。地域資源や制度について，作業療法士がよく知っていることは重要ですが，クライエントの作業を抜きにして環境の知識を得ても，作業療法は成功しません。クライエントの作業の可能化のために作業療法士が環境にかかわることで，必要な知識が増え，環境を変えていくことができます。外国で1人ぼっちで作業療法をする場合でも，人脈を作れば，その人から別の人へと情報が伝わり，クライエントにとっても，その社会にとっても意味のある作業を創り出すことができます（「マレーシアで籐細工」→170頁）。

　作業療法は環境を変えることができます。通常の教育課程を履修することができないからといって，クライエントの資格取得を諦めるのではなく，作業療法士はクライエントが履修できるような教育課程の創設に取り組むのです（「資格の壁」→156頁）。この教育課程は1人のクライエントのためになっただけではなく，ほかの人たちにとっても履修しやすいものになりました。

　クライエントの作業の実現は，周囲の人々の態度を変えます。施設の職員はクライエントを，ケアを受けるだけの人ではなく，作業ができる人としてみるようになるのです（「プランターから花壇へ」→166頁）。クライエントの作業によって，作業療法室は，フレンチレストランになったり，室内ガーデンになったりします（「患者から作業をする人へ」→144頁，「花を咲かせるコツ」→162頁）。

協働する

　作業療法は，クライエントと作業療法士が意見を出し合い，相談しながら進んでいきます。素人のクライエントに対して，専門家がサービスを提供するという

一方向的な関係ではありません。対等な双方向的関係を築きながら，作業療法が展開されます（→46頁）。そして作業をするのはクライエントなので，作業療法士は何もしていないようにみえるのです。協働しながら作業療法を進めるという考えは，第2章で述べている作業療法理論でも多く登場していますし，第3章で紹介しているタカノさんの事例でも示されています（→105頁）。第4章では，さまざまな協働の形が綴られています。

マラソンをしたり，英会話グループに参加したり，大学に見学に行ったりするなど，作業療法士はクライエントに同行しました（「マラソンへの挑戦」→127頁）。作業療法士がアイデアを出すこともあれば，クライエントがアイデアを出すこともあります。最初は作業療法士がアイデアを出すことが多いかもしれませんが，徐々にクライエントが自分からアイデアを出すようになり，さらには1人でさまざまな作業に挑戦するようになります。そのときに作業療法士は，何もしていないと思ってはいけません。クライエントが1人でさまざまな作業に挑戦するようになったのは，作業療法士が，ある時点でクライエントと作業とを結び付けたからだと思いましょう。

協働は，クライエント中心の作業療法の中核となるものです。時に作業療法士は，"はったり"をきかすことがあります。頭の中でいくつかのシナリオを描いて，見切り発車をします。たとえば，「近くの障害児施設で積み木がほしいはずだから，作ってほしいと頼まれていることにすれば，クライエントが作業を始めやすいのではないか」と考えました（「死ぬのを待つだけのはずが」→172頁）。作業療法士の嘘は，クライエントのためを思ってのものであり，その嘘によって傷つく人はいないことから，悪気のない嘘（ホワイト・ライ）とよばれるものです。

治療者と患者が対等な関係で協働するためには，数々のハードルがあります。治療者は，治療といえるような，素人にはできない何か特別なことをしなければならないと思い込んでいたり，患者は，治療者の指示を待つのが当然と思っていたりするからです。こうした上下になりやすい人間関係を変化させるための知識と技術を作業療法士はもっています。30年以上前から世界の作業療法界で繰り返し説かれてきた「クライエント中心であること」に関する文書の蓄積が，作業療法士とクライエントの協働を実現させるでしょう[5-9]。

クライエントの作業歴を知ることで，何がクライエントを動機づけるかを推測することができますし，クライエントの口調や態度から人間関係の取りかたのパターンを知ることができます。クライエントの作業する様子を継続的にみていくことで，クライエントとクライエントを取り巻く文脈についての理解を徐々に深めていくことができます。作業療法士がもつ遂行観察の優れた能力は，検査結果や画像診断に基づいて行動を決めるような医療専門職とは異なるものなのです。

2

作業療法過程

　作業療法過程（プロセス）は，評価，計画，実行の段階が明確に区別されている直線的なものではありません。この段階が重なったり，行ったりきたりします。さらに，このプロセスはクライエント中心に展開するので，クライエントがどう出るかによって左右されます。こうした作業療法過程を理解することは，世界作業療法士連盟（WFOT）が提示する養成校卒業時にもつべき知識・技能の6つの領域の1つに位置づけられています（3章1の表1→90頁）。アメリカ作業療法協会（AOTA）は，「作業療法の独自性は，そのプロセスにある」と明言しています。カナダ作業療法士協会（CAOT）は，作業療法プロセスを説明する理論を開発しました（→49頁）。

相互作用と流動性

　作業療法過程には，相互作用と流動性という特徴があります[7]。人と環境が相互に作用し合って変化しつづけるということを，最初に明確に示したのは人間作業モデルでした（→28頁）。システム理論やオープンシステムの考えは，複雑で流動的な作業療法の説明に適していたのです。作業療法では，クライエントが選び，決断し，いろいろ試しながら，徐々に明確にしていき，環境との交渉を重ね，計画し，練習します。そのなかで再検討しながら，作業を継続させていくのです。

　料理が大好きなクライエントだからといって，すぐに料理をすることが治療にはなりません。作業療法士とのやりとりや，環境の変化により，ある時点で料理がクライエントの気持ちを動かし，将来への希望を抱かせ，料理を行う技能が高まるのです（「料理ができるためには」→129頁）。

　第4章の事例から，クライエントが健康になる作業とクライエントを結び付けることが，作業療法士の仕事であることが明確になりました。3年間も多職種がかかわったのに，進展がなかった統合失調症のクライエントを変えたのは，ギターとの結び付きでした（「ギターから変わった」→146頁）。橈骨遠位端骨折のクライエントの回復を促進したのは，ダンスでした（「ダンスで回復」→133頁）。閉じこもり状態の高齢者の社会参加のきっかけは，友人とのおかず交換でした（「おかず交換の時間」→153頁）。重度障害者の気持ちを前向きに変えたのは，デイサービスでの食事のしかたでした（「食事は楽しむもの」→138頁）。どの作業が治療になるのかは，クライエントによって違うのです。

　クライエントと作業とを結び付ける技能は，CAOTが提唱する作業療法士がもつべき10の技能のなかの1つです（→52頁）。この結び付けの技能を使うとき，その他の技能も同時に使われることがあります。環境との適応をはかったり（適応），励ましたり（コーチ），関係者と調整したり（調整），自助具を作ったり，イベントを開催したり（デザイン・実行），どこが難しいかやってみたり（教育），といった技能が，結び付けの技能と組み合わされるでしょう。

　クライエントがすぐに作業と結び付かないこともあります。マジックという結び付きの強い作業をもっているクライエントであっても，病気になったあとは心身機能の回復や動作能力の獲得を優先させることがあるからです（「マジックに命を注ぐ」→140頁）。それでも，作業にはクライエントを回復させる力があると信じる作業療法士は，さまざまな技能を使い，タイミングをとらえて，クライエントと作業を結び付けました。

　作業療法士がもつべき10の技能のなかには，「特殊化」に分類される技能があります。ストレッチやマッサージは，作業療法士教育に含まれてはいませんが，緩和ケアで働く作業療法士にとっては必要となる技能です（「花を咲かせるコツ」→162頁）。作業療法士が，他分野の知識や技能を修得したとしても，作業療法の知識や技能を捨てることにはなりません。しかし，他分野の知識や技能のほうが専門家らしくみえるために，こちらを優先して実践したり，事例報告をするときに他分野の知識や技能を中心に記述したりしてしまうことがあります。ただでさえみえにくい作業療法が，より一層埋もれてしまうことが繰り返される傾向があるのです。

　クライエントと作業との結び付きの強さにはレベルがあります。作業の意味を考える8側面を使って，どの側面がどのように該当するかを吟味することができます（2章2の表7→53頁）。多くの側面に深く該当すれば，その作業との結び付

きは強いといえるでしょう。作業との結び付きは，環境や人生の時期によって変化しますが，一度でも強く結び付いた作業があれば，その記憶や作品などにより，その後の人生が豊かになるかもしれません。そして，その人が亡くなったあとも，作業の記憶や作品などが残るのです。

リーズニング

作業療法過程をどのように進めていくか，あるいは，なぜそのように進めたのかといった，行動の理由を考えることをリーズニングといいます[10]。

人間作業モデルでは，作業療法過程におけるリーズニングを6つの段階で説明しています（2章1の表4→38頁）。作業療法10の戦略も，高齢者への作業療法のリーズニングを具体的に示しています。これは，クライエントの語りを中心に考えを進めるナラティブ（叙述的）リーズニングです。作業ストーリーテリングもナラティブリーズニングの1つで，作業経験がクライエントにとってどのような物語となっているかを知っていくことです[11,12]。カナダ作業遂行測定（COPM，シーオーピーエム）という評価法[13]も，基本的にはナラティブリーズニングで行われます。クライエントの作業がどのようなものかを，クライエント自身に語ってもらうからです（→47頁）。

「興味・関心チェックシート」など，作業名を提示する評価法を使うよりも，COPMなどのように開放型の質問をするほうが，ナラティブリーズニングを使いやすくなります。どちらにしても，クライエントは1人で語りつづけるよりも，語りたくなるような聞き手がいたほうが豊かなストーリーを語ります。作業療法士には，うまい聞き手となる技能が求められます。

作業療法では，ナラティブリーズニングだけではなく，未来に向けて作業療法士もクライエントの人生に登場しながら，今ここから作業の物語を作っていくという作業ストーリーメイキングというリーズニングもあります（「偉大な書道家ふたたび」→135頁）。作業ストーリーメイキングは，相互作用リーズニングの1つと考えられ，協働により行われます[12]。

作業ストーリーは語りだけで描かれるものではありません。認知症などの疾患により，言葉で語ることができなくても，クライエントの作業遂行からストーリーが描かれていきます。クライエントがこれまで何をしてきたか，何が得意だったかは，クライエントの行動に現れます（「培ってきた知識や技術」→160頁）。そのクライエントの作業遂行から，未来へ向かうストーリーが作られていくのです。

医学的診断に使われるリーズニングは，問診，観察，検査結果といった情報を

収集し，統合し，診断を確定していきます。この考えかたは，診断的あるいは科学的リーズニングとよばれ，作業療法では手続き的リーズニングに分類されます。情報収集の手順が決まっていて，その手順どおりに集めた情報が，次に行う作業療法の内容を決定するというリーズニングです。

　大学進学に伴い他県で 1 人暮らしするクライエントを担当した作業療法士は，実際には運動とプロセス技能評価（Assessment of Motor and Process Skills；AMPS，アンプス）という標準化された評価法を実施しました（「マラソンへの挑戦」→127 頁）。この評価でプロセス技能がカットオフ値以上であれば，自立して地域生活ができる可能性が高いと判断できるからです。作業療法士は AMPS 結果に基づいて，1 人暮らし実現のための作業療法プログラムを展開したのです。手続き的リーズニングは，理論や決められた段階に沿って行われるときにも使われます。

　作業療法介入プロセスモデル（Occupational Therapy Intervention Process Model：OTIPM，オティプム）では，トップダウンのリーズニングが使われます（「患者から作業をする人へ」→144 頁）[14]。トップとは，クライエントの文脈におけるクライエントの作業です。トップダウンのリーズニングでは，クライエントの作業を知ることから始め，その作業をどのように遂行するかをみていきます。そのあとで，クライエントの遂行障害の原因となる心身機能や環境を考えたり，調べたりするのです。

　このトップダウンのリーズニングは，医療のなかでは特殊です。通常の医療では，クライエントの心身機能の異常や障害を知ることから始めます。作業療法においても長年にわたって，関節は動くか，力はあるか，記憶力はどうかといった心身機能障害の有無から評価を始めていました。そして，心身機能障害を評価できれば，活動や参加の問題が推測できると考えてきたのです。このような考えかたは，ボトムアップのリーズニングといえます。

　COPM などの作業の評価が普及するに従い，作業（トップ）から始め，次に心身機能（ボトム）にかかわる実践がみられるようになりました。このような進みかたは，top to bottom（トップトゥボトム）と呼ばれます。

　リーズニングの種類はいろいろあります[15]。どの考えが適切か，そして効果的かを合理的に判断し，作業療法過程で確認できる事実（エビデンス）に基づいて，リーズニングを継続的に見直していくことが大切です。熟練作業療法士は，異なる種類のリーズニングを円滑に流れるように使い分けています[16]。

エビデンスに基づいた実践

　WFOT による「作業療法士養成教育の基準」が 2016 年に改訂され，エビデンスに基づいた実践が追加されました。研究によって確かに効果があることが確認された方法で実践することが推奨されているのです。

　CO–OP（Cognitive Orientation for daily Occupational Performance，コアップ）というアプローチ方法が有効だという研究エビデンスがあります[17,18]。従来子どもの作業療法では，子どもの心身機能に直接作業療法士がかかわったり，子どもの問題とその対処法を親や先生に教えたりするといった方法が行われていました。それに対して CO–OP は，子ども自身が自分のゴールを決め，計画を考え，やってみるという方法です。CO–OP が不器用な子どもに効果があったという研究報告から，作業療法士は自分が担当している不器用な子どもにも CO–OP が有効ではないかと考え，このアプローチ方法を学び，実践したのです（「作戦会議」→120 頁）。これは，エビデンスに基づいた実践といえます。

　脳卒中患者のなかには，病後に以前の作業を再開する人もいれば，そうでない人もいます。そこで，病後に作業を再開する人たちは，どのようなプロセスで再開したのだろうという研究疑問が生まれました。その研究の結果，作業をしたいというクライエントの欲求や，自分がしなければほかにする人がいないといった不足の状況が，作業再開へと導くことがわかりました[19]。さらに，作業が拡大したり，別の作業へと展開したりするときには，作業を通してクライエントが有能感を得ていることもわかりました[20]。この研究結果を，新しいクライエントに応用したのです（「経営パートナー」→151 頁）。これも質的研究で報告されたエビデンスに基づいた実践といえます。

　作業療法過程で確認された事実も，証拠という意味ではエビデンスといえます。「人前で食事ができない」という事前情報を塗り変えたのは，実習場面での園児たちからのかかわりでした（「偶然が生んだ覚悟」→158 頁）。心も体も不安定な状態のクライエントに趣味のことを尋ねるなど場違いではないかと躊躇する作業療法士の認識を変えたのは，クライエントからの言葉でした（「今はできなくても」→131 頁）。これらのように，作業療法過程で起こる日常のエビデンスに基づいて作業療法を進めていくことができます。

　結果の一般化という意味でのエビデンスレベルは低いものの，第 4 章で紹介した事例は実際にあった事実という点ではエビデンスといえます。作業を通して心身機能が向上した，活動や参加ができるようになったというエビデンスを積み重ねることで，作業療法が効果的な治療法であることが客観的真実として社会に浸透していくはずです。

作業療法実践を阻む壁

　作業療法士が何もしていないようにみえたり，作業療法過程が流動的だったりすることによって，周囲が作業療法を理解していないなかでは，うまく実践することはできません。集団プログラムだけ，日常生活活動（ADL）の自立だけに焦点を当てなければならない環境では，クライエントの個別の作業にかかわりにくくなります。また，正しい作業療法実践をしようとすると，作業療法過程は勤務時間内だけでは収まらないことがあります。

作業療法に対する認識の壁

　作業療法士が「何ができるようになったらいいと思いますか？」とクライエントに聞いているのをみた他職種に，「作業療法士なのに，身体を見て何ができないかわからないの」といわれたら，どうしたらよいでしょう（「死ぬのを待つだけのはずが」→172頁）。相手に対して丁寧に説明するという方法もありますが，私の経験上，それはほとんど成功しませんでした。作業療法で変化したクライエントをみてもらうことがもっとも説得力があります。

　そして，成功した作業療法実践は，作業の力を確信するクライエントを生み出します（「患者から作業をする人へ」→144頁，「経営パートナー」→151頁）。こうしたクライエントは，作業療法の正しい認識を社会に広めてくれることでしょう。

　作業療法がどんなものか，作業療法士自身が誤った認識をもっていることもあります。リハビリテーションの一職種として日本に作業療法が導入されたという歴史から，リハビリテーションの説明をすることで作業療法の説明をしたつもりになってしまう場合があります。リハビリテーションということばを使わなくても，作業療法を説明できるようになるとよいと思います。

私が就職したころ，「作業で作業をなおすなんておかしい」といわれました。当時22歳の私は，自分でもおかしいと思いました。その後10年以上を経て，キャサリン・トロンブリー（Catherine Trombly）の論文が，この疑問に答えてくれました。手段としての作業と目的としての作業という概念です[21]。私はこれを，「治療手段としての作業」と，「生活を構成する作業」と読み替えました[22]。「生活を構成する作業ができないときに，治療手段としての作業を使ってなおす」という説明でした。その後，生活を構成する作業，つまり目的としての作業は，治療手段としての作業より，作業療法の目標を効果的に達成することがわかってきました。生活を構成する作業は，治療手段としても効果的な作業なのです。クライエントの生活とは関係がない活動を，作業療法室以外では存在しない道具を使って行うよりも，クライエントに馴染みのある活動を，クライエントが通常使う道具を使って行うほうが治療効果があります[23]。単純動作の反復や，作業療法士が治療のためだけに設定した活動ではなく，クライエントにとって意味のある活動をクライエントが行うことが作業療法なのです。作業療法士自身が作業の力を信じることが重要です。そして，作業の力を証明していきましょう。

実践環境の壁

　精神科作業療法，介護予防，通所リハビリテーションでは，集団で作業療法が行われるので，クライエントの作業にかかわりにくくなります。こうした状況で，クライエントの作業にかかわるためには，さまざまな工夫が必要です。患者中心の医療，当事者主体のサービスといった理念と作業療法とをつなげて主張する策略もあるでしょう。研修や広報の機会を利用して，権力者を味方につける戦略もあるでしょう。作業の力を実感するクライエントからの働きかけが有効な場合もあるかもしれません。実際に作業の力を実感して，執筆や講演を行っている元クライエントがいます[24]。

　回復期リハビリテーション病棟では，ADLの自立に焦点が当てられます。クライエントが住むこともない病棟でセルフケアを自立させることが，クライエントの人生にどれほど影響があるかを考えない場合もあります。このような状況であっても，地道に努力を続ければ，理解者に巡り合えることもあるでしょう。同じような悩みをもつ作業療法士は，今の日本には大勢いると思います。みんなで戦略を考えて，試してみましょう。

時間の壁

　作業の可能化を実現するためには，環境にかかわることが多いので，勤務時間以外に仕事をする可能性が高まります。関係者や関係機関と連絡をとったり，クライエントが外出する予定の場所へ下見に行ったり，クライエントに使ってもらうための道具を作ったりする時間を，勤務時間内に組み込むことが困難な場合があります。

　疾患別に決められた治療プロトコルに沿ったプログラムや，作業療法士が決めた活動の提供をしているほうが勤務時間内だけで仕事が終わるし，リーズニングを考える時間もエネルギーも少なくてすみます。しかし，それでは作業療法士としての満足を得ることはできません。作業療法士人生を全うしたいという意欲が，この壁を乗り越える力をくれるでしょう。

　作業療法が成功したとき，作業療法士も一生懸命取り組んだ作業から得られる満足と達成感を得ることができます。こうした喜びを得ることができる仕事に出会えたこと，作業療法士であることを，誇りに思えたら，どんなによいだろうと想像します。

経験と信念で壁を超える

　作業療法実践を阻む壁を乗り越えるのは，作業療法士の経験と信念だと考えます。自分の人生に作業が必要だと実感する自分自身の経験，作業によって健康に幸福になっていったクライエントを担当した経験が，作業療法理論で示されている作業療法は有益だという考えを証明します。人生にはさまざまな困難があるように，作業療法実践にもさまざまな壁があります。この作業療法実践の壁を，世界中で増えつづけている作業療法士たちがみんなで乗り越えようとしているのです。このことは，世界作業療法士連盟（WFOT）が次々と発表する声明文から存分に読みとることができます（付録→233頁）。本書の執筆者たちも，読者である皆さんも，みんなで一緒に壁を乗り越えていきましょう。

文献

1) World Federation of Occupational Therapists：Position statement on human rights. 2006 (http://www.wfot.org/ResourceCentre.aspx)
2) 吉川ひろみ：作業的存在としての理解．吉川ひろみ，齋藤さわ子（編）：作業療法がわかる　COPM・AMPS 実践ガイド，pp1-21，医学書院，2014
3) 日本作業療法士協会（編）：事例で学ぶ生活行為向上マネジメント．医歯薬出版，2015
4) World Federation of Occupational Therapists：Minimum standards for the education of occupational therapists revised 2016 (http://www.wfot.org/ResourceCentre.aspx)
5) Pollock N：Client-centered assessment. Am J Occup Ther 47：298-301, 1993
6) Wilkins S, Pollosock N, Rochon S, et al：Implementing client client-centred practice：Why is it so difficult to do? Can J Occup Ther 68：70-79, 2001
7) American Occupational Therapy Association：Occupational therapy practice framework：domain and process. Am J Occup Ther 56：609-639, 2002
8) World Federation of Occupational Therapists：Position statement on client-centredness in occupational therapy. 2010 (http://www.wfot.org/ResourceCentre.aspx)
9) Hammel KRW：Client-centred occupational therapy：The importance of critical perspectives. Scand J Occup Ther 22：237-243, 2015
10) Mattingly C：What is clinical reasoning. Am J Occup Ther 45：979-986, 1991
11) Clark F：Occupation embedded in a real life：Interweaving occupational science and occupational therapy. Am J Occup Ther 47：1067-1077, 1993
12) Clark F, Ennevor BL, Richardson PL（著），村井真由美（訳）：作業的ストーリーテリングと作業的ストーリーメーキングのためのテクニックのグラウンデッドセオリー．Clark F, Zemke R（編著），佐藤　剛（監訳）：作業科学―作業的存在としての人間の研究，pp407-430，三輪書店，1999
13) The Canadian Occupational Performance Measure (http://www.thecopm.ca/)
14) Fisher AG（著），齋藤さわ子，吉川ひろみ（監訳）：作業療法介入プロセスモデル．日本 AMPS 研究会，2014
15) Mattingly C, Fleming M：Clinical Reasoning：Forms of Inquiry in a Therapeutic Practice. F. A. Davis, Philadelphia, 1994
16) 吉川ひろみ：作業療法士としての成長の仕方．OT ジャーナル 39：280-284，2005
17) Miller LT, Polatajko HJ, Missiuna C, et al：A pilot trial of a cognitive treatment for children with developmental coordination disorder. Hum Mov Sci 20：183-210, 2001
18) Rodger S, Brandenburg J：Cognitive Orientation to (daily) Occupational Performance (CO-OP) with children with Asperger's syndrome who have motor-based occupational performance goals. Aust Occup Ther J 56：41-50, 2009
19) 福田久徳，吉川ひろみ：病後の作業再開を可能にした背景．作業療法 30：445-454，2011
20) 福田久徳，吉川ひろみ：脳卒中者の作業と作業遂行の発展プロセス．作業療法 32：221-232，2013
21) Trombly C：Occupation：Purposefulness and meaningfulness as therapeutic mechanisms. Am J Occup Ther 49：960-972，1995（吉川ひろみ：文献紹介―作業：治療メカニズムとしての目的性と意味性．OT ジャーナル 38：144-147，2004）
22) 吉川ひろみ，上村智子，古山千佳子：作業の意味と治療的価値を学習する基礎作業学の授業内容の紹介．作業療法教育研究 1：19-24，2000
23) Fisher AG, Marterella A：Powerful　practice：A Model for Authentic Occupational Therapy. Center for Innovative OT Solutions, Fort Collins, 2019
24) 葉山靖明：だから，作業療法が大好きです！　三輪書店，2012

（吉川ひろみ）

第 **6** 章

座談会
「作業療法の話をしよう」

「作業療法の話をしよう」

ご出席

寺山久美子
宮前　珠子
澤　　俊二
吉川ひろみ（司会）
（敬称略）

作業療法士になったきっかけ

吉川　今日は，日本の作業療法を創り上げていただいた先生方にお集まりいただき，「作業療法の話をしよう」と銘打って，改めて作業療法の魅力を語っていただければと思います。

　まずは，みなさまが作業療法士になったきっかけからお話しいただけますか。

何となく面白かった ── 寺山

寺山　私は，協会員ナンバー 92，国家試験の 3 期生です。作業療法士になったきっかけは胸を張ってお話しできるものとはいいかねます。

　医師になりたいと思っていたのですが，父親が早く亡くなって，母子家庭でしたので，経済的に大学は国公立の 4 年制でなければ無理という事情がありました。看護師だった母親が，「東京大学の衛生看護学科では，これまでの重労働の看護師のイメージではなくて，イギリスのナイチンゲール精神に則った 4 年制の大学教育をしている」という情報をもってきました。

　イギリスでは，しっかりした教育を受けた看護職が，女性のリーダーとして活躍している。見識も，教養もある人がやる仕事だということが，そのパンフレットに書いてあって，母がそこはどうかというのです。ちょうど大学紛争があった影響で，私も何か新しいことがしたいと思っていました。ただ，私は医療系の大学に行きたいと思っていただけで，看護師になる気はぜんぜんなかったんです（笑）。

　大学に入ってからも，「私がここにきてよかったのかしら」と思うこともありました。実習に行くと，国立大学で初めての 4 年制の看護学生だからと過

大な期待をされて，「その割にできないじゃないか」といわれたり，看護婦長は「私たちには大学生の指導はできないわよ」といい，傍観しているという状態でした。

そんななかで，上田礼子先生*1 をはじめ同じ大学出身の看護教員に「あなたたちがパイオニアとしてがんばらなくちゃいけないのよ」といわれて，非常にストレスフルな学生時代を送りました。

宮前 東京大学の衛生看護学科の何期生だったのですか？

寺山 私たちは 6 期生で，上田先生は第 1 期の卒業で，助手をしておられました。

そんななかで，3 年生になったとき，津山直一先生*2 がドイツから帰ってこられて，欧米にはリハビリテーションという領域があるという話をされて，若い学生たちに「そういうのになってみたら？」と私たちを洗脳してくれたんですね（笑）。

津山先生は，私たちを病棟に連れて行って，頚髄損傷の患者さんを前に，「われわれ整形外科医ができるのは，手術をして，車椅子に乗せるところまでだけれども，ドイツにはそのあとに自助具を使ったり，機能訓練をして，責任をもって社会復帰までもっていく技術者がいる。日本にこういう分野を広げたい。やってみないか？」と話されて，私は本当に感激しました。それが直接のきっかけです。

1962 年に東大を卒業しました。翌 1963 年に清瀬のリハビリテーション学院（注：国立療養所東京病院附属リハビリテーション学院）ができましたが，そこには入らないで，津山先生のご指導で整肢療護園や，武蔵野赤十字病院の現場に出ました。

吉川 そのときは作業療法をされていたのですか？

寺山 そうではなくて，リハビリテーションの技術者として，看護師の免許で現場に出ていたんです。講習会で理学療法（PT）と作業療法（OT）の両方を受講していたので，そのときにはまだどちらにするか決めていませんでした。整肢療護園では，高木憲次先生*3 の影響でオン・ザ・ジョブトレーニングがしっかりしていて，PT 的な機能訓練をするところ，OT 的な職能療法をやるところ，それから職業訓練，言語聴覚療法（ST）と，全部を回りました。

吉川 整肢療護園には，大きいお子さんもいたのですか？

寺山 18 歳の職能科までありましたが，就学前のお子さんが母子入園で泊まりで入っているなど，幼児から高等部まで幅広かったですね。

---

*1：『生涯人間発達学』（改訂第 2 版増補版，三輪書店，2012）の著者．ほか著書多数
*2：『新・徒手筋力検査法』原著第 9 版（協同医書出版社，2014）の訳書．ほか著書多数
*3：日本初の肢体不自由児施設を設立

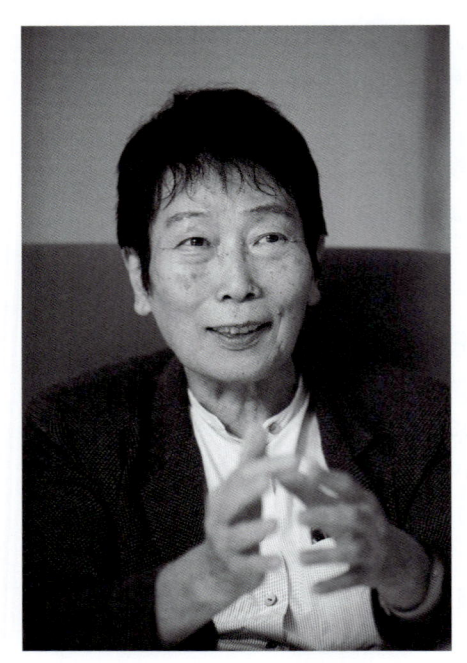

宮前　珠子（みやまえたまこ）

1965年，青山学院大学卒業，1968年，国立療養所東京病院附属リハビリテーション学院卒業。東京大学医学部附属病院リハビリテーション部に作業療法士として勤務。1974年から2年間，米国コロラド州立大学大学院留学（修士課程修了）。国立療養所東京病院附属リハビリテーション学院教官，国立身体障害者リハビリテーションセンター作業療法士・研究員を経て，1991年，広島大学医学部保健学科創設準備室。1992年，東京大学大学院医学系研究科にて博士号（医学）取得。1994〜2004年，広島大学医学部保健学科教授。2004年，広島大学名誉教授。2004〜19年3月，聖隷クリストファー大学・大学院教授。
著書として『作業療法士のための研究法入門』（共著，三輪書店，1997），『作業療法がわかるPBLチュートリアル step by step』（共著，医学書院，2013）など。
2019年4月より聖隷クリストファー大学大学院非常勤講師，学習支援室・学習支援アドバイザー。

そうするうちに理学療法士及び作業療法士法ができて，5年間の実践経験があれば特例が認められるということもあって，たまたまOTで受験しました。

宮前　OTが面白そうだと思ったわけではなかったのですか？

寺山　OTについては，本でしか学ばないじゃないですか。ドクターたちは，ニューヨーク大学などから帰った人たちで，「こういうものだよ」というのを教えてくれますが，あとはADL中心でした。今でいうPNF（proprioceptive neuromuscular facilitation）やボバース（Bobath）法の前身みたいなPT的上肢訓練もやっていたんですね。

でも，「日本のリハビリテーションのパイオニア」という自負心もあって何となく面白かったんだと思います。そうやってこの道に入って，以来50数年になります。

パイオニアになる ── 宮前

宮前　私が青山学院大学の教育学科3年のときに，清瀬のリハビリテーション学院ができました。中高大とミッションスクールでしたので，人の役に立つことや，奉仕の精神などを植え付けられていたんだと思います。僻地の学校の先生になろうかと思って，大学では，青山子ども会というクラブ活動に参加し，夏休みに僻地の学校を訪ねて子ども会を開いたりしていました。

でも，そういう活動を通して，私はたくさんの子どもを相手にするのは苦手だと気がつきました。そのころに，清瀬にリハビリテーション学院ができるという小さな記事が新聞に載りました。それもあって，大学を卒業したらそこへ行こうと思ったのです。PTとOTと書いてあったはずですが，PTはぜんぜん眼中にありませんでした。

寺山　どうしてですか？

宮前　「作業が人の心身の健康に役立つ」というパンフレットの言葉を実感し

ていたからです。私が，小学校3年までを過ごした奈良女子高等師範学校附属小学校は，当時，デューイ（John Dewey）（→223頁）の経験主義教育を基盤にしていて，毎日時間割の半分以上は，「仕事の時間」でした。教室に座って勉強することもありましたが，あぜ道で採ってきたワレモコウで染め物をしたり，畑でサツマイモを作って，それを瓦やトタンの破片など拾ってきたもので作ったカマドで煮て食べたりするなど経験と発見の日々でした。それが作業の伏線にあるかもしれません。

その後東京に引っ越しました。思春期は「どうして自分は生きているのか」と考え，けっこう虚無的に過ごしていたのですが，「何か主体的に作業をしたときに自分は救われる」と実感することが何度かあり，子どものときからの志向性と，OTの「心身の健康に作業が役に立つ」というキャッチフレーズがぴったり結び付いたのだと思います。

それに，新しい仕事というのも魅力でした。世の中において，できあがった仕事は先が見えていますが，新しい仕事というのは創造的で，未知の展望が開けているという自由と開放感がありました。

寺山 私も同じことを感じました。人がやらないこと，日本で初めてのこと，つまりパイオニアですものね。

宮前 そうなんです。私も，そのパイオニアという言葉に魅かれましたし，アメリカ人とアメリカ帰りの先生が教えるというのにも。そういうものも重なって作業療法士という職業を選んだんだと思います。

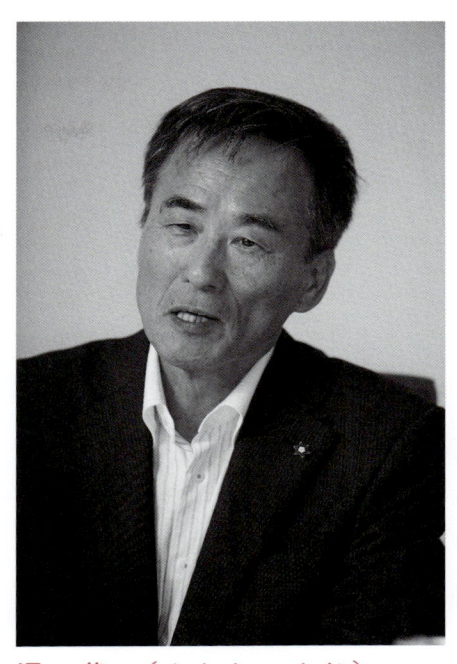

澤　俊二（さわしゅんじ）

1950年，島根県松江市生まれ。1976年，東京都立府中リハビリテーション学院作業療法学部卒業。1976〜95年まで，慶應義塾大学月が瀬リハビリテーションセンター勤務。1994年，創価大学法学部（通信制）卒業。1995年から，茨城県立医療大学作業療法学科・講師。併せて附属病院の作業療法室科長となり，外来作業療法を担当。1997年，筑波大学大学院修士課程修了・修士（リハビリテーション）取得。1999年から慢性脳卒中者の心身機能追跡調査を開始し，COPMや情緒的支援ネットワークを評価に用いる。2002年，筑波大学大学院医学研究科博士課程修了・博士号（医学）取得。2003年，茨城県立医療大学作業療法学科・教授。2004〜15年まで　藤田保健衛生大学リハビリテーション学科・教授として勤務。OSCEを臨床実習評価の導入を模索する。2013年，全国介護・終末期リハ・ケア研究会・会長となり，リハスタッフが看取りケア（終末期）にかかわり，QODの向上に貢献する活動に入る。2015年，金城大学医療健康学部・学部長/作業療法学科・教授/大学院・教授。2017〜18年，金城大学総合リハビリテーション学研究科・研究科長。
主な著者に，『地域リハビリテーションの源流〜大田仁史と勇者たちの軌跡〜』（三輪書店，2006），『コミュニケーションスキルの磨き方』（医歯薬出版，2007），『作業療法評価のエッセンス』（医歯薬出版，2010），『地域リハビリテーション論 Ver. 7』（三輪書店，2018），などがある。

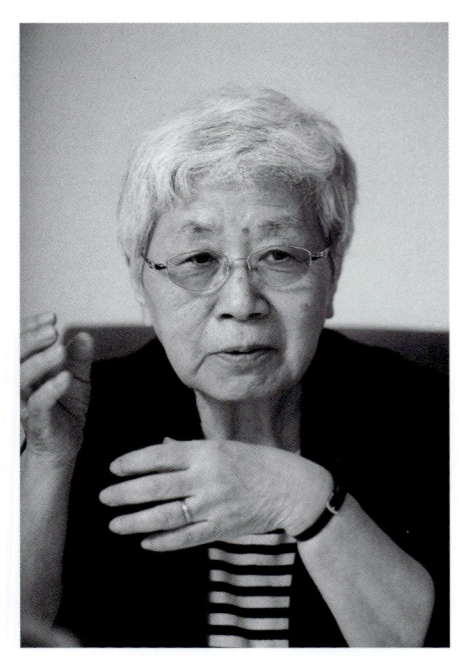

寺山久美子（てらやまくみこ）

1962年，東京大学医学部衛生看護学科（現・健康総合科学科）卒業。医学博士（東京大学）。以後23年間，武蔵野赤十字病院，整肢療護園，東京大学医学部附属病院リハビリテーション部，東京都心身障害者福祉センターでのリハ・OTの臨床実践。1986年4月〜現在の33年間は都立医療技術短大・都立保健科学大学（学科長），帝京平成大学健康メディカル学部（学部長），大阪河﨑リハビリテーション大学（現職副学長・教授）での教育研究実践。この間，日本作業療法士協会会長（1991〜2001年）。その他，日本作業療法士協会および東京都・大阪府各作業療法士会名誉会員，日本作業療法士連盟相談役，日本リハビリテーション医学会功労会員，首都大学東京名誉教授など。

偶然に導かれて —— 澤

澤 私は，高校1年生のときに体操（前方ダブル宙返りの練習）をやっていた際に頚椎損傷になり，1年留年しました。第6，7頚椎損傷で四肢の麻痺はでなかったのですが肩にかかる重い感じは半端なかったですね。当時流行していた頚腕症候群（鞭打ち症）と診断されました。体操部の先輩がみんな体育の先生になっていたので，私もそうなると思っていたのですが，進路を変えざるを得なくなりました。

それで，浪人をして京都府立大学の農学部に入学しました。学園紛争の盛んな時代で，高校のときから何か社会的なことにかかわっていきたいと思ってはいたのですが，大学では，学生と機動隊とのやり合いが繰り広げられて，私はそれが大嫌いで，京都の文化に目を向けて，尺八と剣道を始めたのですが，それでも満たされず1年で中退しました。

親には，医学部へ行きたいということで中退を許してもらって，予備校へ行きながら，京都府立児童相談所の夜警のアルバイトを始めました。そこの所長のお嬢さんがリハビリテーションの専門学校へ通っていたんですね。あるとき「進路は決まったのか？」と聞かれたので，まだだと答えたところ，「娘がリハビリテーションの分野は面白いといってるよ。君も行ってみたらどうだ？」と勧めてくれました。ちょうどそのころ，雑誌『蛍雪時代』に「理学療法を探る」という記事が載って，PTのほかにOTというものがあるのを知りました。

どんな仕事かを知りたくて，京都大学附属病院の理学療法の先生に，「理学療法と作業療法のどちらが面白いですか」と聞きに行ったんです。そうしたら，その先生が「そりゃあ，作業療法のほうが面白いよ」というんです（笑）。

吉川 そこには作業療法士の方はいなかったのに，その理学療法士の方は，OTが面白いといわれたのですか？

澤 そうなんです。それで心が動いた。のちに京都大学に短期大学部がで

きましたがその当時はなかったんですね。

　私は，島根県松江の生まれで，私の親父は戦時中に陸軍の衛生兵で中国に行っていたんです。おふくろは松江日赤の看護師だったのですが，志願して中国へ渡って，そこで出会って2人は結婚したのです。両親ともに医療にかかわっていたという思いもあって，当時授業料が無料だった東京都立府中リハビリテーション学院へ行くことにしたのです。

吉川　児童相談所の所長のお嬢さんの話と，京都大学附属病院の理学療法士の方の話を聞かれたのと，それだけで，ほかに情報はなかったんですか？

澤　　ないない（笑）。ただ私は，もともと体操をやっていたりして，運動系には強いんですよ。それと，大学に入って尺八をやったことも，きっとOTに結びついたんだろうと思います。何かを作るということについても，発明も含めて子どものころから好きだったんですね。

吉川　農学部を選ばれたのは？

澤　　作物を作りたいという気持ちからですね。結局，大学は紛争でグチャグチャだったこともあって辞めてしまいましたが…。

寺山　でも，府中のリハ学院に入っても，まだ学園紛争はあったでしょう？

澤　　ありました。世の中の動きに敏感な先輩方が多かったですね。寮の食費が上がるといったときには，多くの寮生が時間を割いて議論をして，事務と折衝をしたりしていました。

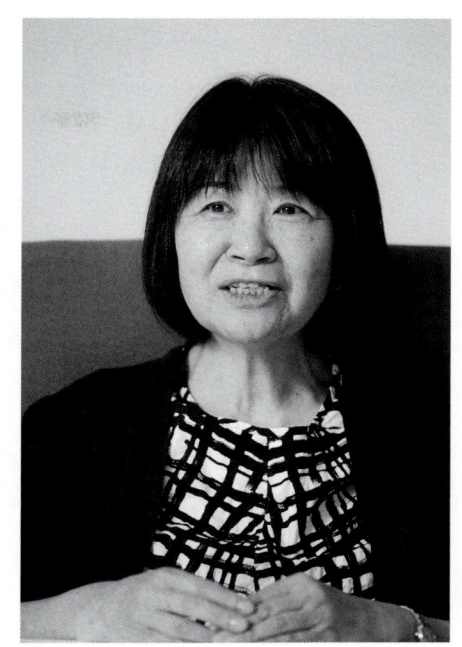

吉川ひろみ（よしかわひろみ）

1982年，国立療養所東京病院附属リハビリテーション学院卒業。奥鹿教湯温泉病院（現・鹿教湯三才山病院）などで作業療法士として勤務。1995年より県立広島大学（当時・広島県立保健福祉短大），2004年より教授。1992年から1年半，米国ウェスタンミシガン大学に留学，2010年に吉備国際大学にて博士号取得。担当科目は，作業科学，生命倫理学など。翻訳として『COPMカナダ作業遂行測定』（大学教育出版，2006）など。著書として『「作業」て何だろう作業科学入門　第2版』（医歯薬出版，2017），『作業療法がわかるCOPM・AMPS実践ガイド』（医学書院，2014），『保健・医療職のための　生命倫理ワークブック』（三輪書店，2008）など。日本作業科学研究会会長，作業遂行研究会会長，プレイバックシアター劇団しましま代表。

学んだのは「作業療法って，当たり前のことなのね」── 寺山

吉川　東京都立府中リハビリテーション学院へは，何年に入られたのですか？

澤　　1973年。5期生ですね。

宮前　府中リハに山田孝先生（→230頁）が帰ってこられたころですか？

澤　山田先生は，早稲田を卒業してアメリカへ行く前でした。私たちと一緒に半年くらい授業を受けておられました。

宮前　ほかには，杉原素子先生（→230頁）とか？

澤　素子先生は，私が2年か3年のときに帰ってこられましたね。

宮前　ほかはアメリカ人の先生ですか？

澤　アメリカ人です。1年の最初のOT概論はインド出身のアメリカ人の先生でした。私は赤点を取りましたけど（笑）。

寺山　あまりデキがよくなかった？

澤　よくなかったですね（笑）。英語で何をおっしゃっているのかさっぱりでした。

宮前　私たちは，鈴木明子先生（→228頁）と，矢谷令子先生（→228頁）と，あとはアメリカ人のジャネット・ヒラタ先生や，デビッド・ムラタ先生たちに教わりました。

澤　鈴木明子先生が学科長でいらっしゃって，私は，鈴木先生の精神科OTの臨床を見て，初めて「OTってすごいなぁ」と思いました。

吉川　理論は面白くなかったですか？（笑）

澤　理論を聞いても，OTが何かぜんぜんわからなかった。

寺山　わからないわね（笑）。わからないまま卒業したような気がします。

宮前　私も，「自分は何を習っているのだろう」という感じでしたね。入学したころは，WFOT（世界作業療法士連盟）派遣のOTの先生が体調を崩して不在で，さまざまなOTの先生が交代でこられ，系統的な授業はPTの先生方に教わったという印象で，私は卒業したときに，「ああ，使いものになるのはキネシオロジー（kinesiology，運動学）だけ」って思いました。それでPTの先生に，「3年間，OTを何も習わなかったような気がするのですが」っていいましたら，「ああ，アメリカでもOTはまだ確立してないのよ」っていわれました（笑）。それで，「そうか！　それなら自分のOTを作ればいいんだ」と思って，すごく気が楽になったのを覚えています。

寺山　私も講習会で，キネシオロジーを勉強しただけでしたから，同じですね。

宮前　当時は，OTの教科書はほとんどなくて，ウィラード＆スパックマン（Willard & Spackman）の初期の翻訳しかなかったですしね。

吉川　第1版ですか？

宮前　日本語の第1版ですが，アメリカでも第1版だったかどうかはわからないです。ただ，そこにもOT的な理論は何も書いてなくて，人間発達とか，自助具とか，対症療法的なことばかりで，英語は難しかったものの，内容は当たり前のことのように感じました。

寺山　わかったことは，「OTって，当たり前のことなのね」でしたね（笑）。

リハビリテーションの世界は暗かった —— 吉川

吉川 私は，1979年に入学しているので，澤先生の6年後です。

なんでOTを選んだかといったら，寺山先生と理由は同じで，うちにお金がなくて進学をどうするか考えていたときに，仲のよかった同級生が，清瀬のリハビリテーション学院は，授業料が無料だと教えてくれたんです。さらに，就職率100％だと。うちの母親があとからいうには，私が嬉しそうに学校から帰ってきて，「お母さん，タダの学校があった！」っていったそうです（笑）。

澤 まだ，そのときも無料だったんですね。

吉川 私たちの下の学年から有料になりました。

やっぱり私も，PTは眼中にありませんでした。昔から手芸が好きだったし，絵画クラブに入っていたりして。友だちと2人でタダの学校の募集要項を取り寄せてみたら，陶芸，絵画，金工，木工と書いてあるじゃないですか。1つの学校でこんなにいろいろ教えてくれるなんて，すごくいい！　と思いました。

受験する前にリハビリテーションセンターを見学しなさいと書いてあったので，長野県のリハビリテーションセンターに見学に行きましたが，暗いという印象でした。

宮前 見てみたら，あまり面白そうじゃないと思ったのね？

吉川 1979年というと，まだそんなに障害者が社会参加できている時代ではなくて，リハビリテーションセンターは駅から遠くて，11月の冷たい風の中を，1時間も自転車をこいで行ったんです。古臭くて暗いという印象をもちました。

でも入学してみたら，採用困難職種ということで，病院からお金をもらえるし，県が就学資金を貸与してくれて，月に3万円支給されるんです。そのうえ，お金は長野県内に就職して3年間働くなら，返さなくてもいいんです。

寺山 金の卵の時代ですね。

吉川 授業料はタダで，お金もくれる。

寺山 今の学生が聞いたらビックリするような話ですね。

吉川 でも，さっき宮前先生が思春期は虚無的だったとおっしゃったけど，私の時代も三無主義といわれて，ボーッと生きてるのがカッコいいみたいなところがあって（笑）。高校の3年間は小説を読んだり，詩を暗唱したりして，何か現実感なく過ごした感じでしたね。

清瀬の同級生には，障害者の家族がいたり，親が医療系に勤めている人もいましたが，私は福祉や医療にまったくなじみがなかったので，違う世界に触れた感覚でした。寮に入っていたし，清瀬という土地柄かもしれないけど，

リハビリテーション独特の言葉を使う，ちょっと現実離れした世界でした。

澤　私がいた府中の寮では，夜は先輩，後輩が入り混じって議論して，酒を飲んで暴れて，という感じでした。清瀬のことはわからないけど。

宮前　清瀬はそんなことはなかったんじゃない？

吉川　清瀬でも，毎晩飲んでましたよ。

宮前　知らなかった（笑）。

寺山　大学紛争の影響じゃないかな。

吉川　私が学生のときは，紛争はもう下火でした。でも清瀬は社会人の学生も多くて，選挙のときに，私も誘われて選挙事務所でおにぎりを握ったりはしました。田舎の高校生が初めて経験するいろいろなことがいっぱいあったように思います。

作業療法の魅力

吉川　では，長い作業療法士人生のなかで感じてこられた，OT の魅力についてお聞かせください。OT をするなかで，「OT っていい仕事だな」と思われたこと，「これがあったから続けてこられた」ということがおありだと思うのですが。

寺山　宮前先生は国立の学校に勤めていながら付属の療養所で，作業療法をやっていらしたでしょう？

宮前　ええ。

寺山　あのときの後ろ姿，すごくよかったんですよ。

宮前　え，後ろ姿ですか。

寺山　患者さんと一緒の後ろ姿。実に楽しそうでした。「OT をこんなに楽しそうにやれる人がいるんだ」と思いました。そのことを語ってくれませんか。

学ぶことの魅力──実践の楽しさ

宮前　1970 年代に，還元主義的な，医学モデル的な，PT の基礎になるような理論が初めて出たときに私は飛びつきました。1980 年代の国際障害分類（ICIDH）もとても斬新でしたね。私は，中村隆一先生 [*4] の研修会で ICIDH を初めて聞いて，それまで，そういう枠組みが何もなかったから，本当に目が覚めるように頭がクリアになりました。

吉川　70 年代は，そのあとにさまざまな作業療法理論が登場する準備期間

---

*4：『基礎運動学（第 6 版，2003）』，『臨床運動学（第 3 版，2002）』（いずれも医歯薬出版）の編者. ほか著者多数

だったように思います。

寺山　80 年代になると，リハビリテーションの世界が少し形づくられてきましたね。

吉川　1981 年に WHO から出た ICIDH の話を授業で聞きました。その後，ボバース法の研修会が始まり，感覚統合の佐藤剛さん(→229 頁)が日本にこられました。一度講義を聞いたことがあります。

宮前　ブルンストローム・ステージ(Brunnstrom Stage)も，ボバース法も，ICIDH も，理論が出はじめたのはそのころですね。

寺山　ボイタ(Vojta)もそのころでした。

宮前　私は，卒業したあと東大病院で働いていて，ほぼキネシオロジーの知識を基盤にやっていましたが，4 年経ったとき，「今の知識ではこれ以上のことはできないな」と感じるようになりました。そこへちょうど，リハ学院の教員が先進国の OT 大学院に留学できる奨学金制度ができたのです。私はそのころ，片麻痺の患者さんをたくさん診ていたのですが，片麻痺の回復＝運動の再学習であり，人が学習するとき脳の中で何が起こるか，そのメカニズムがわからないと，片麻痺の治しかたはわからないと考えていました。

　アメリカの大学院のさまざまなカリキュラムを見比べて，それが学べそうだったコロラド州立大学に留学しました。2 年間講義を受け，レポートを書き，充実した図書館でたくさんの文献を読んで学ぶことができました。「もうこれで，学習が起こるときに，脳の中でどういうことが起こるかわかった」と，文献的にではありますが，とてもクリアに整理できました。

　日本に戻ったあと 6 年間，清瀬のリハ学院で先生をして，筋力増強，関節可動域拡大，運動学習などの理論を，文献的知識を示しながら教えることを試みました。その後臨床(注：現・国立障害者リハビリテーションセンター)へ移って，理論を実践しようとしましたが，それはまだまだ医学モデルの域を出るものではなく，実践と価値観のギャップを感じていました。

　私はたとえば，「この人にとって今とても重要なのは，退院後，主婦として，朝(起きてから)家族が出かける 1 時間以内に朝食をきちんと準備できること」という目標を立てながらも，カンファレンスの報告は，ROM，麻痺，ADL などの評価結果を述べるにとどまり，自分の治療目標と評価結果の間のギャップを論理的に説明できる言葉をもたないということにジレンマを感じていました。

作業療法と出会う

宮前　そんななか，1992 年に千葉の専門学校で作業行動研究会（現，学会）が開催されて，キールホフナー（Gary Kielhofner）（→230 頁）の「人間作業モデル」が紹介され，長谷龍太郎さん*5 が作業行動的な話をされたのです。私は，「あっ，これだ！」と思いました。そこで，その場におられた会長の山田孝先生に，ぜひ人間作業モデルの研修会をやってほしいとお願いしました。私は，これで自分の感じていたギャップを，専門用語を使って論理的に説明できると思ったのです。

　1991 年にキールホフナーが北海道学会で特別講演し，1993 年に三輪書店から『作業療法の理論』が出版されました。

　このキールホフナーの北海道学会講演と『作業療法の理論』から感銘を受けた作業療法士は多く，それから日本で作業モデルが広まったんだと思います。私も，「これが私の求めていた本当の OT だ」と思いました。

　この本の「専門職は歴史的偶然によって存在するようになるのではない」に始まる冒頭の段落は，専門職というものの誕生に至る数千年の人々の情熱，エネルギー，法整備に関する歴史の重みが語られています。私はそれまで，作業療法士は吹けば飛ぶような存在だと思っていましたし，AJOT（American Journal of Occupational Therapy）にすら，「OT という仕事は，このままではなくなる」というようなことが繰り返し書かれていました。

　私はこの冒頭の文章から，作業療法士誕生の背後にある人々の期待と情熱を感じ，自信と展望をもつことができるようになりました。

　ただ，残念なことに『作業療法の理論』の第 2 版からその部分が消えています。

　私は，1993 年に出たあの本は，あの冒頭の 1 ページだけでもすごく価値があると思って，今も機会があるごとにそれを人に伝えています。

　私は，理論を知り，作業療法士がしていることを説明できるようになって初めて自信がもてたと思っています。それを突き詰めていくと，OT の魅力は，作業を通して個人の生活をいきいきとさせるところにあると思います。

寺山　理論によって仮説を立てて，作業療法のアクティビティを患者さんと一緒に作り上げ，そこに効果が出たとわかる。だから続けられるということですね。最初に理論ありきではなくて。

＊5：『人間作業モデル─理論と応用，改訂第 5 版，2019』（協同医書出版社）の共訳者．ほか著書多数

人間作業モデルへ

宮前 理論的な根拠を考え，その筋書きができて，そのエビデンスを示すという作業を，作業行動学会のメンバーが精力的に進めています。複雑で曖昧な人間の作業行動を，緻密で，厳密で，エビデンスのあるものにしようとする論文が学会誌に多数掲載されています。生活行為向上マネジメント（MTDLP）の論文のなかにも，このメンバーによるものがあります。以前のOT学会で，私が座長をしたときに，寺山先生から，MTDLPの「理論的背景は何ですか」と聞かれたことがありましたね。

寺山 OT協会でも作業療法の「見える化」ということでMTDLPを推奨していて，とてもタイムリーな企画だったと思います。ただ，「見える化」はしたけれども，どうしてそうなるのか。その取り組みをこれから協会内でやらなければいけないと思ったので，素朴に質問したわけです。そうしたら山田孝先生が，「そんなの，人間作業モデルで説明できるよ」とおっしゃった。仮説は1つじゃなくていいけれども，とにかくそれに則った形で進めていって，「ああ，よかったね。作業によってこの人は元気になったね」「新しい人生が開けたね」という，そういうエビデンスが出ればいいということなのです。

吉川 実際にそういう事例や経験はおありですか？

宮前 私は1992年に広島大学へ行ったあとは，臨床から離れてしまったので，個人的事例はありません。でも，今いる大学のキャンパスの中に高齢者の施設があって，そこでの研究ではCOPM（Canadian Occupational Performance Measure, カナダ作業遂行測定）を使って，入居している15名ほどに，自身の振り返りをしてもらっています。

人間作業モデルの簡単な講義とカナダモデルの講義をしたあと，COPMを2か月に一度実施して，そのつど前回までの結果をパソコンで活字にして返します。また，「この2か月，どうでしたか？」と，本人が取り上げた作業の重要度，遂行度，満足度をつけてもらいます。そのことによって，自分自身が価値を置く作業を認識し，振り返って，次の作業ができるようになるというようなことが起こっています。

作業療法士が具体的にアプローチするのではなく，そういうモデルをクライエントが自分で理解して，「ああ，自分の希望はこういうことなのだな」と2か月ごとに自己認識する，そうした自己理解が進んでいるように思います。

寺山 それはとても面白いですね。すごくOT的でもあるし，リハビリテーション的でもある。たとえば老人大学あたりで，それを取り入れて，「ちょっと難しいけれども，一緒にやってみよう」「自分でプログラムを立ててみよう」といってやってみる。そういう形式というのはこれからすごくよいので

はないかと思いますね。それを OT というのかどうかはわからないけれど。

宮前　そうですね。インフォームド・コンセントの「インフォーム」で，OT の理論枠組みを対象者に伝えて，「こういう枠組みのもとに，自分にとって意味ある作業を考えてください」ということです。単に「これで筋力が強くなるのですよ」というようなことではなく。

寺山　すべての人に有効とはいわないけれども，ある種の人たちには有効ですね。

宮前　ええ。知的関心度が高い人にはよいと思います。

寺山　主体的で，双方向的で，深い学びというのが小・中・高校の学習指導要領でもいわれてきていますからね。教育の大変革の時代を経て，そういう時代の人たちがこれから高齢になるわけですから，深い学びをしていただきましょう。

作業を通して——作業の力

吉川　私が作業療法士でよかったな，いい仕事だなと思うときは，ほかの人から弱い存在だとみられていたり，いろいろなことができないと思われている患者さんが，何かのきっかけですごく力を発揮したときなんです。

　特に印象に残っているのは，私が就職して 1 年目のときの入院患者さんです。高齢の男性で，言葉もあまりしゃべらないで，おむつもされていて，リハ室に車椅子でくるのです。立つことはできるので，リハのときには立っていたほうがいいと思って，スタンディングテーブルで，五目並べをしたんです。すると，3 手も，4 手も打たないうちに「フフッ」と笑ったんです。私は「なんで笑うのかな？」と思たんだけど，先の手を読んでいて「フフッ」と笑うんです。私がどこに打っても「フフッ」と笑って，そして勝つんですね。「これはすごい！」と思っていたら，奥さんが「ああ，くさいね」といってトイレに連れて行ったんです。だから，ウンコが出るのはわからないんだけど，碁の先は読める（笑）。それが，作業療法室で起こる，小さな奇跡みたいな印象として残っています。

寺山　期せずしてストロングポイントを見つけちゃったんだ。

吉川　学校で学んだ医学的知識ではわからないことがあるなぁと思いました。それから，作業療法のなかで，そういう場面を探したいな，いろいろなところで小さな奇跡を起こしたいなと思うようになりました。

宮前　国立障害者リハビリテーションセンターにいたころは，患者さんは 1 時間 OT 室にきていて，そのうち 30 分は機能訓練的なことをして，残りの 30 分はクラフトをしていました。ある片麻痺の方は，指先にいっぱい糊をつ

けてつまらなそうに毎日タイルモザイクを続けていたのですが，ある日タイルを貼り終わり，最後に白い目地を入れると，びっくりするような素晴らしい作品に変貌し，パーッと表情が明るくなり嬉しそうな表情をして，それから生きる意欲が感じられるようになったことがあります。タイルモザイクの目地入れは劇的だと思います。

　もう1人，40歳台ぐらいの若くて元気な片麻痺の方は，ジャーゴンがひどい方だったのですが，とても器用な方で，木彫で素敵な作品を作り，周りの人たちから絶賛されたのが引き金になったのか，間もなく普通にしゃべれるようになりました。作業の力を感じたときでした。

社会復帰

寺山　私はもう23年も教員をやっているので，それ以前の話になりますけど，東大病院のリハビリテーション部に1年いたあと，1968年に，東京都が初めてのソーシャルリハビリテーションセンターを作るというので，心身障害者福祉センターへ招かれて異動したのです。

　そうしたら，間もなく東京都の職員で45，46歳の働き盛りの広報担当の男性が右片麻痺で入ってきたんです。すごく知的な方でしたけど，江戸っ子で気の短い方でもありました。当時は，理論なんてぜんぜんない時代ですよ。だけど，心身障害者福祉センターがいいのは，早い時期から，ソーシャルワーカーも心理士も作業療法士も理学療法士も一緒に週に1回，綿密なケースカンファレンスをするんです。

　それで，この方は東京都の職員だから，クビにはならないんだけど，配置転換になるだろうというので，ソーシャルワーカーが何がしたいかと聞いたら，カメラだというんですね。その方は，東京都の広報の仕事をしていた有能なカメラマンだったんですよ。そこで，「いいね。それで何かできないかね」ということになりました。

　だけど，当時のカメラですから大きいし，両手がないと使えない。どうしようかといっていたら，当時の所長の原田政美先生が，「研究費を付けるから片手でできるカメラを本人と一緒に考えてみたらどうか」といってくださったのです。本人もいきいきと参加して，みんなで「ああでもない，こうでもない」とやって，何とか試作品を作りました。

　彼は後日，職場復帰して，新宿御苑などへ行って草花を撮ったりしていたのですが，すごかったのは，その後，日本写真家協会といったかな，そこに障害者部門を作っちゃったんです（笑）。

吉川　すごい！

寺山　奥さんも，それに触発されて民生委員になってほかの人の世話を始めて，夫婦で積極的に活動されていました。

その人にとって意味あることを援助する

澤　私が，特に印象に残っている方は2人います。1人は，亡くなった大鵬さんです。私は，慶應義塾大学病院で1か月間担当をしました。大鵬さんは，脳梗塞後の左の片麻痺でセンソリーアタキシア（sensory ataxia）や脱失を伴っていましたが，相撲協会に復帰したいというのが一番の希望でした。

　入院中，「医者がくると，毎回，1＋1はいくつですかとか，10＋7はいくつですかという検査ばかりだ。こんなことは，中学校しか出てない俺にもわかるよ」と話されていて，私は何かできないかなと思って，台に置いた難しいゲームを立位ですることを提案しました。40何本あって，それを1本ずつ取っていくゲームです。

吉川　ああ，ソリティアゲームですね。

澤　そうです，それです。最後に1本になると勝ちで，大鵬さんはいつも1本残って成功するんです。「大鵬さん，私はがんばっても4本です」といったら，「お前はそんなもんか！」って，それで1つ自信をつけられた（笑）。

　それで1か月で退院されたのですが，毎回の外来OTで，そのゲームを楽しみにされていました。ほかの人はできなくて，自分にできるゲームがあることで，自信をつけられた。それは私にとっても嬉しいことでした。

　それともう1つ，大鵬さんを通して，センソリーアタキシアについて再教育をしてもらいました。これはセンソリー再教育であり，この研究はOTの武器になると思いました。ですから，大鵬さんを通して2つのことを学び得たことになります。

　それからもう1人は，勝又勝雄さんという伊豆でシイタケ栽培をやっていた方で，脳梗塞後の右片麻痺だったのですが，何としても，またシイタケ栽培をやりたいというんですね。医者も，「無理，無理」。私も，チェーンソーはもてないなと思っていました。ところが本人は，お客さんが待っているので何としても作りたいといわれるのです。

　私は，ボバース法を使って機能回復と同時に両手動作練習を外来訓練でやりながら，車の運転ができるようになれればと，一緒に車で現場に入りました。それで，2年目からはチェーンソーを使えるようになったので，奥さんと一緒に山に入って，原木を伐っては並べて，4万本にボタ打ちといって菌を植えていかれたんですね。63歳で病気になって，その翌年の64〜77歳まで13年間，すごく元気に過ごされました。

吉川　一度退院されてから，実際に山へ？

澤　そう。彼は外来にきて，私は土日に現場へ行きました。私が茨城に移ってからも1年に1回はうかがって，話をして，お酒を飲んで……。89歳で亡くなりましたけど，本当にコツコツと指を動かす練習や利き手交換で書字の練習を続けられた。根っからの楽天主義。これは，OTだからできたことだなと思って，ものすごくOTの魅力を感じました。

　鎌倉矩子先生（→229頁）が，「作業療法とは何だろうかと，私はそのことをずっと考えていた。作業療法とは，人がそれぞれ，よりよい作業的存在になることができるように働きかけることだ」と書かれていて[1]，ああ，これはずっと私が求めていたことだと思いました。勝又さんを通して，私は彼の作業的存在を引き出すことができた。鎌倉先生の言葉は，とても納得できるものでした。

　そして，吉川先生から教えていただいたカナダのCOPMも，「本当にそうだな」と思います。その人にとって意味のある作業をできるようにする，一緒に創っていくこと。それを援助するのがOTの仕事だということ。それは大鵬さんを通して，そして勝又さんを通して私が気づいたOTの仕事の魅力ですね。今，そのことを学生たちに語っています。

リハ室から生活の場へ

吉川　作業療法室の中でできた小さなことが，外の世界のシイタケ栽培につながっていくこともあるし，写真の障害者部門を作ってしまうこともある。もちろん，心身機能の障害がよくなったり，麻痺がよくなったりもするわけだけど，それはあとからついてくるという感じで，この人にはこの作業，この人はこれが得意というところから世界が広がっていく。それがOTの大きな魅力であり，それこそが未来に広がっていくのだなぁと思います。

　私が清瀬のリハビリテーション学院に入って，施設を見学に行ったときに見たのは閉じた世界でした。ところが，そこの住人で障害者にしかみえなかった人が，OTをすることによって，違う面を見せ，その人が将来暮らすところや，本来その人が暮らすべき世界の中で，本当に輝いて暮らしていける。そういう可能性の扉を開けられる。そういうところが，OTのすばらしい魅力だなと思います。

寺山　私は，地域包括ケアシステムのような，制度や仕組みといったものが大事だと思っています。それがあるからこそ，回復期から安心して地域に，そして在宅に移行できる。せっかく回復期でアクティビティが回復したり，ADL，IADLをきちんと実用化できるようになって，「やりたい」「できる」と

思っても，地域にその仕組みがないとだめでしょう。

　だから，製作行為を行っているとき，必ずアクティビティと環境，そして仕組みとを一体のものとして広く考えていかないと成功しないなというのが私の実感です。それがあるから，私はOT協会の仕事も本職と併行して一生懸命やってきました。

　さきほど紹介したカメラマンの人も，東京都の職員だから雇用が保障されたわけです。民間企業でも，小さな会社でも，それができるといいなと思います。この人のケースは，先駆的な実験のように思っています。

作業療法領域のこれからを考える

作業療法の歴史 —— 共通基盤を作るために

吉川　OTの課題と将来への展望を考えるため，まずは2017年にアメリカで出版された"The History of Occupational Therapy：The First Century"（Andersen LT，Reed KL）をもとにOTの歴史をざっと振り返ってみたいと思います。

　ルネサンスで人間中心主義になって，科学的知識が広まり，実証主義が生まれます。科学の発展があり，産業革命を経て，精神保健の分野には道徳療法が生まれます。

　世の中が自由になるのと並行して革命が起こり，ヨーロッパからアメリカに人がたくさん渡り，移民が増え，産業革命によって新しい金持ちが出てきて，経済格差が生まれ，政治・経済が不安定になり，社会的不適応状態になる人が出てきて，その人たちが精神科病院に収容されることになる。

　せっかく道徳療法が盛んになっていたのに，精神科病院がパンクしてしまって，20世紀の初めくらいにうまくいかなくなるんですね。そのときに「これじゃいけない」という運動と，元精神病の患者さんが，「どれほど精神科病院がひどかったか」という本を書いたということがあって，精神疾患には予防も大事，社会環境や生活の仕かたを考えなければいけないという精神衛生運動が生まれ，OTに合流していきます。

　もう1つは産業革命で，みんなが工場で作られた同じ物をもつようになると，それではつまらないというので，手作りのよさを見直すアーツアンドクラフツ運動が生まれ，それもOTへと合流します。

　OTの普及以前に，病院や療養所で作業療法はいろいろな言葉でよばれていました。作業，活動という言葉が多いのですが，Cheer-up workというのがあります（笑）。「悪いところばかりみないで元気にいこうよ」ということが

表れている言葉だと思います。

寺山　中村春基さん（→232頁）がいってるようなことね（笑）。

吉川　Finger therapy というのもあります。

寺山　上肢機能訓練かな。

吉川　指を使うことがよいという意味でしょうか。

　アメリカのOT協会が誕生した背景には，進歩主義と訳しましたが，Progress Era といって，プラグマティズムと実験教育が挙げられています。宮前先生が，奈良の小学校でやっていたのはこれだと思うのですが，デューイの実験教育です。行動しながら学ぶ，自分でやってみて学ぶ。生活の役に立つことを重視するという実利主義＝プラグマティズムが，OT誕生に大きな影響を与えています。

　もう1つは，ルネサンスの人間中心の考えかたからきていると思うのですが，個人の生活を重視するような社会の風潮が生まれた一方で，社会に経済格差が生まれました。すると，上流階級の女性たちが慈善活動をして，これがソーシャルワーカーのもとになったりします。それと，さっきいったアーツアンドクラフツ運動と精神衛生運動があります。

　こういうものにかかわっていた精神科医，ソーシャルワーカー，建築家，手芸の先生，秘書，看護師とでOT協会を作ったということで，非常に多様な背景の人たちが集まってOTが誕生したというわけです。

　OTの発展には戦争が大きな影響を与えました。1917年3月にアメリカでOT協会が誕生したのですが，4月にアメリカはドイツに宣戦布告をして，第一次世界大戦に参戦します。OT協会ができる前から，精神科のなかでは，看護師対象の研修コースを開いていたし，結核の療養所や障害児の施設でもOTのような実践が行われていました。そして，これからどのように協会はOTを推進していこうかと話していたときに，戦争に入ってしまったのです。

　しかし，OT協会はこれをいいチャンスというか，自分たちが活躍できそうだと思ったのと同時に，戦争のストレスで精神的に痛めつけられてしまった兵士たちのために，自分たちは何かをする責任があるという認識をもったんですね。1917年当時，すでに多様な疾患の人たちにOT実践は行われていたので，大勢の負傷兵に対する治療の一端を担う「再建助手」の人たち——のちに理学療法士，作業療法士となる人たち——を派遣することに積極的にかかわっていくことになります。

　アメリカ政府は，個人の生活を保つことに責任をもたなければいけないということで，負傷した兵士たちが軍に復帰するか，最大の機能を回復するために，治療やサービスを受けられるようにしました。軍に入るのが無理だっ

たら市民として生活していけるように，就職のための再教育が必要になるので，リハビリテーション法などの法整備をしました。

　OT を実践していた女性たちが再建助手募集に応募するのですが，それ以外の女性たちも何か自分たちにもできないかということで，応募して研修を受けて再建助手となり，戦地の病院に派遣されたようです。最初は，リハビリテーションも行う医療チームが募集して，のちに軍が募集しました。医師のなかには，OT をする再建助手など必要ないという人がいたそうです。戦地で悠長に手芸なんてされても困るというので，最初は軍の病院じゃなくて一般病院に派遣されていたらしいです。

　けっこう裕福な層の人たちが再建助手になったようで，材料も自分たちでもっていって，作った物を現地で売っていたようです。病院では冷遇されるんだけれども，捨てられる物や，木屑などを使って入院中の兵士たちと一緒に物を作り，売りに行き，それでみんなが元気になっていったということもあって，徐々に認められたようです。

寺山　宮前先生のおっしゃった，エネルギーのある人，情熱のある人，志のある人たちですね。

吉川　兵士たちが，なんでかわからないけど元気になっていくので，治療の合間にクラフト教室を開いたりしています。

宮前　その人たちはバスケット・レディといわれていましたが，やがて医学の領域から「それは科学的ではない」というプレッシャーがかかって，次第に木工作品より還元主義的にサンディング（やすりかけ）を使うようになったというストーリーですね。

吉川　当時はベッドサイドとクラフトと職業の３つに分かれていたようです。

　次に OT に影響を与えたのは，疾患変化と医療技術の発展です。OT 協会ができた当初は手工芸や仕事が回復によくて，生活習慣もきちんとみていくことがいいんだといっていたのですが，頭部外傷や脳卒中や脊髄損傷が増加して，それに伴い義肢やスプリントが開発されて，精神科は精神分析が盛んになってきて，OT が身体障害と精神障害に分かれていきます。

　そして 1970 年代に入ると，だんだん病気より障害に着目するようになって，地域リハビリテーションが推進されます。そうすると医学モデルでの説明だけでは不十分だというので，医学モデル以外での説明が必要になってきて，OT の定義を考えようということになり，理論が生まれてくる。そして，科学的説明をしろということもいわれ，作業療法士養成の基準も作らなければいけないということがあって，そこで基盤整備がされてきます。

寺山　これは，アメリカの話ですね。

吉川　はい。

宮前　病気より障害というのは，要するにペニシリンや抗生物質の発見によって，それまでは傷病者は主に感染症で亡くなっていたのが，救命できるようになった。その結果，慢性機能障害者が増加したことで対象が変わってきたということですね。

吉川　これが今までの歴史です。

作業療法の定義の変遷から現状を知る

宮前　今は，生活環境の改善と医学の発展によって，慢性機能障害者の数が増えているでしょう。

寺山　慢性機能障害者とその予備軍。フレイルとか，サルコペニアといわれる人たちね。

吉川　そこで今日の課題と将来の展望ということになるのですが，一番の課題は，医学モデルが日本に入ってきた時代の状況から，まだ抜け切れていないことだと思います。

寺山　抜け切らなきゃいけないの？　こういう対象者にはこういうものが必要でしょう。

吉川　うーん……。

宮前　キールホフナーですら，1977 年の論文『Occupational therapy after 60 years（米国作業療法 60 年の歴史）』の最後に，作業モデルから還元主義モデルになり，そして今後は両者が統合したモデルになるであろうといっています。還元主義の時代には，医学に関する OT はとても進歩した。それはそれで大事にしなければいけないといっています。

　トーマス・クーン（Thomas S. Kuhn）はパラダイムシフトについて，以前は知識というものは限りなく膨大し，ただ増えていくだけだというふうに思われていたけれども，歴史を振り返ると，そうではなく，主流となる考えが変遷する，すなわちパラダイムがシフトするのだといっています。

　あるときにある考えかたが主流を占めて，それでは問題が解決できなかったときに競合の危機が生まれ，そこでいろいろなものが説明できるようになったときに，新しいパラダイムが生まれるのだといっていますよね。

　私は，今の日本の OT の状況は，膨大化した知識の整理がついていないときではないかと思います。展望の話にもつながるのですが，作業療法士としての幹の部分は全員がしっかり把握して，枝葉の部分は専門分化していかざるを得ないのではないでしょうか。今，専門作業療法士の話が出ていますが，幹の部分を理解しないままに枝葉を専門としてはいけないと思います。

表1　作業療法の定義の変遷（一部抜粋）

	原文	訳
1977年 AOTA （アメリカ作業療法協会）	Occupational therapy is the application of occupation, any activity in which one engages, for evaluation, diagnosis and treatment of problems interfering with functional performance in persons impaired by physical illness or injury, emotional disorders, congenital or developmental disability, or the aging process in order to achieve optimum functioning and for prevention and health maintenance. Specific occupational therapy services include but are not limited to, activities of daily living, the design, fabrication and application of splints ; sensorimotor activities ; the use of specifically designed crafts, guidance in the selection and use of adaptive equipment ; exercises to enhance functional performance ; prevocational evaluation and training ; and consultation concerning the adaptation of physical environments for the handicapped. These services are provided to individuals or groups through medical, health, educational and social systems.	作業療法は作業の適用で，身体的疾病や傷害，情緒的障害，先天的・発達障害，加齢により機能障害がある人の生活機能遂行を妨げている問題の評価，診断，治療のために人が行う活動を，最善の生活機能に達するため，予防や健康維持に使う．作業療法サービスには，日常生活活動，スプリントの設計・作製・適用，感覚運動活動，特別に計画された手工芸の使用，自助具の選択と使用法の指導，生活機能の遂行拡大のための練習，職業前評価とトレーニング，障害者の物理的環境への適応に関するコンサルテーションが含まれるが，これらに限定されるものではない．こうしたサービスは，医療，保健，教育，社会システムにおいて，個人や集団に対して提供される．
2018年 日本作業療法士協会	作業療法は，人々の健康と幸福を促進するために，医療，保健，福祉，教育，職業などの領域で行われる，作業に焦点を当てた治療，指導，援助である．作業とは，対象となる人々にとって目的や価値をもつ生活行為を指す． （注釈） ・作業療法は「人は作業を通して健康や幸福になる」という基本理念と学術的根拠に基づいて行われる． ・作業療法の対象となる人々とは，身体，精神，発達，高齢期の障害や，環境への不適応により，日々の作業に困難が生じている，またはそれが予測される人や集団を指す． ・作業には，日常生活活動，家事，仕事，趣味，遊び，対人交流，休養など，人が営む生活行為と，それを行うのに必要な心身の活動が含まれる． ・作業には，人々ができるようになりたいこと，できる必要があること，できることが期待されていることなど，個別的な目的や価値が含まれる． ・作業に焦点を当てた実践には，心身機能の回復，維持，あるいは低下を予防する手段としての作業の利用と，その作業自体を練習し，できるようにしていくという目的としての作業の利用，およびこれらを達成するための環境への働きかけが含まれる．

吉川　アメリカでは1970年ごろに，作業療法の定義を作ろうとするのですが，それ以前を含めて「作業療法の定義の変遷」を表にしてみました（表1，1章の表2→12頁）。

寺山　日本作業療法士協会が，つい最近作った定義も入っていますね。

吉川　はい。最初は定義も短いのですが，1977年にすごく増えています。寺山先生のおっしゃる作業療法士協会の定義にも，注釈で「あれもやれる，これもやれる」と書いています。つまり，アメリカの1970年代に相当するような状況に，今の日本はなっているのではないかと思うのです。

宮前　それで，吉川先生の考えられる課題は？

吉川　「この人には，この環境でこの作業が合っていた」ということが誰にでもあると思うのですが，作業療法士は今，それを忘れているのではないかと思うのです。

宮前　つまり，「その人にとって重要で意味がある作業を可能にする」というふうになっていないということですね？

吉川　そのコンセンサスが得られているようには思えないのです。

宮前　少なくとも，今，作業療法士協会がMTDLPの視点を入れることによって，そういう方向を向きはじめたというのは，すごい進歩だと思いませんか。

吉川　思います。

宮前　でも現状をみると，卒業生が，世の中でまず実現しようと思うのは学校で習ったOTで，それに邁進している。今はパラダイムでいえば競合期で，方向性が定まらないときだと思います。

　　人間作業モデルも，カナダモデルも，すばらしい理論だと思います。たとえば看護は，20人の理論家の1人ひとりが別のことをいっています。ある人は環境のこと，ある人は相互作用のこと，ある人は別のことをいう……というように，人間を包括的にみる広範囲理論はありません。人間作業モデルや，カナダモデルのようなすばらしい理論をもった職種は本当にほかにないと思います。

寺山　そういう理論がOTにあるんだということを他職種も認め出したけれども，まだまだわからないといわれますよね。生活行為は心理，環境などいろいろな側面をもっているので，それを説明するのに1つの理論ではないでしょうということだと思うのです。たとえば心理学にもたくさんの理論がありますよね。

宮前　でも，それは部分でしかない。人間作業モデルのように，人間の全体像を説明する理論というのは，ほかの職種はもっていないと思います。

寺山　それは認めますが，また別にできてくるかもしれない。それが唯一のものだとするのは危険な気がします。

　　これからの学生のクリニカルクラークシップでも，現場の実習指導者にもそれを説明して，モデリングをして，それで検証するというようなことを，努力義務として行っていかなければいけないでしょう。私は，それが現場で行うことができるチャンスだと思うんですよ。

　　学生に，「こういうことで行う」ということが浸透して，全国の実習施設でそれが話されていけば，それを取り巻くリハ医，理学療法士，作業療法士が「ああ，そうなのか」と思うわけです。いま，そういうふうにはやっていない

ですからね。

宮前　そうですね。やはりきちんと専門用語を使って，論理的に作業療法士が説明しはじめれば，だんだんその言葉が認識されるようになると思います。

寺山　OT ジャーゴンなんていわれた時期もありましたが，今はそれをちょっと抜けたかもしれないなと思っています。

作業モデルを根づかせるために

宮前　この間，東京都作業療法士会の仕事をしている院生と話していたら，2010 年ごろにある講師が作業モデル的な話をしたときにはみんな，「あんなことできないよね」といっていたそうです。ところが最近では，その「できないよね」といっていた人が，自分からそういう話をするようになってきたんですって。ですから，やっぱり全体がジワーッと変わっていると思います。

寺山　それと，認知症とか，発症後の期間が長い疾患はやっぱり作業療法士だよね，という話になってきてるんですよ。急性期のような忙しいところでは，自助具の話が限界でしょう。

宮前　でも，急性期も重要で，意味のある作業を明らかにして，それを実現するためにはどういう機能的なことから行うかというように考えることは可能だと思います。

寺山　そうは思いますが，まずは地域包括ケアのなかの認知症対策などの領域から入るほうがいいように思います。

宮前　そうですね。慢性的なほうが使いやすいですね。

寺山　子どももいいんじゃないですか。発達段階に沿って介入することができるといいですね。

吉川　OT の理論については，現在あまりわかりやすくは伝わっていないという感じですね。

宮前　学校の先生も，きちんと知っている人は多くないと思います。

吉川　ウィラードとスパックマンの『作業療法』の翻訳が第 6 版で終わっていて，今，原書は第 13 版が出ています。何年か前から，作業療法教育研究会の有志でプロジェクトを作って読んでいます。それがもうちょっと広がるといいとは思っているのですが……。

　グレン・ギレン（Glen Gillen）という人が，2013 年のスレーグル講演で，「今，私たち作業療法士は岐路に立ってる」といっていて，そのなかで"Willard & Spackman's Occupational Therapy"の 1963 年出版の第 3 版と 1971 年出版の第 4 版が，大きく変わっていると指摘しています。第 3 版では，脳卒中の章のなかで，肉を切る，皿を洗う，傘を開くというようなこと

が書いてあったのが，第4版では氷で冷やす，叩く，撫でる，ブラッシングをする，ストレッチをする，などといった具合です。脳卒中の作業療法が，ファシリテーション・テクニック中心に変わった時代だったのです。

　この時代のOTが日本に入ってきたのです。つまり，医学モデルで説明しようというときに日本に入ってきているわけです。

　グレン・ギレンは，現在の脳卒中の治療では，特定の課題を繰り返し練習したり，能動的に身体を動かしたり，活動をしたり，生活に関連することをしたり，特定の課題を行う技能を構築することが効果的だというエビデンスがあると述べています。本来作業療法士がしていたことですが，他職種によって研究されて，脳卒中のエビデンスとして出ている。これは，危険だと指摘しています。

　作業に焦点を当てるのだったら，作業がどのくらいうまくできているかを評価しなくてはいけないのに，作業療法士はその評価法をもっているにもかかわらず使わない。この人にどんな作業がいいかということが大事なのに，それも評価しないということが起こっている，と彼はいうのです。

　これはみんながかなりビックリするようなことでした。というのは，グレン・ギレンは上肢機能の回復のための本を書いていて，第2版と第3版の間にこの講演をして，第3版ではこの作業の視点がかなり入っているけれども，第2版にはまだ入っていない。残念ながら日本語に翻訳されているのは，その第2版なのです。というように，日本に情報が入ってくるのはちょっと遅れる。そこが課題というか，問題だなと思っています。

　もちろん，遅れずに気がついている人はいるし，人間作業モデルはタイムリーに紹介はされていますが，日本のなかでそれがすぐには広まりません。作業モデルを広めていくことで，作業療法士が独自の専門職であり，OTは効果があるということを多くの人が実感して，エビデンスを社会に示していければいいなぁと思っています。

日本独自の視点

澤　日本の保健・医療・福祉制度では，予防から急性期，終末期まで作業療法士がかかわれる形になっていますので，もっと日本らしい，核となるようなOT理論を作ることができるのではないかと思っています。

　自身の実践のバックボーンとなるOT理論をみなさんが求めていらっしゃる。アメリカで作られた理論だからすごいとか，カナダで作られた，ドイツで作られた理論だからよいというものではなく，自分の心の中にパッと入ってくるものでなくてはならないと思うんです。これから作られるであろ

う OT 理論は，日本の現実と未来に合ったものであるといいなと思っています。

　カナダの作業療法理論に運命的な出会いをされた吉川さんに，日本人による新たな OT 理論を打ち立てていただきたいですね。

吉川　アメリカに比べたら，制度的には日本のほうが緩いと思うんですよ。入院期間も長いですし，介護保険の事業所の作業療法士は，割と長く，環境を含めて患者さんにかかわることができます。アメリカのように保険でカバーされる回数が限られているということもないので，本当にその患者さんにかかわろうと思えば，ほかの国よりもできることの幅は広いのではないかと思います。

澤　　私は，吉川さんはアメリカとカナダの理論を日本に紹介していますし，日本の作業療法士協会の定義を変えるぐらいの力をもっていらっしゃると思っています。その力をもって，「日本ではこういう理論のほうがいいですね」ということをいっていただく。そうすることで，現在の超高齢社会に向かう人たちに，「作業はこういうふうに使えるんだ」ということを学んでもらえるのかなと思っているんです。

宮前　私は，人間作業モデルも，カナダモデルも，全人類に共有できるぐらい十分に概念化されていると思います。共通の部分が概念化されているから，先ほど紹介した有料老人ホームの人たちも COPM は十分使えるのだと思います。

吉川　確かにそうなのですが，作業療法士の行動の仕かたとして「日本人特有」といえるものはあるのかもしれないと思っています。

　たとえば日本には「周りに合わせなくちゃいけない」「ほかの人と違うことはやらない」といったメンタリティがありますよね。それは，作業療法士に限ったことではないと思いますが，そういう空気の中でやりにくさを感じたり，逆に期待されたらやっちゃうみたいなことが現実にある。私は，人間作業モデルやカナダモデルが本当にみんなが納得する形，わかるような形で世の中に出すやりかたというのがあるのかもしれないと思っているんです。

寺山　そうですね。私も，そこが不足しているんじゃないかと思います。

吉川　齋藤さわ子さんが『作業療法士になろう』(青弓社，2017)という本で紹介していますが，オズボーン(Michael A. Osborne)による，コンピュータが代替できない，将来も残る職業の第6位に作業療法士が挙がっています。理学療法士は 90 位なんですよ。それから，2018 年の US ニュースの「医療系のよい仕事」の調査でも，作業療法は 9 位です。

　こういう結果になるのは，作業療法士が，クライエント中心に，その人がしたいということを，周りの人も巻き込んで，その人がするべき場所で，そ

の人と一緒に，その作業をできるようにするからだと思うのです。

寺山　上位に入っている仕事は，だいたいそういう系統のものでしょう。

宮前　とても個別的なものということでしょうね。

吉川　そうです。でも，これからは成果を出していかなければいけない。医学モデルで行うなら，ROMとか，筋力とか，片麻痺の回復とか，精神疾患の症状を抑えるといったエビデンスを作業療法士が出せるかどうか。それが生き残れるかどうかの勝負だと思うんです。出せるのなら今のやり方でいいだろう。でも，出せないんだったらOTはなくなる。

　齋藤さわ子さんは自分のところの学生に「私は50歳台で，あと10年で退職するからいいけど，若いあなたたちはエビデンスを出していかないと仕事がなくなります。でも，クライエントの声を聞いて，クライエントと協力しながらその作業ができるように取り組んでいくなら，成果は出るでしょう」といっているそうです。

　そういういいかたをしたら，若い人が「ああ，そうか」といったというんですよ。今までのように「COPMは……」とか，「作業療法は……」などというんじゃなくて，「今のままでは，あなたたちの仕事がなくなるよ」って。

寺山　本当にそうならないことを，いま期待されているわけですね。

吉川　そう，期待されているのです。

寺山　期待に応えるためには，どうするか。「Society 5.0」といいましたっけ？　AI時代に備えて，AIと仲よくしながら，AIを使いこなして，作業療法士が作業療法場面において，AIを自助具や住環境整備のために副技術として使いながら，しかもわれわれがいうようなクライエント・センタードに寄り添いながら効果を出せること，ここを期待されてるわけでしょう。それがこれからの作業療法士なんですね。

吉川　ところが，病院の中では「機能訓練をしろ」といわれていると現場で働く多くの作業療法士は思っているんですよ。

宮前　やっぱり理論を知らないからでしょう。

寺山　学校の先生の出番ということですか。

宮前　学校の先生もあまりきちんと教えられないし，現場の人も知らない人が多いし，学生も自信がない。だから示せないんだと思います。学校の先生も，現場の人も勉強して，きちんと使えるようになれば，エビデンスを示せると思います。

寺山　それを，認定作業療法士の必須科目にすればいいように思いますが。

吉川　そうですね。

宮前　MTDLPって，COPMみたいに点数が出せるんですか。

寺山　点数は出ないですね。

宮前　点数化できれば，エビデンスを示せます。

吉川　COPM と MTDLP は，本人にとって大事な作業を行うという考えかたの方向性は同じです。エビデンスを示すためには，標準化された評価法を使う必要があります。

宮前　「これだけは，絶対に知っていてきちんとできる」という OT の幹の部分が核にあるなら展望は開けるけど，今みたいに，膨大な知識が玉石混交の状態で，曖昧なままで進んでいくのなら，展望は開けないと思います。

吉川　核になるものが必要ですね。

作業療法の未来を展望する

澤　私は，教育にかかわって 20 年経ちますが，自分が府中のリハ学院で学んだ OT は何だったかと問われたら，やはりわからないと答えるしかないですね。

宮前　それはそうですね。私たちの時代は OT については何も習ってないもの。

澤　それが，今の教育のなかでどうなのかというと，確かに知識は教えています。でも，学生は実習に行くと失望して帰ってきます。

寺山　実習先では従来型を見てくるわけですね。

吉川　ああ，それはありますね。

宮前　以前は本当に否定されていましたね。でも今の実習地は，学校で習ったことをやっていいですよというところが多くなっています。私の経験では，1990 年代に広島にいたころはもちろん，浜松へ移った 2004 年ぐらいにも，「何をいってるんですか？」っていう感じでしたけど，今は「好きなようにやっていいよ」「COPM やるならどうぞ」といわれているようです。

寺山　それは，宮前先生の大学の成果ですよ。卒業生が現場にいるからわかっているわけでしょう。

澤　今度，教育課程が変わりますけど，学生にとって「ああ，こうだな。じゃあ，こうしてみようかな」という形のものが示されれば，現場も変わってくる可能性があると思います。現場は厳しいので，いろいろな形で模索はしていますけど，教育の内容から変えていかなければと思っています。

宮前　教育の内容が大学ごとにバラバラでしょう。共通の教材を作るなどの工夫が必要ですね。

澤　教材も含めて，しっかり整えていかなければいけないと思います。

寺山　何よりも，教育が大事ということになりますね。

宮前　今は，遠隔教育もありますから，この科目についてはこの先生の講義

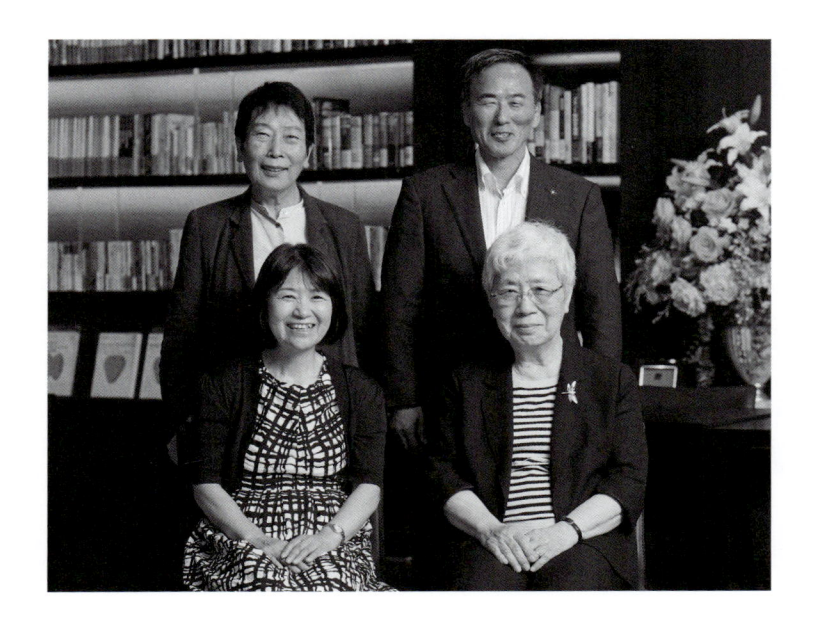

を共通に，というような試みも可能ではないでしょうか。

吉川　そう，オンライン授業などをやれるといいですね。

寺山　日本理学療法士協会でも，そういうことで，学校ごとにバラバラにならないようにしたいという話が出ていました。

宮前　一般教養についても，いまは放送大学で一流の先生によるよい授業がありますね。そういうものと連携して，一般教養はそれを用いて，OT の授業は，たとえば概論について 3 つか 4 つ準備して，その中から各学校が選べるというふうにすると，学校の運営も楽になるのではないでしょうか。

寺山　実現するかどうか，それはわからないですね。

宮前　ええ。学校側がそれを受け入れるかどうかですね。

澤　近藤（克則）先生の，『健康格差社会への処方箋』（医学書院，2017）に，2040 年問題というのが出てきます。地域包括ケアシステムの出発点は2015 年で，本当に人が亡くなっていく 2040 年には人口が減っていく。そのときの処方箋を近藤先生が書いてくれていて，それを読んで，私は作業療法士は生き残れると思いました。

　なぜかというと，吉川先生がおっしゃったように作業中心で，その人の作業をどういうふうに支援するかというところに作業療法士がいるからです。この本のなかにそういうことが書いてあって，「ああ，生き残れるな」と思ったのですが，結局は，世の中の動きと，日本の動き，世界の動きを見ながら，環境が激変するなかで，作業療法士はどうそこにマッチして生きていくのか，あるいは残っていけるかが鍵になります。生き残れるのは，やはり作業

が中心なるがゆえですね。

宮前　その人にとって意味ある作業の支援が可能かどうかですね。

澤　　健康格差がこれからますます広がってくると思いますし，制度もいろいろ変わってくるかもしれませんけれども，作業療法士がきちんと作業に焦点を当てて支援できるようにすれば，生き残り，輝いていけるだろうと思っています。

吉川　今日は，長時間にわたりありがとうございました。

（了）

文献

1）鎌倉矩子，山根寛，二木淑子（編），鎌倉矩子（著）：作業療法の世界．第2版，三輪書店，2004

付　録

◎ 作業療法関連年表

日本の作業療法	世界の作業療法	社会情勢
		18世紀〜　道徳療法 18世紀半ば〜　産業革命 1789　フランス革命
	19世紀　欧米の精神科で道徳療法と作業が広まる	1868　明治維新 19世紀後半　アーツアンドクラフツ運動
1901　呉秀三がヨーロッパから帰国し, 東京府巣鴨病院(現・松沢病院)で作業の使用を開始 1921　肢体不自由児施設「柏学園」で手工芸を実施	1908　アメリカ：精神科病院で患者に手工芸を教えるための6週間の研修コース開始 1914　バートンが「慰めの家」開設 1917　アメリカ：「全国作業療法促進協会(NSPOT)」設立 1920　カナダ：「作業療法士協会」設立 1920ごろ〜　負傷兵のための再建病院に, 作業療法を行うための再建助手を派遣	1914　第一次世界大戦 　　　(1918 終結) 1917　ロシア革命
1934　結核患者作業療養所として「東京市立清和園」設立		1930前後　世界経済恐慌 1939　第二次世界大戦(日本は1941に参戦, 1945終結)
1942　高木憲次が園長を務める「整肢療護園」が完成(1945東京大空襲で全焼) 1949　連合国総司令部の講師によるリハビリテーションの講義開催	1947　アメリカ：『Willard & Spackman's Occupational Therapy』初版出版	1945　原子爆弾投下(広島, 長崎) 　　　「国際連合(国連)」設立 1946　世界保健機関(WHO)が「健康」を定義 1947　ニュルンベルク綱領 　　　「日本国憲法」施行 1948　国連：世界人権宣言
	1952　10か国により「世界作業療法士連盟(WFOT)」設立 1959　WFOTがWHOと公式関係を結ぶ	1950　朝鮮戦争(1953休戦協定成立)

日本の作業療法	世界の作業療法	社会情勢
	1962　Reilly の名言「その気になって考えてやってみれば，もっと健康になれる」	1962　キューバ危機
1963　3 年制専門学校で作業療法士養成始まる（国立療養所東京病院附属リハビリテーション学院）	1963　WFOT が国連から非政府組織として認定される	
1965　「理学療法士及び作業療法士法」施行		1964　ベトナム戦争（1975 終結）
「精神科作業療法協会」発足		
1966　第 1 回国家試施（合格者 20 名）「日本作業療法士協会（JAOT）」設立		
1967　「第 1 回 日本作業療法学会」（以下，学会）開催		
1972　JAOT が WFOT に加盟		1972　障害者の自立生活運動始まる
1974　身体障害作業療法と精神障害作業療法に診療報酬が設定される	1973　アメリカ：『感覚統合と学習障害（Sensory Integration and Learning Disorders, SI & LD）』出版	
1978　『SI & LD』（協同医書出版社）翻訳		
1979　金沢大学医療技術短期大学部で初の短期大学（3 年制）での作業療法士養成開始		
		1980　WHO：「国際障害分類（ICIDH）」制定
		イラン・イラク戦争（1988 終結）
1981　JAOT 社団法人となる		1981　国連：「国際障害者年」指定
「感覚統合障害研究会」（現・日本感覚統合学会）発足		
1982　JAOT 会員数 1,000 人を超す	1983　アメリカ：『Willard & Spackman's Occupational Therapy』第 6 版の出版（最後の日本語訳）	
JAOT が学術誌『作業療法』創刊		
1985　第 19 回学会でシンポジウム「作業療法の核を問う」開催（1989 年まで 4 回継続）	1985　アメリカ：『人間作業モデル（Model of Human Occupation, MOHO）』出版	
JAOT が「作業療法」を定義		
1986　『エガース・片麻痺の作業療法―Bobath 理論による』（協同医書出版社）翻訳	1986　ヨーロッパ：「欧州諸国作業療法士会（Council of Occupational Therapists for European Countries；COTEC」設立	1986　WHO：「ヘルスプロモーションのためのオタワ憲章」採択
『Willard & Spackman's Occupational Therapy』第 6 版（協同医書出版社）の翻訳		
JAOT が倫理綱領		
『作業療法ジャーナル』発刊（これまでの『理学療法と作業療法』を分割）		
1988　「ハンドセラピィ研究会」（現・日本ハンドセラピィ学会）発足		
1989　「作業療法基礎研究会」（現・日本作業療法研究学会）発足		1989　ベルリンの壁崩壊

日本の作業療法	世界の作業療法	社会情勢
1990　JAOT が『作業療法学全書』（協同医書出版社）刊行開始 　　　「高次脳機能障害作業療法研究会」発足 　　　『MOHO』（協同医書出版社）翻訳 1991　「日本作業行動研究会」（現・日本作業行動学会）発足 1992　JAOT が『作業療法マニュアル』刊行開始 　　　広島大学で初の 4 年制大学での作業療法士養成開始 1995　JAOT 全国研修会で「作業科学」をテーマに開催 1996　初の修士課程設置（広島大学） 　　　「日本作業療法教育研究会」発足 1998　初の博士課程設置（広島大学） 　　　『COPM』（大学教育出版）翻訳 　　　有資格者数 1 万人を超す 1999　JAOT 会員数 1 万人を超す 　　　JAOT 広報誌『Opera』創刊	1991　カナダ：『カナダ作業遂行測定（Canadian Occupational Performance Measure；COPM』出版 1993　WFOT：「作業療法」の定義改定 1995　「第 1 回 アジア・太平洋作業療法学会」（マレーシア）開催 　　　「欧州作業療法教育ネットワーク（European Network of Occupational Therapy in Higher Education；ENOTHE）」設立	1991　湾岸戦争
2000　介護保険制度，回復期リハビリテーション病棟設置により作業療法士の需要高まる 　　　「日本 AMPS 研究会」（現・CIOTS Japan）発足 2001　「健康日本 21」により，予防的作業療法への関心高まる 2003　JAOT 会員数が 2 万人を超す 2004　JAOT が資格認定制度制定（認定作業療法士） 2006　診療報酬で疾患別リハビリテーション料に作業療法が含まれる 　　　「日本作業科学研究会」発足 　　　有資格者が 3 万人を超す 2007　JAOT 会員数が 3 万人を超す 2009　「終末期・緩和ケア作業療法研究会」発足 　　　「日本作業療法士連盟」設立	2002　電子英文学術誌『Asian Journal of Occupational Therapy』創刊 WFOT：「教育最低基準」大幅改訂 2004　アメリカ：作業療法士養成が修士課程へ移行 WFOT：「作業療法」の定義改定 2006　WFOT：「作業」の定義（人権の声明書の注として）発表 2008　カナダ：作業療法士養成が修士課程へ移行	2000　国連ミレニアム宣言 2001　WHO：「国際生活機能分類（ICF）」採択 　　　アメリカ同時多発テロ事件勃発 2003　イラク戦争（2011 終結） 2004　イスラム過激派組織（IS）活動開始 2006　国連：「障害者権利条約」採択（2014 日本批准）
2012　JAOT：一般社団法人に移行，代議員制導入 　　　「生活行為向上マネジメント推進プロジェクト」開始 　　　有資格者数が 6 万人を超す 2014　「WFOT 学会」開催（横浜） 2018　JAOT：「作業療法」の定義改定	2012　WFOT が「作業療法」の定義改定 2016　WFOT：倫理綱領，教育最低基準改訂 2019　アメリカ：『Willard & Spackman's Occupational Therapy』第 13 版発行	2015　国連：「持続可能な開発目標（SDGs）」発表

◎ 作業療法の誕生を支えた人々

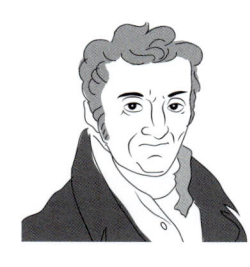

フィリップ・ピネル（Philippe Pinel, 1745–1826）

神学と医学を修めたフランスの精神科医。当時の精神科病院で行われていた隔離や瀉血などが効果的でないことを観察する一方で，精神科病院の監護人であったピュサンが，患者に対して思いやりをもって接している様子を見て，道徳療法を実践し，世界に広めた。

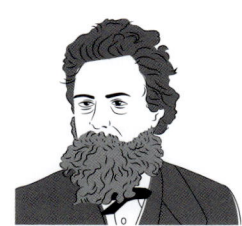

ウィリアム・モリス（William Morris, 1834–1896）

イギリスの詩人，デザイナー。産業革命のあとの生活では，工場で大量生産された商品に囲まれ，労働の喜びや手仕事の美しさが失われたと考えた。生活と芸術を一致させることを目指した実践は，アーツアンドクラフツ運動と呼ばれ，各国に影響を与えた。

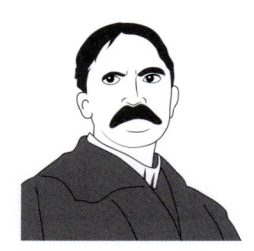

ジョン・デューイ（John Dewey, 1859–1952）

アメリカの哲学者。実験や経験を通して学ぶことを重視する教育を推進した。アドルフ・マイヤーの親しい友人で，2人には日常生活の習慣を重視するという共通の考えがあった。デューイの「自らの行い（doing）を通して学ぶ」という考えは，教育分野でも受け継がれている。

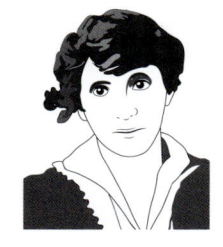

ジュリア・ラスロップ（Julia Lathrop, 1858–1932）

セツルメント運動に参加し，貧困者に教育や芸術の機会を提供する施設である「ハルハウス」普及の活動を行った。アドルフ・マイヤーに大きな影響を与え，マイヤーは自分の娘に同じ名前をつけた。精神病者に手工芸を教えるための6週間の研修コースで講師を務め，エレノア・クラーク・スレーグルに，このコースに参加するよう勧めた。

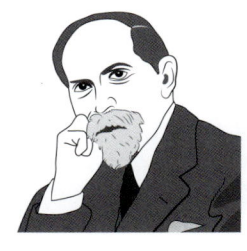

アドルフ・マイヤー（Adolf Meyer, 1866–1950）

スイス生まれで1892年にアメリカに移民した精神科医。1922年に『作業療法の哲学』と題した論文を書き，環境適応の必要性，習慣形成のためのトレーニング，生活歴理解の重要性，時間の使いかたとバランスといった作業療法の基本的考えを示し，実践した。精神科ソーシャルワーカーであった妻の影響もあり，精神の問題は，生活と崩壊した生活習慣の問題だと考えた。

付録

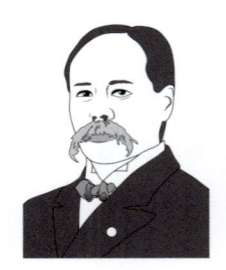

呉　秀三（くれしゅうぞう，1865-1932）

精神科医。オーストリア，ドイツに留学し，帰国後の 1901 年に東京府巣鴨病院（のちに移転して松沢病院となる）で，拘束具を病室に置くことを禁じ，女性患者のための裁縫室を設けた。呉の門下生である加藤普佐次郎，前田則三が松沢病院で作業療法を充実させた。日本における最初の精神保健団体である精神病者慈善救治会を組織した。

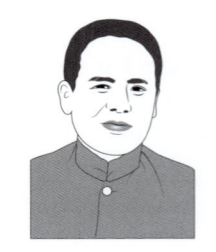

加藤普佐次郎（かとうふさじろう，1888-1968）

精神科医で呉秀三の門下生。松沢病院で，前田則三とともに作業療法を発展させた。患者とともに池を掘ったり畑を耕したりした。作業をすることで，精神科病院が患者の症状を緩和し，力を引き出し，生を楽しむ場となると考えた。

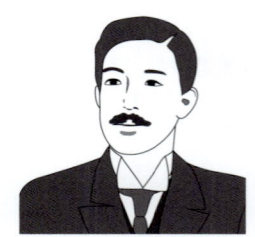

石田　昇（いしだのぼる，1875-1940）

精神科医で呉秀三の門下生。1906 年に『新撰精神病学』を執筆し，開放治療を実践した。Schizophrenie を「分裂病」と訳した（現在の訳語は「統合失調症」）。アドルフ・マイヤーのもとに留学した 2 年目の 1918 年に，同僚のアメリカ人医師をピストルで射殺した。その場にはウィリアム・R・ダントンもいた。死刑判決を受けたが，アドルフ・マイヤーの鑑定で終身刑に減刑され，1925 年には日本に送還されて松沢病院に入院した。

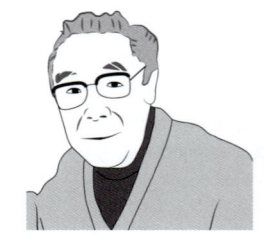

秋元波留夫（あきもとはるお，1906-2007）

東京都立松沢病院院長，日本精神衛生会会長，日本精神保健政策研究会会長，きょうされん理事長などを務めた。歴史的な作業療法論文を翻訳，解説した（『作業療法の源流』，金剛出版，1975）。精神疾患について，脳機能を解明するための動物実験から，社会生活支援まで幅広く研究した。自身が精神科医を志したきっかけとなった本の執筆者である石田昇を主治医として担当したことがある。有名な犯罪容疑者の精神鑑定を行った。疾患のために生じる社会的孤立などの生活上の問題を指摘し，精神障害者の社会活動促進に尽力した。

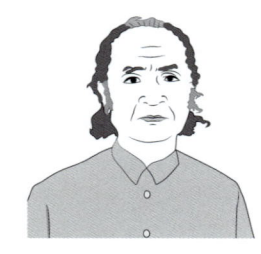

松井紀和（まついとしかず）

精神科医。東京武蔵野病院，山梨日下部病院で音楽療法や作業療法を実践し，1978年に『精神科作業療法の手引き』（牧野出版）を執筆した。力動精神医学の観点から活動の治療的使用を構造化した。1980 年に『音楽療法の手引き』（牧野出版）を執筆し，実践的な指導を行っている。日本臨床心理研究所所長。

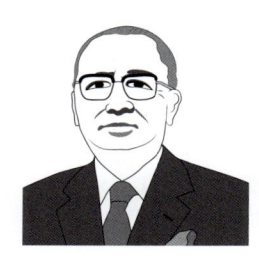

水野祥太郎（みずのしょうたろう，1907–1984）

整形外科医。1947 年に大阪傷痍者職業補導所所長に就任。第 1 回日本リハビリテーション医学会会長。1966 年に『理学療法士・作業療法士教本 作業療法』(医歯薬出版)を共著で出版した。内容は，1963 年刊の『Willard & Spackman's Occupational Therapy』の第 3 版から引用している。

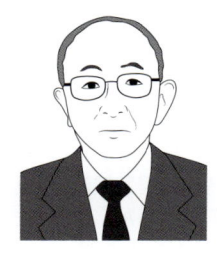

上田　敏（うえださとし）

神経内科医。東京大学医学部附属病院でリハビリテーションの診療を開始した。1967 年創刊の雑誌『理学療法と作業療法』が 1988 年に分割され，『作業療法ジャーナル』となった日本初の作業療法学術誌の編集委員を務めた。『リハビリテーションを考える―障害者の全人間的復権』(青木書店，1983)などリハビリテーションの思想を論じる著書多数。日本リハビリテーション医学会会長，国際リハビリテーション医学会会長を歴任。

◎ 作業療法の発展に貢献した人々

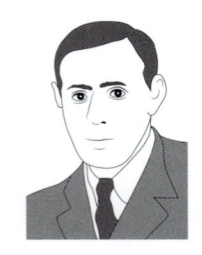

ジョージ・E・バートン（George Edward Barton, 1871–1923）

建築家で若い時代をイギリスで過ごし，ウィリアム・モリスに出会って影響を受けた。結核，右足指2本切断，左片麻痺を経験した。作業（occupation）の治療効果を確信し，「慰めの家（Consolation House）」を設立して，障害者が作業を行う場所と機会を作った。アメリカ作業療法協会の前身である全国作業療法促進協会（National Society for the Promotion of Occupational Therapy；NSPOT）の設立メンバーで初代会長。

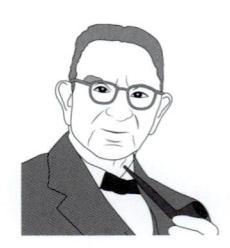

ウィリアム・R・ダントン（William Rush Dunton Jr., 1868–1966）

NSPOT設立メンバーの精神科医で，86歳までアメリカ作業療法協会の活動にかかわり，多くの論文を執筆した。作業療法の学術誌『Archives of Occupational Therapy』（のちにOccupational Therapy and Rehabilitationとなり，その後American Journal of Occupational Therapy）の初代編集長。詩作，楽器演奏など多趣味で，1946年には『Old Quilts』というパッチワークの本を出版した。シェパード・アンド・イノック・プラット病院（Sheppard and Enoch Pratt Hospital）では，留学中の日本人精神科医，石田昇の同僚だった。
1919年に記した「作業は食べ物や飲み物のように生きるために必要なものである。すべての人は身体的・精神的作業をすべきである（That occupation is as necessary to life as food and drink. That every human being should have both physical and mental occupation）」という言葉は，多くの文献に引用されている。

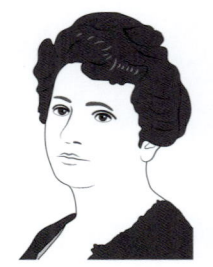

エレノア・クラーク・スレーグル（Eleanor Clarke Slagle, 1870–1942）

NSPOT設立メンバーのソーシャル・ワーカーで，セツルメント運動に参加していた。アドルフ・マイヤーに依頼されてジョンズ・ホプキンス病院（Johns Hopkins Hospital）の作業療法科長として働いた。習慣訓練（habit training）など作業療法の実践と教育に大きな影響を与えた。アメリカ作業療法学会では，「Eleanor Clarke Slagle Lectureship Award」という彼女の名前を冠した賞の受賞者の講演が行われている。

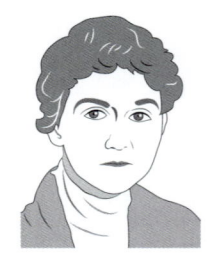

スーザン・C・ジョンソン（Susan Cox Johnson, 1876–1932）

NSPOT創立メンバーの1人。手芸講師で1912年に『テキスタイル研究（Textiles Studies）』という本を出版した。手工芸が思考の健全化，身体の強化，自信の獲得に有効だという考えを広く主張した。コロンビア大学教育学部の学生に作業療法を教えた。

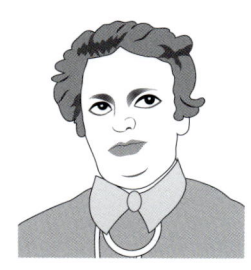

スーザン・E・トレーシー（Susan Elizabeth Tracy, 1864–1928）

看護師。NSPOT 創立メンバーの 1 人だが，シカゴの病院で作業療法開設の仕事をしていたため，ニューヨークでの設立会議には欠席した。1906 年に看護師に作業療法を教え，1910 年には教科書『Studies in Invalid Occupations（病弱者の作業の研究）』を出版した。最初は看護師を対象に作業療法教育を行うべきだと考えていた。

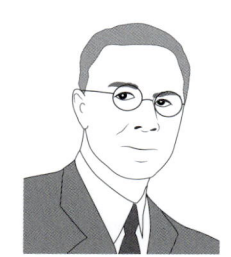

トーマス・B・キドナー（Thomas Bessell Kidner, 1866–1932）

イギリス出身のカナダ人の建築家で，職業リハビリテーションとして技術教育を行っていた。作業療法士養成教育がアメリカ医師会の認定を得られるよう取り組んだ。ジョージ・E・バートンは，キドナーを設立メンバーに加えることで，NSPOT が国際的および学際的組織となると考えた。

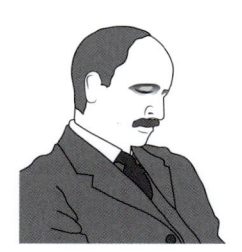

ハーバート・J・ホール（Herbert James Hall, 1870–1923）

精神科医。生産的仕事や手作業を通して自信と健康を取り戻す治療を行い，これを「正常化効果（normalizing effect）」「仕事治療（work cure）」と呼んだ。医学雑誌に「The Work of Our Hands：A Study of Occupations for Invalids and Handi-crafts for the Handicapped（手の仕事：病弱者のための作業と障害者のための手工芸の研究）」と題した論文を発表した。

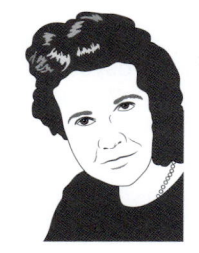

マリー・ライリー（Mary Reilly, 1916–2012）

"Occupation"を，職業だけではなく，子どもの遊びから高齢者の趣味までを含むとする「作業行動（occupational behavior）」の考えを発展させた。この考えは，人間作業モデルや作業科学にも受け継がれている。1961 年のスレーグル講演で述べた「その気になって考えてやってみれば，もっと健康になれる（Man, through the use of his hands as they are energized by mind and will, can influence the state of his own health）」という言葉は，現在まで頻繁に引用されている。南カリフォルニア大学の教授を務めた。

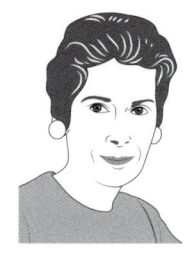

ジーン・エアーズ（Jean Ayres, 1920–1988）

環境から与えられる感覚刺激が適応行動を発達させると考え，感覚統合療法を発展させた。動物実験に基づき，前庭覚や固有受容覚などを刺激する遊具を考案した。1972 年に『Sensory Integration and Learning Disorders（感覚統合と学習障害）』（宮前珠子，鎌倉矩子・共訳，協同医書出版社，1978）を，1979 年に『Sensory Integration and a Child（子どもの発達と感覚統合）』（佐藤剛・監訳，協同医書出版社，1982）を出版した。

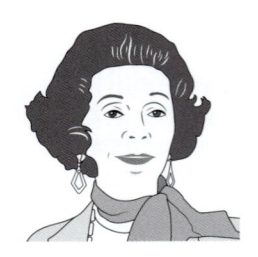

ゲイル・フィドラー（Gail Fidler, 1916-2005）

精神科医の夫とともに精神力動に基づく作業療法を発展させた。1999 年に『Activities, Reality & Symbol（フィドラーのアクティビティ論―現実とシンボル）』（鈴木明子・監訳，医学書院，2007）を出版した。1979 年に講演のため来日。

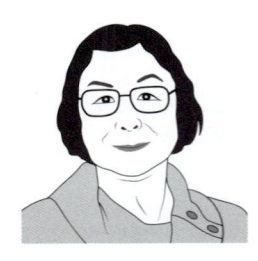

鈴木明子（すずきあきこ）

北海道大学卒業。中学校教諭，聾児や肢体不自由児の特殊教育の経験から，1960 年フルブライト奨学金制度によりコロンビア大学医学部で作業療法を学んだ。1963 年に帰国後，再渡米して 1972 年にボストン大学で修士，1982 年ウェイン州立大学で博士号を取得。『日本における作業療法教育の歴史』（北海道大学図書刊行会，1986）などを執筆。日本作業療法士協会の初代会長（1966〜79）。
北海道大学新渡戸カレッジフェロー。

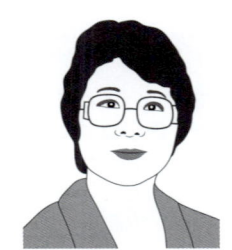

矢谷令子（やたにれいこ）

ロマ・リンダ大学で作業療法を学ぶ。1971 年，ウェスタン・ミシガン大学大学院修了。ランチョ・ロス・アミゴス病院，国立療養所東京病院附属リハビリテーション学院，札幌医科大学および国際医療福祉大学教授などを経て，日本リハビリテーション振興会理事長。日本作業療法士協会の第 2 代会長（1979〜91）。

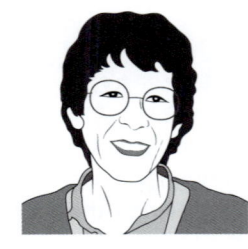

アン・C・モゼイ（Anne Cronin Mosey, 1938-2017）

1985 年のスレーグル講演で，作業療法では「生物・心理・社会モデル（bio-psycho-social model）」を使うことを提案した。作業療法学は多くの基礎学問から得た知識を応用する学問だと考え，作業療法の基礎学問としての作業科学の必要性に異議を唱えた。

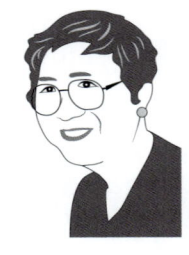

寺山久美子（てらやまくみこ）

東京大学医学部衛生看護学科卒業。リハビリテーションが日本に導入された時代に，作業療法を学びながら実践したパイオニア。日本作業療法士協会の第 3 代会長（1991〜2001）として持続可能な協会活動の基盤強化，関連団体との連携促進，保健医療福祉政策への提言や意見書を提出した。日本作業療法士協会監修による作業療法テキスト（作業療法学全書）全 12 巻を発刊。東京都立保健科学大学，帝京平成大学健康メディカル学部設立にかかわった。東京都立保健科学大学名誉教授，大阪河﨑リハビリテーション大学副学長。

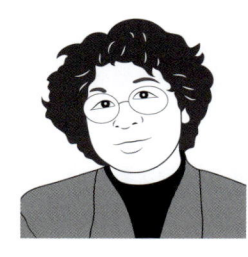

鎌倉矩子（かまくらのりこ）

東京大学医学部衛生看護学科卒業。日本初のリハビリテーション科（東京大学医学部附属病院）の作業療法士，東京都老人総合研究所主任研究員を経て，日本初の4年制大学での作業療法教育（広島大学医学部保健学科）の基盤を整える。高次脳機能障害作業療法研究会の初代代表。『作業療法の世界』（三輪書店，2004），『高次脳機能障害の作業療法』（三輪書店，2010），『手のかたち　手のうごき』（医歯薬出版，1989）など著書多数。『作業療法はおもしろい—あるパイオニアOTのオリジナルな半生』（勝屋なつみ・著，シービーアール，2012）に人物像が描かれている。

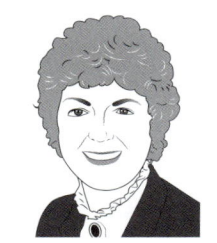

エリザベス・J・ヤークサ（Elizabeth June Yerxa）

1966年のスレーグル講演として，「Authentic occupational therapy（正真正銘の作業療法）」と題した講演を行い，実存主義哲学に基づく作業療法について語った。実験心理学のような量的研究では，作業療法に必要な知識を得ることはできない，現象学や文化人類学などの研究法を使う必要があると主張した。南カリフォルニア大学教授として，博士課程に作業科学のコースを創設する準備を行った。

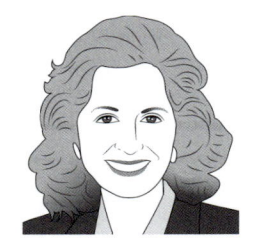

フローレンス・クラーク（Florence Clark）

南カリフォルニア大学作業療法学科長のときに，作業科学の博士課程が承認された。1993年のスレーグル講演では，脳卒中となった同僚とのかかわりを作業科学研究として述べた。1,000万ドルの助成金を獲得して「健やか高齢者研究（Well Elderly Study）」を行い，予防的作業療法の効果を実証した。1995年に日本で最初の作業科学の研修会の講師を務めた。

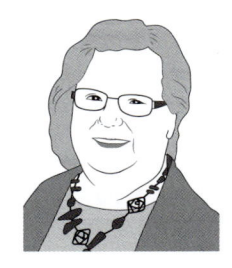

ルース・ゼムケ（Ruth Zemke）

南カリフォルニア大学教授として，作業科学の博士課程の創設，「健やか高齢者研究」にかかわった。1995年の作業科学の研修会には，フローレンス・クラークとともに来日した。札幌医科大学大学院に設置された作業科学コースの学生指導のために，2001年までほぼ毎年来日した。2004年のスレーグル講演では，身体の物理的側面と環境依存的な人間の主観的側面との関係を万華鏡にたとえて述べた。

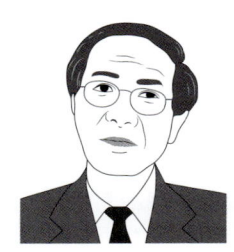

佐藤　剛（さとうつよし，1943–2002）

南カリフォルニア大学で作業療法を学び，エアーズ研究所で感覚統合療法を実践した。札幌医科大学作業療法学科の学部教育と大学院教育の創設にかかわり，フローレンス・クラークとルース・ゼムケを非常勤教授として招聘し，修士・博士課程に作業科学コースを設置した。WFOT副会長，札幌医科大学保健医療学部長を務めた。アジア・太平洋作業療法学会と作業科学セミナーに佐藤剛記念講演がある。

付録

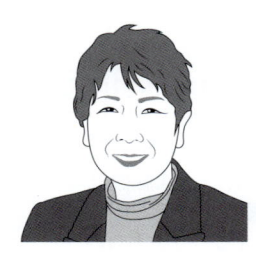

宮前珠子（みやまえたまこ）

青山学院大学卒業後，国立療養所東京病院附属リハビリテーション学院で作業療法を学ぶ。東京大学医学部附属病院作業療法士，国立身体障害者リハビリテーションセンター研究員を経て，広島大学保健学科作業療法学専攻教授，聖隷クリストファー大学作業療法学科教授。日本作業科学研究会初代会長。日本作業療法教育研究会会長などを歴任。

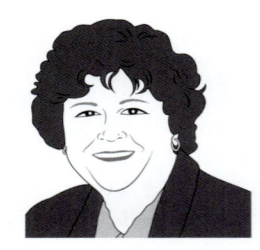

キャロライン・バウム（Carolyn Baum）

二度にわたりアメリカ作業療法協会会長を務めた（1982-1983, 2004-2007）。人–環境–作業–遂行モデル（Person-Environment-Occupation-Performance Model）の開発，活動場面の写真を使った評価法である Activity Card Sort（アクティビティ・カード・ソート）の開発を行った。

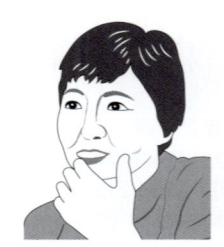

杉原素子（すぎはらもとこ）

お茶の水女子大学大学院修士課程修了後，作業療法士資格取得。南カリフォルニア大学留学。日本作業療法士協会の第4代会長（2001〜2009），日本作業療法士連盟会長。日本保健科学学会，日本テクノエイド協会の理事。日本作業療法士協会，『作業療法学全書　作業療法概論』（協同医書出版社，2010）などを編集。東京都立保健科学大学教授を経て，国際医療福祉大学学長。

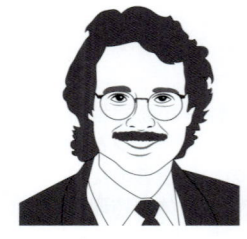

ギャーリー・キールホフナー（Gary Kielhofner, 1949–2010）

南カリフォルニア大学でマリー・ライリーの指導を受けた。1980年にジャニス・バーク（Janice Burke）と共著で，「人間作業モデル（Model of Human Occupation；MOHO）」を学術誌に発表した。書籍『Model of Human Occupation：Theory and Application（人間作業モデル―理論と応用，山田孝・監訳）』が第5版，『Conceptual foundation of Occupational Therapy（作業療法実践の理論）』（山田孝・監訳）が第4版まで出版され，邦訳もされている（『人間作業モデル』，協同医書出版社，2019/『作業療法実践の理論』，医学書院，2014）。MOHO は世界の作業療法士にとって代表的な作業療法理論となっている。1992年に作業療法学会講師として来日。

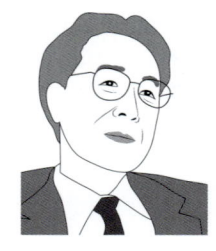

山田　孝（やまだたかし）

早稲田大学大学院修士課程修了。大学院で心理学を学んだのち，1977年，南カリフォルニア大学修士課程で作業療法を学び，ギャーリー・キールホフナーとは級友だった。1994年に秋田大学で博士号取得。『人間作業モデル―理論と応用』，『作業療法実践の理論』などキールホフナーの著作を翻訳。日本作業行動学会（旧・日本作業行動研究会）を創設し，学術誌『作業行動研究』を創刊。北海道大学，秋田大学，首都大学東京，目白大学教授を経て，日本人間作業モデル研究所代表。

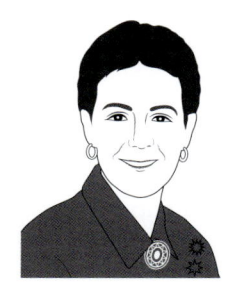

アン・G・フィッシャー（Anne G. Fisher）

馴染みのある作業課題の遂行の観察による評価法「アンプス（Assessment of Motor and Process Skills；AMPS）」，学校課題の遂行を観察評価する「スクールアンプス（School AMPS）」，社会交流場面を観察評価する「イーエスアイ（Evaluation of Social Interaction；ESI）」を開発し，これらの講習会の講師として複数回来日した。クライエント中心の作業を基盤とした真のトップダウンアプローチを実施するための作業療法の流れを示した「作業療法介入プロセスモデル（Occupational Therapy Intervention Process Model；OTIPM）」を考案した。1997 年のスレーグル講演では，作業療法という名前どおりの作業を基盤とした実践を提案した。

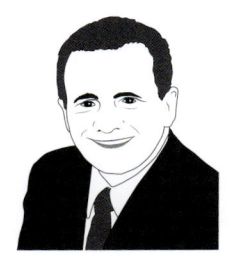

チャールズ・クリスチャンセン（Charles Christiansen）

キャロライン・バウムらと共編で『Occupational Therapy：Performance, Participation, and Well-Being』を第 4 版まで出版，エリザベス・タウンゼントと共編で『Introduction to Occupation：Pearson New International Edition：The Art of Science and Living』を出版した。『Willard & Spackman's Occupational Therapy』の第 12 版から，作業療法の歴史の章を執筆している。アメリカ作業療法協会の「100 年目の理想」の草案にかかわった。

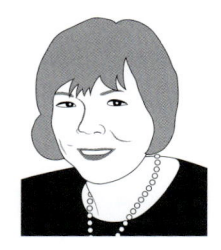

アン・A・ウィルコック（Ann A. Wilcock）

イギリス生まれのオーストラリアの作業療法士。作業科学の初の学術誌『Journal of Occupational Science：Australia（現在は Journal of Occupational Science に誌名変更）』を創刊。作業の視点で公衆衛生を論じた書籍『An Occupational Perspective of Health』の初版を 2002 年に，第 3 版を 2015 年に出版した。1999 年に作業科学セミナーの講師として来日。

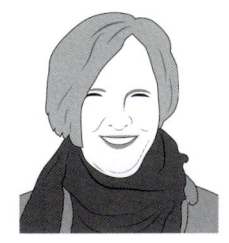

エリザベス・タウンゼント（Elizabeth Townsend）

カナダの作業療法士。精神科作業療法士の善意志が組織やシステムによって虐げられていることを施設内エスノグラフィーにより明らかにした書籍『Good Intentions Overruled（虐げられた善意志）』を 1997 年に出版した。アン・A・ウィルコックとともに「作業的公正（occupational justice）」の概念を発展させた。2011 年に日本作業療法学会，2015 年に作業科学セミナーに講師として来日。

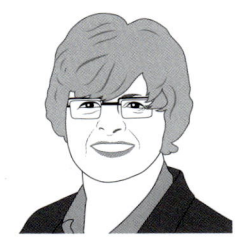

マリー・ロー（Mary Law）

カナダの作業療法士。作業療法の本質がクライエント中心の実践にあることを見出し，作業療法の成果指標として『Canadian Occupational Performance；COPM（COPM—カナダ作業遂行測定）』（吉川ひろみ・訳）を開発したグループの代表。書籍『Evidence-Based Rehabilitation：A Guide to Practice』初版を 2002 年に，第 3 版を 2013 年に出版し，「エビデンスに基づいた実践（EBP）」を推進している。

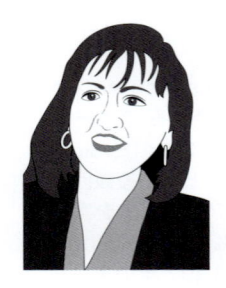

ヘレン・ポラタイコ（Helene Polatajko）
カナダの作業療法士。COPM 開発グループのメンバー。2007 年にエリザベス・タウンゼントとともに『続・作業療法の視点（Enabling Occupation II：Advancing an Occupational Therapy Vision for Health, Well-Being & Justice Through Occupation）』（吉川ひろみ，他・監訳，大学教育出版，2011）を編集・執筆。クライエント中心の介入法として「Cognitive Orientation to daily Occupational Performance；CO-OP（コアップ）」を開発した。作業科学セミナーと CO-OP 講習会等の講師のため 2013 年に来日。

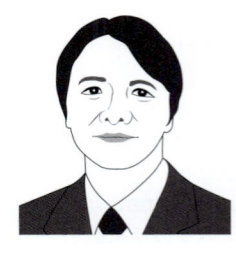

中村春基（なかむらはるき）
国立療養所近畿中央リハビリテーション学院卒業後，兵庫県社会福祉事業団玉津福祉センター附属中央病院，兵庫県立リハビリテーション中央病院 リハビリ療法部部長を務めた。2009 年から日本作業療法士協会会長（2015 年からは常勤役員）。2014 年にアジア初の世界作業療法士連盟学会を横浜で開催した。生活行為向上マネジメントプロジェクトのイニシアチブをとっている。

◎ 世界作業療法士連盟（WFOT）の声明書の概要

タイトル	概要
2004 年	
地域に根差したリハビリテーション (Community Based Rehabilitation；CBR)	CBR は，障害者のリハビリテーション，機会の平等，社会統合のための地域開発のストラテジーを基本とする．世界には 6 億人の障害者がおり，作業隔離，作業剥奪の状態にある．作業療法士は，すべての人が作業を通して自分の運命を決めるための力を発達させる権利を守る．
2006 年	
人権 (Human Rights)	国連の世界人権宣言を完全に支持する．作業療法士は，作業と参加に関する人権を守る．人は自分の文化と信念に沿ったやりかたで，自分の力を高め満足を得るような作業に参加する権利をもつ．
2007 年	
専門職の自律性 (Occupational Therapy Professional Autonomy)	作業療法士は，世界作業療法士連盟(WFOT)の教育基準に定められた能力をもち，自律的な専門職である．医療や社会におけるチームにおいて作業遂行という独自の視点で貢献する対等なメンバーである．他職種を尊重し，同僚としての関係を保ち，生涯を通して学び，有能で，倫理的で，エビデンスに基づいた実践を行う．
2008 年	
作業療法の大学教育のための作業療法教育者の学術的資格 (Academic Credentials for OT Educators)	教育者は，学生が受ける学位より高い学位をもち，ほかの学問領域と同等の高い学歴をもつ．健康や社会の幸福に作業療法士が貢献するという知識にあふれ，作業療法の国際的発展において，リーダーの役割を担う．教育者は，生涯学習，批判的分析，創造的思考を示し，学生を惹きつける能力をもち，作業療法内外でリーダーシップを示す．
インクルーシブな作業療法教育 (Inclusive Occupational Therapy Education)	障害をもって生活する人の教育への参加を確実にする必要がある．作業療法教育に障害をもつ学生がいれば，社会で経験する多くの問題を扱う機会となる．障害をもつ学生が作業療法教育を受けることにより，作業療法の哲学が示され，学生たちはインクルージョンの実現を経験できる．よい志と決意があっても，障害者のアクセシビリティの問題があることを知り，インクルーシブな教育を推進する経験ができる．
作業療法資格取得レベルの質の保証 (Occupational Therapy Entry Level Qualifications)	世界の作業療法士資格取得レベルは，ディプロマ，学士，修士と多様であり，より高いレベルへと進む途上でもある．他国で資格を得た人が，高い教育を必要とする国で実践するとき，高い教育レベルへ入学する場合に不利な状況にある人がいるなら，配慮を考えなければならない．どの教育レベルであっても，卒業生は「作業を通しての健康と幸福の促進」における知識と技能をもつ．
2010 年	
作業療法におけるクライエント中心 (Client-centredness in Occupational Therapy)	作業療法の基盤を人道主義的哲学におき，人間と健康に対して作業的視点をもつ．作業療法はクライエント中心で，作業に焦点を当てる．作業療法の目的は，したいと思う，する必要がある，社会的文化的にすることを期待されている作業にクライエントが参加できるようになることである．作業療法士は，クライエントを尊重するパートナーとなり，主観的参加経験に価値をおき，知識，希望，夢，自律性に敬意を表する．
作業療法の消費者インターフェース (Consumer Interface with Occupational Therapy)	作業療法の消費者となる可能性のある個人や家族や機関と作業療法士は積極的に協働する．そのためには，文化的意識，作業療法専門職としての意識，社会一般の作業療法に対する意識，政治意識の向上が必要である．政府，雇用者，財源提供者に対して作業療法についての教育が重要である．

タイトル	概要
2010 年（つづき）	
多様性と文化 (Diversity and Culture)	作業療法士の文化と多様性への感受性が高まっている．すべての人は，文化，社会，心理，生物，経済，政治，スピリチュアルという面が流動的に作用し合う唯一無二の存在である．作業療法士には，クライエントの文化的多様性，ライフスタイルを考慮する責任がある．
専門職登録 (Professional Registration)	作業療法士として登録する制度は，作業療法士が有能で倫理的実践を行うことを確実にする．WFOT は，能力不足で非倫理的な作業療法士から社会を守ることを考えている．有能さと倫理的実践の基準を定め，基準に満たない実践者に制裁を科すような作業療法士登録制度に対し，WFOT は賛成する．
2012 年	
日常生活活動 (Activities of Daily Living；ADL)	作業療法士は作業におけるエキスパートである．作業は ADL に限定されるものではないが，ADL も含む．作業は，家族や社会の一員として日々行うことで人生に意味と目的をもたらし，健康を促進したり維持したりする．
能力と能力維持 (Competency and Maintaining Competency)	作業療法士は，周囲に害を与えないために，生涯学習を通して自分の能力を維持する．有能な実践を行うことで，内外関係者に対して，作業療法という専門職の透明性を促進する．WFOT の作業療法士教育最低基準に合致する教育を行い，エビデンスに基づいて実践し，作業療法の発展に寄与する．環境変化，実践や研究で新たに必要とされる事項に有能に対応することで，すべての人への質の高いサービス提供が確実になる．
環境的持続可能性，作業療法における持続可能な実践 (Environmental Sustainability, Sustainable Practice within Occupational Therapy)	気候変化，地球規模での健康，持続可能な発展は相互に関連する．作業療法士は個人の健康を実現しながら地球規模の問題に取り組む．現代人のニーズを充足させながら，未来世代の人々のニーズを充足する力を守らなければならない．環境維持が人々の健康をサポートする．すべての人の作業目標を達成する社会の創造に向けて，持続可能な方法で個人や地域と一緒に取り組む．
作業療法における国際協働研究 (International Collaborative Research in Occupational Therapy revised)	国際協働研究は，世界における作業療法実践と教育の質を保証するために重要である．国際協働研究には，資金不足や指導者不在といった障壁があるが，作業療法の発達成長のためには不可欠である．国際協働研究により確固としたエビデンスが提供され，作業療法実践がサポートされる．
作業科学 (Occupational Science)	作業科学は，1980 年代後半に作業の知識を明確にするために設立された．WFOT は作業療法における作業科学の価値を認め，国際的発展をサポートする．作業療法における作業の理解について，教育では必須であり，実践と研究では理論枠組みを提供する．作業科学から生まれた概念は，作業療法士がクライエントの主観的経験，独特な見かた，背景状況を考慮するうえで役立つ．
ユニバーサルデザイン (Universal Design)	ユニバーサルデザインは，多様性，社会のインクルージョンと平等のためのアプローチの 1 つであり，社会の差別を軽減する手段である．作業療法士は，ユニバーサルデザインの専門家としての知識と技能をもつ．作業療法士は，インクルージョンと参加の最大化のための人と作業と環境の相互作用についてのエキスパートであり作業的公正を促進する．
職業リハビリテーション (Vocational Rehabilitation)	職業リハビリテーションは，就職，再就職，復職，就業継続を援助する多様なサービスである．すべての人の仕事関連の事柄を考慮することは，作業療法士の専門性と倫理的な責任である．すべての人は社会に完全に結び付く権利を有しており，これには生産的仕事への参加が含まれる．
2014 年	
地球規模での健康：作業療法実践の伝達 (Global Health：Informing Occupational Therapy Practice)	地球規模での健康は，世界の人々の健康改善，平等性の達成を目指す学際的協働が行われる分野である．作業療法士は，意味のある作業を基盤とした独自の技能を使って，他分野の人々と協働する．医学的診断，社会的偏見にかかわりなく行われる作業に結び付く権利の行使は，地球規模での健康に貢献する．選択され必要とされる作業が実行でき，意味のある人生が創造されることで，作業療法は地球規模の健康において大きな役割を果たす．

タイトル	概要
2014 年（つづき）	
人の避難 (Human Displacement)	戦争，迫害，災害などにより，人々は避難を強いられる．避難は，人としてのニーズ，人権，健康のために必要な作業機会に影響を与える．作業療法士は，避難している人々の作業ニーズと権利を守る．国の組織や避難民などと連携して取り組む．作業療法士は作業機会を守り，創造する．作業療法士は，価値ある作業に避難民が参加できるようにする．コミュニティのインクルージョンと平和を強化する．
国際的プロフェッショナリズム (International Professional-ism)	作業療法士は世界で行動する際に責任がある．世界市場において，倫理的で透明性の高い交流が期待される．作業療法士の実践領域は多様だが，グローバルなコンピテンシー基盤を確立する必要がある．経済的理由で国際学会に参加できない国に，エキスパートを派遣することがあるかもしれない．作業療法士を受け入れる社会を増やし，サービスの質を高めることを目指す．
災害準備と対応における作業療法 (Occupational Therapy in Disaster Preparedness and Response ; DP & R)	災害は生活の喪失，財産の破壊，経済的損失を引き起こし，人々の健康と幸福，日常の意味ある生活を行うことに影響を及ぼす．作業療法士は，意味のある日常生活を行うことや，災害により中断された作業を行うことを促進する．作業療法士は，地方や国家レベルでの災害管理の全段階にかかわるべきである．被災地域や人々は，生活再構築のために作業に焦点を当てたサービスを受ける．作業との結び付きが改善することにより，健康を促進し，より多くの生産性と地域のレジリエンスを実現する．
以前の教育についての認識 (Recognition of Former Educational Status)	WFOT は，認定を受けた作業療法教育課程卒業者をサポートし，適切な作業療法教育課程を卒業していない場合は作業療法士と名乗ることを許可しない．すべての会員国は，WFOT の教育基準の改定を理解する必要がある．自分の教育レベルを更新したい人のためのアクセスの実現を探る必要がある．
国際社会からの作業療法士募集 (Recruiting Occupational therapists from International Communities)	WFOT は，作業療法士の国際的移動が，専門職と人々の幸福を発展させると主張する．他国に移動する作業療法士は，受け入れ国が定める基準や制度を知り，それに合わせる必要がある．受け入れ国は，文化的差異に事前に対応する必要がある．世界中で作業療法士の需要があることは，研究で示されている．国際的な教育を受け移住する作業療法士は，専門職を進化させる教育，実践，研究に貢献する．作業療法は，国際的に認められた専門職で，開発途上国でも，先進国でも，人々の幸福に肯定的な影響を与える．
実践の視野と範囲 (Scope and Extension of Practice)	物理療法，認知行動，酸素管理など作業療法教育に含まれない技能が，作業療法士に求められることがあるが，作業療法の中核ではない．作業療法は，人 － 作業 － 環境，あるいはこれらの組み合わせを個人が作業参加拡大のために変化させることができるということに焦点を当てる．20 世紀末に作業療法理論が世界中で作られ，革新的知識が急速に広まった．作業療法実践の中核は，人 － 作業 － 環境の間の相互交流を通して認識されるものであり，それは作業，作業遂行，作業との結び付きである．
専門と上級の作業療法コンピテンシー (Specialisation and Advanced Occupational Therapy Competencies)	作業療法士の資格取得レベルに加えて，上級・専門レベルを認める国がある．WFOT は，上級・専門レベルを認める場合に，作業療法士協会の会員，3 年以上の実践経験，修士号，教育・指導経験，学会発表や論文執筆を条件とすることを推奨する．
遠隔ヘルス (Telehealth)	遠隔ヘルスは，サービス提供者とクライエントが異なる場所にいるとき，情報テクノロジーを活用することである．遠隔ヘルスで提供される作業療法は，対面でのサービスと同等の標準でなければならない．遠隔ヘルスは，対面が不可能あるいは現実的・最適でないとき，提供者とクライエント双方が受け入れるときに実施される．遠隔ヘルスは，作業療法へのアクセスを改善させるかもしれない．

タイトル	概要
2016 年	
倫理，持続可能性，グローバル経験 (Ethics, Sustainability and Global Experiences)	他国で教育を受けたり，働いたりするときに，受け入れ側と送り出す側との対等なパートナーシップを形成する必要がある．植民地主義やパターナリズムを減らし，双方向的パートナーシップを育てなければならない．利己的なアプローチを排除し，目標が達成したら，確実に撤退する．これは，クライエント中心の実践と合致する．倫理と持続可能性に焦点を当てて，グローバルなパートナーシップを確立する．
災害リスク軽減における作業療法 (Occupational Therapy in Disaster Risk Reduction：DRR)	作業療法士は，馴染みがある役割や生活の日課や作業を回復・維持する活動に結び付けることを最優先に考える．災害リスク軽減のために，個人とコミュニティの幸福とレジリエンスを向上させ，虚弱性を減少させ，災害への備えを増大するシステムを作ることが重要である．そのためには，虚弱な集団のインクルージョンを確実なものとして，潜在的リスクを減らす．
終末期ケアにおける作業療法 (Occupational Therapy in End of Life Care)	終末期にあるすべての人は，意味ある作業に結び付くことを通して幸福になる権利をもっている．作業療法士は，死にゆく人々とその家族のための望む作業への参加をサポートする役割をもつ．クライエントの余命の長さにかかわらず，作業療法士は作業との結び付きを通して，機能的で，安楽で，安全で，自律的で，尊厳が保たれた状態で社会参加できるように，サービスを提供する．
仕事関連実践における作業療法 (Occupational Therapy in Work-related Practice)	仕事関連実践とは，職場での怪我の予防，ヘルスプロモーション，障害者の復職，意味ある生産的就労の実現と維持における実践を指す．作業療法士は，仕事関連実践，産業保健と安全性という分野で専門能力をもつ．すべての人は生産的仕事に参加する権利がある．作業療法士は，成人の就職，再就職，復職，仕事の継続において専門能力を発揮する．
青少年のための学校での実践における作業療法 (Occupational Therapy Services in School-Based Practice for Children and Youth)	作業療法士は，作業的公正の一部として，すべての生徒が学校環境において選択する作業に参加可能となるよう協働して取り組む．WFOTは，世界人権宣言，児童の権利に関する条約，障害者の権利に関する条約を完全に支持する．作業療法士はインクルーシブな教育をサポートする．すべての生徒の参加の障壁の軽減や除去を行う．
ソーシャルメディアの利用 (Use of Social Media)	ソーシャルメディアは情報や意見の共有を促進し，ディスカッションを推進する．作業療法士は，ソーシャルメディア利用に関する規則や方針に従わなければならない．作業療法士は，エビデンスに基づいた実践やネットワーク活用のためにソーシャルメディアを活用する．作業療法士は，注意深くリスクを考慮しながらソーシャルメディアを使用する．

タイトル	概要
2019 年	
作業療法と援助技術 (Occupational Therapy and Assistive Technology)	援助技術は，製品，環境調整，サービス，プロセスから構成され，障害者の作業参加を実現する．作業療法士は障害者が権利を行使するときに，彼らのパートナーとなり，援助技術利用を促進する技能を発揮する．援助技術利用者の自律性を尊重し，利用者中心を保持する．
作業療法とコミュニティ中心の実践 (Occupational Therapy and Community-Centred Practice)	作業療法士は，コミュニティによる作業中心の目標設定，評価，介入，成果評価を行う．サービスはコミュニティとともに，あるいはコミュニティにより方向づけられ，共有された作業の目標の達成を目指す．成果は，コミュニティレベルの健康・幸福，インクルージョンにおける向上である．
作業療法とリハビリテーション (Occupational Therapy and Rehabilitation)	リハビリテーションは，自らの環境との関連により個人の健康状態における障害を軽減し，最適な生活機能をデザインするためのものである．作業療法によるリハビリテーションは，人や集団やコミュニティが，当事者にとっての作業に十分に参加し，楽しみ，生きる中心となるようにする．作業療法士は，完全な参加とインクルージョンをサポートし促進するためのリハビリテーションを提供する．
実践のモニタリングにおける専門職協会の役割 (Role of Professional Occupational Therapy Organisations in Monitoring Practice)	専門職協会には，作業療法士登録などを管轄する制度制定部門と作業療法を推進する協会がある．制度制定部門は，質の低い作業療法実践が行われないように社会を守る役割がある．推進協会は，作業療法独自の役割を強調し，作業療法の標準と範囲を明示し，作業療法士に専門職特有の学修と発達の機会を提供する．両者は作業療法の発展と維持のために，作業療法実践をモニタリングする役割を担う．

2019 年 7 月分までを掲載．
原文(List of WFOT Position Statemens)は，https://www.wfot.org/resources よりダウンロード可能．

付録

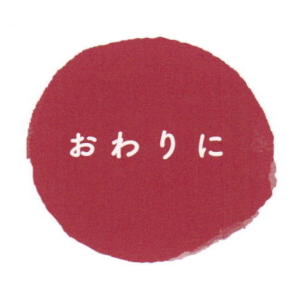

おわりに

　私が生まれた 1960 年には，まだ日本に作業療法という職業がありませんでした。私は 18 歳で，自分が生まれたころにはなかった新しい作業療法という仕事に出会ったのです。あれから 40 年，職場や研修会や居酒屋で，さまざまな年齢の作業療法士たちと，出版社の方々と，作業療法の話をしてきました。

　宮前珠子さんは私の恩師です。長野県の高校を卒業したばかりの私には，アメリカ留学から帰国して間もない女性教員は，まぶしく映りました。質問にいくと英語の論文を紹介されたり，卒業論文のための抄読会を先生の自宅で行ったときに一緒に料理をしたりしました。卒業してからも一緒に勉強する機会があり，カナダ作業遂行測定（COPM）の翻訳を勧めてくれました。澤俊二さんは，私が群馬大学で助手をしていた時代の臨床実習指導者でした。私が実習訪問に行ったときに聞いた作業療法の物語を覚えています。COPM を翻訳した当初は，ベテランの作業療法士たちからの評判はよくありませんでしたが，澤さんはカナダの作業療法士たちの取り組みを高く評価していました。寺山久美子さんには，日本作業療法士協会の会長をされていたときに，私が留学するための推薦状を書いていただきました。「大学院に行って何を研究したいの」というど真ん中の質問に，一瞬たじろいだのを覚えています。職場での行き詰まりと，想定される自分の将来から逃れたいというのが本音でしたが，「同じ障害があっても，日本のスズキさんは元気がなくて，アメリカのスミスさんは元気なのはなぜかを知りたいです」と答えました。この言葉から，当時の私にはトップダウンアプローチも，作業に焦点を当てるという発想もなかったことがわかります。今回このメンバーで作業療法の話ができたことは，私の人生の心に残る一場面となりました。

　歴史と理論をわかりやすく伝え，読み物としての作業療法の物語の本を書きたいという私の思いを実現し，貴重なアイデアを追加してくださった医学書院の北條立人さんに感謝します。そして会うたびにたっぷりと作業療法の話をしてくれる執筆者のみなさんにも感謝します。作業療法の話をしながら生まれた『作業療法の話をしよう』というこの本をネタに，今度はみなさんが作業療法の話をしてください。

吉川ひろみ

索引